浙江大学本科生规划教材

REHABILITATION MEDICINE

康复
医学

陈作兵　李建军 / 主编

ZHEJIANG UNIVERSITY PRESS
浙江大学出版社
·杭州·

图书在版编目（CIP）数据

康复医学 / 陈作兵，李建军主编. -- 杭州 ：浙江
大学出版社，2024. 10. -- ISBN 978-7-308-25260-7

Ⅰ．R49

中国国家版本馆CIP数据核字第20242N9W57号

康复医学

陈作兵　李建军　主编

责任编辑	殷晓彤
责任校对	潘晶晶
封面设计	浙信文化
出版发行	浙江大学出版社
	（杭州市天目山路148号　邮政编码310007）
	（网址：http：//www.zjupress.com）
排　　版	杭州晨特广告有限公司
印　　刷	浙江省邮电印刷股份有限公司
开　　本	787mm×1092mm　1/16
印　　张	20.75
字　　数	500千
版 印 次	2024年10月第1版　2024年10月第1次印刷
书　　号	ISBN 978-7-308-25260-7
定　　价	128.00元

编委会

杨　芳	浙江中医药大学
杨　虹	浙江大学医学院附属第一医院
杨小锋	浙江大学医学院附属第一医院
杨卫新	苏州市立医院
吴　涛	浙江大学医学院附属邵逸夫医院
吴　毅	复旦大学附属华山医院
吴　霜	贵州医科大学附属医院
吴小红	浙江大学医学院附属第一医院
狄海波	杭州师范大学国际植物状态和意识科学研究院
邹礼梁	浙江大学医学院附属第一医院
张长杰	中南大学湘雅二医院
张晓雨	浙江大学医学院附属第一医院
陈作兵	浙江大学医学院附属第一医院
林　坚	浙江医院
林天高	浙江大学医学院附属邵逸夫医院
岳寿伟	山东大学齐鲁医院
孟红波	浙江大学医学院附属第一医院
胡昔权	中山大学附属第三医院
倪朝民	中国科学技术大学附属第一医院（安徽省立医院）
倪国新	厦门大学附属第一医院
倪玲美	浙江大学医学院附属第一医院
郭尔钢	华中科技大学同济医学院附属同济医院
郭铁成	华中科技大学同济医学院附属同济医院
席家宁	首都医科大学附属北京康复医院
屠传建	绍兴市中心医院医共体总院
蒋松鹤	温州医科大学附属二院
窦祖林	中山大学附属第三医院
潘树义	中国人民解放军总医院
燕铁斌	中山大学孙逸仙纪念医院
魏　全	四川大学华西医院

编写秘书

| 许志生 | 浙江大学医学院附属第一医院 |
| 李海军 | 浙江大学医学院附属第一医院 |

前　言

在"健康中国"的时代背景下,从现代医学"以治病为中心"转移到"以健康为中心"的过程中,康复医学得到了前所未有的关注与重视。习近平总书记在全国卫生与健康大会上提出了"让广大人民群众享有公平可及、系统连续的预防、治疗、康复、健康促进等健康服务"的号召[1]。为适应我国医学教育新模式改革与发展的需要,深化本科教育教学改革,全面提高人才培养质量,在众多业内学者、康复同道的呼吁以及大力支持下,我们启动了本版《康复医学》教材的编写工作。

本书的编写贯彻"三基、五性、三高、三严、三特定"原则,将康复医学的经典理论、技术进行内化和沉淀,以临床为基础,注重系统科学,强化内在逻辑联系,旨在培养学生整体性思维和功能观,突出以人为本的发展理念。同时,本书将国内外先进的康复理念和临床实践管理与中国康复医学的学科现状相结合,呈现了中国特色的康复医学理念和实践,不仅适用于本科学生的教学,而且对康复医学专业硕士、博士研究生,以及接受住院医师规范化培训和专科医师规范化培训的医师也有一定的参考价值。

在内容编排上,本书紧密结合国内背景,借鉴了国内康复医学的发展经验和最新研究成果,与国内医学教育体系相适应,较为全面地介绍了康复医学的发展历程、相关理论与知识、康复临床工作框架和业务流程。而且,为使学生能够快速理解康复医学的内涵和表现方式,从临床及患者的需求出发与康复医学建立联系,侧重介绍康复医学的实践原则和临床应用策略,培养学生的临床思维能力,并对临床实用相关性比较大的常见疾病、新兴领域的康复以及常见问题的康复评定与处理,提供了早期康复介入、全程康复医疗和全生命周期的康复服务管理。此外,还对医学相关基础理论的过多描述和康复治疗技术具体操作内容等做了删减。

1:全国卫生与健康大会19日至20日在京召开,https://www.gov.cn/xinwen/2016-08/20/content_5101024.htm

　　最后，感谢编写团队为本书付出的努力。同时，也衷心感谢您作为读者的支持和信任，希望您能够通过阅读本书获得丰硕的成果。另外，由于水平、时间有限，不足之处在所难免。希望广大师生和读者同道们能够提出宝贵的意见和建议，以便我们在再版时做进一步改善。

陈作兵

2023 年 11 月

目 录

CONTENT

第一章 康复医学概论

第一节 康复医学的基本概念和理论基础

一、康复

康复（rehabilitation）是指应用各种有用的措施，以消除或减轻康复对象（病、伤、残者等）身心及社会功能障碍，使其功能达到或保持在最佳水平，增强生活自理能力，促进重返社会，提高生存质量。所以，康复不仅是训练康复对象使其适应周围的环境，而且也需要调整其周围的环境和社会条件以利于他们重返社会。2001年，世界卫生组织（WHO）颁布了"国际功能、残疾和健康分类（International Classification of Functioning, Disability and Health, ICF）"，提供了现代意义上的康复框架，之后更将健康定义为"人和环境相互关系的积极方面"，即人是否能够适应环境，强调从生活质量和环境质量两个方面去体验健康的内涵，并从政治、经济、社会及卫生服务等方面去保护和促进健康。2016年10月25日，中共中央、国务院印发《"健康中国2030"规划纲要》，指出健康是促进人的全面发展的必然要求，是经济社会发展的基础条件，是实现国民健康长寿、国家富强、民族振兴的重要标志，也是全国各族人民的共同愿望。中共中央把人民健康放在优先发展的战略地位，深刻论述推进健康中国建设的重大意义、工作方针和重点任务，以关注人类功能和社会融合的康复医学与公卫医学、临床医学并立，康复医学真正得到了重视，并提升到了国家战略的高度。

康复以人为对象，以病、伤、残者的功能障碍为核心，强调功能训练、再训练，目的是提高人的局部及整体功能水平，提高人的生存质量，最终使人融入社会。宏观上，康复措施包括了医疗、工程、教育、社会、职业等手段，分别称为医疗康复、康复工程、教育康复、社会康复、职业康复，从而构成了全面康复。有些康复对象也许局部或整体功能无法恢复，但通过积极的康复仍然可以使其带着部分功能障碍过有意义的生活。

WHO提出的康复服务方式包括机构康复、社区康复和居家康复三种：①专业机构康复（institution-based rehabilitation, IBR）包括综合医院的康复医学科门诊和住院康复及临床相关学科内的专科会诊康复，康复专门机构，如独立的康复医院（中心）、专科康复医院（中心）、康复门诊内的康复。住院天数和机构床位数是机构康复的主要限制条件。②社区康复（community-based rehabilitation，CBR）指主要依靠社区资源为本社区病、伤、残者（特别是恢复期和慢性期的对象）开展的就地康复服务，是康复分级诊疗中基层首诊的基础。社区康复需要发动社区、家庭和患者共同参与，以医疗、教育、社会及职业等全面康复为目标。一些病情较为复杂的患者需要转至上级医院或专科康复机构就诊。③家庭康复（family-based rehabilitation）也称为上门康复服务（out-reaching rehabilitation service，ORS），是指有一定水平的康复专业人员到病、伤、残者家庭中开展康复服务，康复对象在家庭就可以享受既往在康复机构内才可以享受的康复服务，是实现康复全生命周期覆盖的保障，但康复内容受限于场地、设备及现阶段康复专业人员数量的不足。这三种康复服务方式并不平行，也不互相排斥，而是相辅相成，构成了一个完整的康复服务体系。

二、康复医学

康复医学（rehabilitation medicine）是与临床医学、预防医学并立的独立一级学科。临床上常将康复医学简称为康复，但二者并不能等同。康复是一项事业，医学康复（medical rehabilitation）是一个领域，而康复医学（rehabilitation medicine）是一个具体的专业或专科，有其学科特点。简言之，康复医学是以研究病、伤、残者功能障碍的预防、评定和治疗为主要任务，以改善病、伤、残者的躯体功能，提高生活自理能力，改善生存质量为目的的一个医学专科。所以，康复医学的对象涉及各临床学科的人群，主要包括各种原因引起的功能障碍者、慢性病患者、亚健康人群，以及不断增长的老年人群等。

康复医学是一门跨学科的应用科学，其内容主要包括康复预防、康复评定和康复治疗。

（一）康复预防

康复预防是指通过下列有效手段预防各类残疾的发生，延缓残疾的发展。

1.一级预防

指预防可能导致残疾的各种损伤或疾病，避免发生原发性残疾的过程。包括健康宣教、预防接种、遗传咨询、产前检查，孕期及围生期保健，通过合理营养，积极预防并早期干预各类疾病、慢性病、老年病，防止意外事故的发生。

2.二级预防

指疾病或损伤发生之后，采取积极主动的措施，限制或逆转由身体结构损伤造成的活动受限或残疾（disability），可降低残疾发生率。早期采取有效手段治疗病、伤、残者，根据需求适时采取必要手术治疗各类疾患，改善或提高功能。

3.三级预防

指残疾已经发生后采取的各种积极措施，包括康复医学中常用的物理治疗、作业治疗、心理治疗、言语治疗以及假肢、支具、辅助器、轮椅等，并适时介入教育康复、职业康复、社会康复等，防止活动受限，避免残疾发展为参与受限或残障（handicap），最大限度地减少残疾或残障给个人、家庭和社会造成的影响。

（二）康复评定

康复评定是康复医学的重要组成部分,是康复治疗的基础,也是治疗效果和结局的客观标准。由于康复医学的主要对象是有功能障碍或有健康需求的各类人群,目的是获得最大程度的功能改善、代偿或替代。因此,康复评定不同于疾病的诊断,其重点不是寻找疾病的病因、做出疾病诊断,而是客观地、准确地评定功能障碍的原因、性质、部位、影响范围、严重程度、发展趋势、预后和转归,为判定规范和制定有针对性的康复治疗计划打下坚实的基础。康复评定贯穿于康复的全周期,使患者在各个阶段都能够得到最有针对性的康复治疗。康复应始于评定,也终于评定。康复评定的内容主要包括躯体运动功能、脏器功能、认知功能、言语(交流)功能、心理功能及社会功能等方面(详见康复评定相关的具体章节)。

（三）康复治疗

康复治疗是指通过各种有效的专科治疗手段,最大限度地改善病、伤、残者的功能障碍。涉及各临床专科疾病和综合康复、继发症和并发症的康复等诸多方面。

1.康复治疗原则

（1）早期介入:传统上患者病情稳定后介入康复即被视为早期介入。现今康复介入已与临床救治同步进行。相关临床科室的患者自入院起即可接受床边康复,甚至在监护设施完备的监护室或重疾病房内亦可实施康复治疗的早期介入。

（2）综合实施:康复治疗需要采取一切可以使用的有效方法或手段,包括药物、非药物、中医治疗、主动参与和被动接受等。

（3）主动参与:在确保安全的前提下,应鼓励患者尽可能主动参与一切和功能恢复相关的康复治疗。

（4）全程干预:绝大多数的功能障碍,特别是神经系统病损或慢性疾患造成的功能障碍,都是需要长期的康复治疗的。因此,康复在生命周期的全程覆盖日益受到关注。

2.常用的康复治疗手段

（1）物理治疗(physical therapy,PT):通过主被动运动功能训练,运用各种物理因子(如电、光、声、磁、冷、热、水、力等)治疗和手法治疗等方法来治疗功能障碍,促进功能改善、恢复和重建的治疗方法。

（2）作业治疗(occupational therapy,OT):通过针对患者的功能障碍作业分析,以个体化的特殊作业活动来治疗躯体和精神疾患,使患者的日常生活活动能力达到最佳。

（3）言语、语言治疗(speech-language therapy,ST):通过有针对性的康复训练,改善患者的交流能力(包括听、说、读、写等功能)。通过训练改善吞咽功能。

（4）康复工程(rehabilitation engineering,RE):借助现代科技为伤残人士服务,主要是安装和使用假肢,训练使用矫形器和辅具改善功能等。

（5）康复护理(rehabilitation nursing,RN):针对患者功能障碍进行的康复护理工作,除常规护理措施外,还包括预防各种并发症和及时给予患者及其家属有针对性的健康教育,强调正确体位摆放、皮肤护理、进食训练、早期活动,以及对神经源性膀胱和神经源性肠道的护理。

（6）中医治疗（traditional Chinese medicine,TCM）：包括应用中药、针灸、推拿等中医手法，练习太极拳、八段锦等传统功法等。

（7）心理治疗（psychological therapy,PST）：运用心理治疗有关技术和理论，对心理障碍患者进行的治疗。

（8）文体治疗（recreation therapy,RT）：应用文娱活动（如唱歌、跳舞、书法、绘画等）进行的治疗。

（9）社会服务（social service,SS）：主要是对病伤残者提供社会康复方面的指导，如职业培训、再就业等。

（10）职业康复（vocational rehabilitation,VR）：指通过康复措施帮助躯体障碍者或伤病者就业或再就业，促进其融入或重新融入社会活动。实施职业康复治疗包括职业指导、职业训练和针对性的工作安置，使精神或躯体残疾者能够获得适当的职业机会，平等参与社会生活并享受社会劳动成果。

三、康复医学的理论基础

（一）运动学与生物力学基础

1.人体运动学

人体运动学（human kinesiology）是一门运用力学原理和方法，研究人体受到外力作用下产生运动时的各种活动功能，以及伴随的生理、生化和心理改变的科学。

人体在三维空间中运动，涉及三个相互垂直的运动平面矢状面（sagittal plane）、水平面（horizontal plane）和冠状面（frontal plane），这三个平面互相垂直，围绕旋转的轴是x轴、y轴和z轴。x轴也称为冠状轴（frontal axis），左右方向与水平面平行；y轴又称垂直轴（vertical axis），上自头侧，下至尾侧并与地面垂直；z轴又称矢状轴（sagittal axis），贯穿腹侧面至背侧面。运动轴在功能上与解剖学姿势有关，与绕轴旋转的平面垂直。无论静态还是非静态，解剖学姿势都是人体的参考位置，并以此来定义运动和运动平面。正常的人体运动功能涉及组合平面和轴的运动。所有运动都可以被描述为沿运动平面以及运动轴线平面发生的。人体部分的多重自由度允许选择广泛的运动模式，在一个方向上的运动通常与另一个方向上的运动联合发生。在日常生活中，行走、弯腰、伸手及书写等动作均涉及两个或更多关节的同时或连续动作。因此，关节动作可以通过多种组合来产生多关节动作。若是动作链中的某一个关节发生暂时或永久性的损伤，则通常由动作链中的其他关节的动作来代偿。

2.肌肉骨骼运动学

肌肉骨骼系统常见的载荷包括拉伸、挤压、弯曲、剪切、扭转和混合载荷。正常组织在一定范围内具有对抗结构或形态变化的能力。肌肉骨骼系统对关节施加的主动收缩或被动阻力，以及各种器官组织的被动阻力，统称为内力（internal forces）。而外界环境作用于人体上的力，称为外力（external forces），包括重力、机械阻力、支撑反作用力、摩擦力以及流体作用力等。力是一种矢量,既有大小也有方向。任何力对于不在力作用线上的任意点都会产生力矩。根据平行四边形法则,所有的力都可以分解成呈90°作用在两个解剖学方向的力。

肌肉、骨骼和关节的运动都存在杠杆原理。任何杠杆均由支点(轴)、动力和阻力三部分组成。在人体中,关节为轴(支点),是杠杆围绕转动的部分;动力是肌肉对骨上附着点的牵拉;阻力通常是外源性的,如重力或摩擦力,也作用于骨杠杆上,与运动方向相反。支点到动力作用方向的垂直距离为动力臂,支点到阻力作用方向的垂直距离为阻力臂。根据动力点、支点和阻力点的不同位置关系,人体中的杠杆可分为三类。

(1)第一类杠杆:支点位于动力点与阻力点之间,主要作用是传递力和保持平衡,又称为"平衡杠杆",如向下看然后抬头的动作,斜方肌及其他使头后伸的协同肌,以颅底和第一颈椎之间的寰枕关节为支点,与头部受到的重力形成平衡。

(2)第二类杠杆:阻力点位于动力点和支点之间,杠杆力臂始终大于阻力臂,可用较小的力来克服较大的阻力,有利于做功,又称为"省力杠杆",如提踵动作,以跖趾关节为支点,小腿三头肌提供了动力,经胫骨传递的体重为阻力。

(3)第三类杠杆:动力点位于阻力点和支点之间,力臂始终小于阻力臂,动力必须大于阻力才能运动,不省力,但可以获得较大的运动速度和幅度,又称为"速度杠杆",如肱二头肌收缩的屈肘动作,以肘关节为支点,屈肘肌提供动力,阻力为前臂重量。

人体中多为第一类、第三类杠杆,其特点是将肌腱的运动范围在同方向或反方向上放大,肌肉附着点越靠近关节越明显,以使肌肉排列得更为集中,虽然并不省力,但能使四肢更轻、更细。若肌肉跨关节分别止于两块骨上,则肌肉收缩可以产生转动效应和关节的反作用力效应。此时,若阻力过大,容易引起各杠杆的损伤,特别是力点(肌肉和肌腱止点)及支点(关节)的损伤。加强肌肉锻炼,适当控制阻力和阻力矩,可保护运动杠杆,有效防止损伤。

3. 关节运动学

相邻的骨之间则借助一系列软组织(结缔组织构成的囊、致密结缔组织膜、软骨或骨组织)支撑相连而成关节。根据功能(与可能的运动范围有关)关节可分为:①以缝、嵌合和软骨联合连接的不动关节;②以纤维、韧带和骨间膜相连接的微动关节;③以结缔组织构成的囊相连的活动关节,具有典型的关节构造(即关节面、关节囊和关节腔三个基本构造),人体大部分关节为此类关节,相对的骨面之间有腔隙,内有少量滑液,关节可自由运动。也可以根据关节腔有无及骨间相连接的结缔组织种类分为纤维关节、软骨关节和滑膜关节三类,滑膜关节也叫活动关节,可自由运动。

关节间运动(osteokinematic motion),即骨骼围绕关节的运动,也是人们平常所说的关节运动。关节间运动的基本运动形式包括线性运动(linear motion,又称位移运动)与成角运动(angular motion,又称旋转运动),滑膜关节较为自由,可产生多数的运动。线性运动如腕骨相邻骨之间的滑动;成角运动多为发生在弯曲关节面上的关节间运动。根据运动所绕轴的不同,关节运动可进一步分为平移(translation)、屈曲(flexion)、外展和内收(abduction and adduction)、轴向旋转(axial rotation)与环转(circumduction)等形式。需要注意的是,关节运动的基础是发生在关节内部关节面上的运动（arthrokinematic motion），称作关节表面运动（joint surface motion），即关节动作产生时相邻关节面之间的运动方式，包括了自旋（spin）、滚动（roll）和滑动（slide）。大部分关节的正常动作都包含这三种运动的各种组合，或为同时存在或为依序出现。在一个平面上移动关节，有时会导致关节面以一个倾斜的角度在其他层面上产生小于初始旋转的更小的次级旋转，称为耦合运动（coupled movement）。如发生在冠状面上的腰椎的横向弯曲，通常会产生耦合的轴向旋转。退行性病变可导致异常的耦合运动。

（二）人体生物力学

生物力学是研究生物体内力学问题的科学，从力学的角度来研究人体解剖结构、生物功能和病理现象，并指导临床康复。运动系统生物力学是运动系统康复的重要理论基础。

1.肌肉骨骼生物力学

人体的肌肉根据其组织结构的分化可分为骨骼肌（skeletal muscle）、心肌（cardiac muscle）和平滑肌（smooth muscle）。心肌和平滑肌受内脏神经支配；骨骼肌又称横纹肌（striated muscle），受躯体神经支配，其收缩活动可受意识控制，是构成运动系统的主要部分。骨骼肌按其在运动中的作用，又可以分为原动肌、拮抗肌、固定肌和协同肌。骨骼肌通过不同形式的收缩产生运动，一块肌肉在不同情况下可担当原动肌、拮抗肌、固定肌或协同肌等不同角色。即使在同一运动中，由于重力协同或阻力的不同，同一块肌肉所承担的角色也会随之改变。影响骨骼肌收缩的主要因素有前负荷、后负荷和肌肉的收缩力（临床上简称肌力）。影响肌力的重要结构特征包括肌肉横截面积与羽状角，其它还包括了肌肉的初长度、肌肉的募集能力，以及肌肉内部的功能状态。在完全收缩情况下，一块肌肉的最大力潜力与其所有纤维的横截面积之和成正比（因为羽状肌纤维成角不同，测量时必须与每条肌纤维垂直）。羽状角指的是肌纤维与肌腱之间形成的夹角，该角度的大小与等长收缩强度成正比。人体多数肌肉的羽状角 θ 范围为 $0°\sim30°$，则通过肌腱传递的力为 $86\%\sim100\%$。随肌纤维长度的变化，两端附着于骨骼或筋膜上的骨骼肌可产生复杂的功能活动，其收缩形式有等张收缩、等长收缩和等速收缩。

（1）等张收缩（isotonic contraction）：在肌肉收缩时整个肌纤维的长度发生改变，张力基本不变，可产生关节的运动。根据等张收缩时肌纤维长度变化方向的不同又可以分为以下两种收缩形式。

1）等张向心性收缩（isotonic concentric contraction）：肌肉收缩时肌肉的起点和止点相互靠近，肌纤维长度变短，如肱二头肌收缩引起的肘关节屈曲。

2）等张离心性收缩（isotonic eccentric contraction）：肌肉收缩时肌肉的起点和止点相互远离，肌纤维长度变长，如下蹲时股四头肌收缩但长度延长以控制下蹲的速度。

（2）等长收缩（isometric contraction）：肌肉收缩时整个肌纤维的长度基本保持不变，肌肉张力增高，不产生关节的运动。

（3）等速收缩（isokinetic contraction）：等速收缩时肌肉产生的张力可变，但关节的运动速度不变,也分为向心性收缩和离心性收缩。等速收缩产生的运动称为等速运动。等速运动不是人类肌肉的自然收缩形式,而是人为地借助设备限制运动速度而产生的。

骨骼系统是人体重要的力学支柱,既承受各种载荷,也为肌肉提供可靠的动力联系与附着点。骨是具有再生和修复的生物活性材料,应力刺激对骨的强度和功能的维持有积极的意义,其中机械应力是最有效的刺激,能影响和调节骨的重建活动。骨的变形以弯曲和扭转最为常见,前者是沿特定方向上的线应变,后者是沿特定方向上的角应变。骨也可通过改变其大小、形状和结构来适应外界的力学要求。因此,骨折的最佳固定方式的决定因素包括:①力学因素,如受力类型和大小及预期的负荷周期数;②骨质量及骨强度;③外科因素及解剖因素;④初始损伤的能量特性以及软组织的损伤程度。

关节软骨是组成活动关节面的有弹性的负重组织,由大量的细胞外基质和散在分布的高度特异细胞(软骨细胞)组成,具有渗透性和黏弹性特点,主要功能是适应关节面以减小关节面负载时的压强,润滑关节以减少关节活动时的阻力,并起到缓冲作用以减轻震动。关节负荷的类型、强度和频率超出或低于某一范围时,关节软骨的合成和降解平衡被打破,软骨的组成与超微结构将发生变化。而关节结构的变化则会改变关节承载和力的传递方式,改变关节面的应力,使关节不稳,并对关节软骨的生理及生化特性产生影响。

2.肌腱和韧带的生物力学

骨骼肌大多借肌腱附着在骨上,肌肉是可收缩部分,肌腱则是不可收缩的弹性部分。肌腱由胶原组成,而胶原是强度最大的纤维蛋白,这些纤维蛋白沿张力的作用方向平行排列,因此肌腱是机体软组织中具有最高拉伸强度的组织之一。胶原的力学性质主要由胶原纤维的结构、胶原与细胞外间质、蛋白多糖之间的相互作用决定。骨-肌腱-肌肉的结构性质依赖于肌腱本身、肌腱与骨附着处、肌腱肌肉交界处三者的力学性质。

肌腱和韧带与许多组织一样,具有与时间和过程相关的弹性特性,即肌腱和韧带的伸长不仅与受力大小相关,也与力的作用时间及过程相关。这种黏弹性反映了胶原的固有性质及胶原与基质之间的相互作用。肌腱和韧带与时间的关系可以用蠕变-应力松弛曲线来表示。蠕变是组织持续受到特定载荷,随时间延长而发生的拉伸过程;应力松弛是组织受到持续拉伸,随时间延长而发生的应力减小的过程。在等长收缩中,肌肉-肌腱的单位长度保持不变,但蠕变的作用导致了肌腱和韧带拉伸,肌肉缩短,相应降低肌肉的疲劳程度,因此肌腱和韧带的蠕变在等长收缩中可提高肌肉的工作能力。肌腱和韧带的黏弹性也与其载荷有关,预载荷后软组织的载荷-伸长曲线才有最大的可重复性。肌腱和韧带的性质还与应变的速度有关,拉长的速度越快,其强度也就越大。

3.周围神经的生物力学

临床上周围神经损伤最为常见的原因就是机械性损伤,如切割伤、骨折脱位所致的神经卡压性损伤和牵拉性损伤等。神经卡压损伤分为即刻发生的急性损伤和延迟发生或逐渐进展的慢性损伤,神经功能减退的主要原因是机械因素和缺血因素。神经卡压损伤的范围和程度由作用力大小、频率、持续时间和作用方式决定。周围神经组织也具有应力松弛和蠕变等黏弹性特性,但又有所不同,在受到外力作用时,神经可以产生相应的形变,但弹性极限的最大延长度仅为20%,结构完全破坏的最大延长度为25%~30%。因此,超出其承受范围的载荷必然会导致其损伤,损伤程度与牵拉力量的大小、时间长短及牵拉速度快慢有一定的关系,可分为突然的具有相当大小的外力导致的急性损伤和对神经长期慢性牵拉引起的慢性损伤。

(三)神经学基础

神经系统是人体各器官、系统中结构最复杂、功能最精密的系统,它的复杂性除系统内含大量的神经细胞和突触位点外,还表现在网络内不断进行的对环境应答的可塑性变化,其结构、功能和病损、功能障碍涉及许多学科。神经系统病损后的功能恢复依赖于神经再生和功能重塑,后者受到多种因素的影响,对其机制研究已取得显著进展。

1.神经可塑性

为主动适应和反映外界环境的各种变化,神经系统能发生结构和功能的改变,并维持一定时间,这种变化就是神经可塑性(neuroplasticity),或称可修饰性(modifiability)。神经可塑性是神经调控机制的统称,既是高级神经功能发生发展的基础,也是神经损伤后功能恢复的基础,这种可塑性可以发生在正常的生理条件下的学习和记忆过程,也可以发生在病理条件下的脑卒中神经受损后。但需要注意的是,神经系统的可塑性并不会令其自发修复,干预措施的介入是必要条件,任何康复治疗或训练均属于神经修复的干预措施。此外,神经可塑性并不是原有功能的简单恢复或者部分恢复,更多的是一种新功能模式的再造。

神经细胞包括神经元和神经胶质细胞,分别来自成神经元细胞和成胶质细胞。神经元主要由胞体和突起(轴突和树突)构成,其轴突与另一个神经元的胞体或轴突连接构成突触,形成细胞间的相互连接。神经可塑性主要涉及突起,特别是轴突的再生和延长、新突触的形成以及神经递质的变化,这些变化进一步导致的神经通路和神经电生理特性的调整。在成熟哺乳动物神经系统中,神经元在损伤后结构和功能恢复仍然相当有限。中枢神经系统具有一定程度的神经再生和功能重塑能力,且这一能力贯穿终生,但随着年龄增长这一能力呈下降趋势。

神经结构可塑性主要表现为损伤神经的轴突发芽再生和突触结构重组两方面。轴突具有自我修复的功能,损伤后可以生长并延伸到作用靶点处,称为原位轴突发芽再生。实际情况是,完全性原位轴突发芽再生很难发生,更多的是轴突特定性再生,中断的轴突生长并连接到原有靶目标,但其微观连接发生了改变。神经顺着支配或作用区域有条理地生长修复,能够完全或部分恢复神经功能的称为有序再生;解剖定位紊乱,神经功能恢复较差,甚至出现异常功能的称为无序再生。神经元发出轴突,在正确位置形成突触的过程称为轴突引导。损伤轴突断端发芽再生是因为其前端高度可动的生长锥能够探测胞外环境中的信号,指引轴突的生长方向。导向性生长的轴突,无论是有序还是无序,已是最大限度接近轴突完全性再生了。原位轴突发芽及定向生长受阻,神经发芽将出现其他异常的轴突导向生长,可塑性有限,多数无法恢复神经功能。中枢神经损伤除了损伤神经纤维外,还损伤了神经元胞体、突触结构及相互联系,加之更复杂的神经微环境,任何化学或物理信号改变都会对可塑性产生影响,所以可塑性差,功能恢复困难,大脑往往通过代偿、替代等方式实现功能重建。

神经功能可塑性建立在神经结构可塑性的基础上,突触是传递神经递质、激活神经电活动的部位,突触形成是神经网络构建和神经细胞发育的核心问题,突触传递信号的改变,最终将导致神经网络的改变,并引起神经功能可塑。所以,突触可塑性是神经可塑性的核心,神经功能可塑性表现为兴奋性突触和抑制性突触功能调控。突触的形成和发育依赖遗传基因组并受后天的影响,突触可塑性建立在分子水平可塑性的基础之上,这一过程涉及数百种相互作用的突触蛋白分子以及复杂的细胞内和细胞间信号与调节机制。神经网络以突触为媒介,神经元之间,甚至神经元与非神经元之间的联系纵横复杂、交织成网,突触传递信号的改变,终将导致神经网络的改变,并最终影响神经功能可塑性。目前研究比较确定的方式包括潜在通路启用、对侧或同侧周边代偿、古旧脑的代偿等。神经网络的可塑性使神经系统可用新的功能模式替代已损失的功能模式,以保护行为有效性的运作,包括感觉替代(如盲人用触觉来代替光的空间定位)和功能替代。前者是剩余感觉传入被修饰;后者是未受损的输出的突触效应被调整。

2.神经再生

神经组织中存在一类具有自我更新能力,并具有多项分化潜能的原始多功能细胞,可以增殖并转化为不同种类的神经细胞,参与神经发生和损伤修复过程。神经发生(neurogenesis)的主要过程大致分为神经上皮诱导(neuroepithelial induction)、增殖(proliferation)、迁移(migration)、神经元分化(neuron differentiation)、突触形成(synapse formation)和神经网络的形成(neural networks formation)。神经再生其本质并不是神经细胞的再生,而是受损神经突起的再生与神经纤维结构完整性和功能的重建。神经再生是一个复杂的病理生理过程,涉及从分子、细胞到生物机体等不同水平的多种变化,成功的神经再生首先需要神经元存活且代谢恢复正常,适宜的再生微环境则是神经成功再生的重要条件,此外神经损伤的类型和严重程度、损伤部位与靶器官的距离、靶器官自身的特点、年龄相关的神经再生能力、治疗时机与手段(如手术方法与操作技术、神经营养因子的应用、康复治疗)等都对神经再生结果有影响。周围神经再生的机制包括:①轴突再生通道和再生微环境的建立;②轴突枝芽的形成与延伸;③生长锥的形成;④靶细胞的神经再支配;⑤再生轴突的髓鞘化和成熟。

3.神经可塑性与功能重建策略

神经系统的可塑性决定了机体对内外环境刺激发生行为改变的反应能力,其中包括后天的差异、损伤、环境及经验对神经系统的影响。因此,神经可塑性是所有康复治疗的依据,康复治疗中的运动、认知、言语、吞咽等功能训练的行为都是建立在神经可塑性基础上的神经修复手段。基于神经可塑性及其诱发的功能重塑是神经重塑的重要依据和理论基础,了解生理和病理情况下神经可塑性的神经生物学机制及其影响因素,寻找有效的干预和治疗手段,制定合理的康复训练策略,促进神经系统修复及功能重塑,已成为现阶段的研究焦点。

目前公认有望可以用来进行中枢神经病损后功能修复的组合性策略包括:①保护神经

元和轴突免于二次损伤;②提高损伤的脊椎动物中枢神经系统(CNS)轴突内在的再生能力;③移植入可行的细胞和黏附分子以桥接损伤形成的间隙;④减少胶质瘢痕的形成和硫酸软骨素蛋白聚糖(CSPGs)的沉积;⑤克服CNS髓鞘相关抑制因子的抑制作用;⑥应用神经营养因子增强突触的导向性生长;⑦干扰蛋白激酶C的活性;⑧促使再生的神经轴突支配相应的靶细胞;⑨康复治疗激发神经系统的可塑性及功能恢复。因此,基于中枢神经系统功能再塑的理论,从运动(稳定、平衡、协调、姿势控制)、浅感觉、深感觉、视觉、听觉、动机等来构建功能重建的康复训练策略,较容易取得良好的效果。然而构成功能重建的基础机制多种多样,因此对于卒中患者的康复治疗,需在适当时间选择恰当的方法进行。大样本、多中心的系统研究也证实,为卒中患者制定个性化的策略、实施与神经可塑性相关的康复治疗,对确定和实现治疗目标,使患者获得最大限度的功能提高尤为重要。

(陈作兵、朱丽君)

第二节　康复医疗服务体系的发展历程

一、中国现代康复医疗起源

康复医学是现代医学的重要组成部分。它以研究解决功能障碍为核心,顺应了经济发展和社会进步的需求,是医学科学发展的必然趋势。20世纪80年代初,现代康复医学的理念在国内得到了广泛推广。1982年,卫生部选择若干医疗机构试办康复中心,标志着我国现代康复医学事业的扬帆起航。我国的康复医学起步晚,需求大,供需不平衡,长期以来,康复医疗成为我国医疗服务体系中的短板。2008年4月,为从顶层设计上确立康复医学的重要地位,提高全社会对康复医学的重视程度,中国康复医学会协调有关专家,经过周密调查、比较研究国内外医学发展现状,在国务院召开的医改方案座谈会上,力陈发展康复医学在整个医疗卫生服务体系中的重要意义和作用,引起国务院领导同志和与会专家的高度重视和认可,促成了"防、治、康"三结合的医改指导方针,并在次年3月17日中共中央、国务院颁发的《关于深化医药卫生体制改革的意见》中首次体现。

2008年5月12日汶川地震,中国康复医学会受卫生部委托,先后两次组织26位专家组成地震伤员康复调研督导组,深入灾区和伤员收治机构,实地了解地震伤员的早期康复干预措施以及相关政策落实情况,为地震伤员康复提供技术指导和专业建议,促进了地震伤员早期康复介入的有效开展。汶川地震伤员康复救助以及之后历次突发灾害的康复干预,凸显了康复医学独特而不可或缺的服务功能,大大加强了党和政府对加快发展我国康复医学事业的重视和扶持。自汶川地震以来,一系列鼓励和推进康复医学发展的政策措施相继出台,促进了我国康复医学事业的全面发展和繁荣,康复医学迎来了前所未有的历史机遇。

二、中国康复医疗服务体系建设

中国康复医学会在我国康复医疗服务体系建设中扮演了重要的角色。受卫生部委托,中国康复医学会先后完成了《2008康复医学能力建设项目管理方案》《全国首次康复医疗资源调查》《康复医疗费用纳入国家医疗保险支付的可行性论证和技术标准》,组织起草了《中国康复医学事业"十二五"发展规划纲要》《综合医院康复医学科基本标准》《综合医院康复医学科建设与管理指南》《康复医学基础薄弱地区支援方案》等专业建设标准,为康复医学事业的全面、快速和规范发展提供了有力的政策支持和学科标准。

"十二五"期间国家加大了推动康复医学发展的力度。2011年,国务院办公厅在《2011年公立医院改革试点工作安排》中提出要推进公立医院服务体系建设发展,重点加强康复等领域的医疗服务能力建设;《关于开展建立完善康复医疗服务体系试点工作的通知》明确提出建立三级康复医疗分级诊疗体系;《关于深化医药卫生体制改革的意见》首次提出了"预防、治疗、康复三结合"的三位一体方针后,多部委联合发文将康复项目纳入了基本医疗保障范围。此外,康复治疗师的培养也纳入了《2011—2020卫生人才发展规划》重大人才工程;《常用康复治疗技术操作规范》由卫生部正式颁布,规范学科的发展;康复医疗服务体系建设在全国14个省展开试点工作。2012年卫生部印发了《"十二五"时期康复医疗工作指导意见》,要求以"注重预防、治疗、康复三者的结合"为指导,在"十二五"时期全面加强康复医学能力建设,将康复医学发展和康复医疗服务体系建设纳入公立医院改革总体目标,与医疗服务体系建设同步推进、统筹考虑,构建分层级、分阶段的康复医疗服务体系,满足人民群众基本康复医疗服务需求。所有这些都体现了国家对康复医学"短板"现象的关注和改善,也掀开了康复医学发展的新篇章。

"十三五"时期是我国康复事业全面提速发展的黄金时期。2016年8月19—20日,习近平总书记在全国卫生与健康大会上强调把人民健康放在优先发展战略地位,努力全方位全周期保障人民健康,为实现"两个一百年"奋斗目标、实现中华民族伟大复兴的中国梦打下坚实健康基础。指出,要坚持基本医疗卫生事业的公益性,不断完善制度、扩展服务、提高质量,让广大人民群众享有公平可及、系统连续的预防、治疗、康复、健康促进等健康服务。国家发布了一系列推动康复全面提速发展的纲领性文件,提出分级诊疗模式,强调要强化康复医疗工作的前移(重症康复)和下沉(社区康复、居家康复),进一步推动医疗保险纳入康复,以及健康中国发展规划等国家政策,彰显了国家增强对康复医疗的扶持力度;而加大对康复人才的培养和康复医疗机构建设的投入更加凸显了国家对康复事业的重视;也为全面实现"预防、治疗、康复三结合"的医疗方针进一步夯实了基础。2016年8月26日,习近平总书记主持中共中央政治局会议审议通过了《"健康中国2030"规划纲要》,提出"要调整优化健康服务体系,强化早诊断、早治疗、早康复,坚持保基本、强基层、建机制,更好满足人民群众健康需求"。2017年2月7日,中华人民共和国国务院令第675号公布了《残疾预防和残疾人康复条例》(以下简称"条例"),条例明确了我国残疾预防工作应当覆盖全人群和全生命周期,《条例》还强调加大对残疾人康复服务的保障和对相关事业的扶持力度。

随着经济社会转型、人民生活水平提高和社会老龄化,人民对医疗的需求不再停留在挽救生命的层次,而对弥补和重建功能缺失、改善和提升生活质量提出了更高的要求。因此,加快推进康复医疗工作的发展对全面推进健康中国建设、实施积极应对人口老龄化国家战略、保障和改善民生具有重要意义。为了贯彻落实党中央、国务院重要决策部署,增加康复医疗服务供给,提高应对重大突发公共卫生事件的康复医疗服务能力,结合医疗机构高质量发展要求以及康复医疗工作短板弱项,在对康复医疗工作深入研究、总结经验的基础上,2021年6月,国家卫健委联合发改委、教育部、民政部、财政部、国家医保局、国家中医药管理局、中国残联制定《关于加快推进康复医疗工作发展的意见》,增加康复医疗服务供给。一系列政策法规的制定,体现了我国康复医学的快速发展和人民群众对康复医疗的需求逐步提高,符合现有经济社会发展水平,有利于我国整体医疗健康事业的发展。

我国的现代康复医疗事业经过了40余年的发展,从无到有,从点到面,形成了较为完善的康复医疗服务体系总体思路和主要政策措施,建立了"防、治、康相结合"的工作机制和服务模式,建立了三级康复医疗分级诊疗体系(急性期-综合性医院;康复期-康复医院;长期随访期-社区医院),实现了分层级医疗、分阶段康复,随着全国康复医疗机构建设的发展,康复医学能力建设和康复医疗质控工作也有了实质性的发展。虽然仍存在不足和许多问题,但康复医疗工作是卫生健康事业的重要组成部分,我们坚信通过共同努力,我国的康复医学事业将会更上一个台阶,为中华民族伟大复兴打下坚实健康基础。

(陈作兵、王华芬)

第三节　康复医学中的伦理问题

一、概　述

伦理是有关道德的研究,而道德是人类行为的价值取向。老子认为"道"是宇宙的本源。"德",有品德,德行的意思。"道""德"二字合用,在现代主要指行为准则和规范,也指人的修养品德。"伦"和"理"在现代汉语伦理一词含义中与道德基本相同。

医学伦理学是伦理学的分支,是关于医疗行业中的道德问题。医学不单纯是技术科学,它既有自然科学属性也有人文科学属性,是二者的统一,这是医学伦理学产生的前提和基础。康复医学是一门相对年轻的学科,直到20世纪80年代后才逐渐发展壮大,其涉及的伦理问题也开始正式得到关注。运用医学伦理学的方法,研究和解决康复医学实践中的道德问题,是伦理学的理论,观点与康复医学实践相结合的产物,也是康复医学和伦理学相互交叉的边缘性科学。康复伦理所涉及的最大问题就是在维持患者最大利益、尊重患者自主权和社会医疗资源的分配这三个方面如何权衡康复医学并不否定传统的医学道德,在康复实践中康复工作者应该在继承弘扬传统医学道德的基础上,尽量使患者获得最大利益。

二、医学伦理的历史与发展

著名哲学家、医学家希波克拉底在《希波克拉底誓言》中提到的"不伤害原则,为患者利益原则,保密原则"为医德传统的核心,也为现代医学伦理提供了基础。

春秋战国时期是我国古代医学伦理"医学道德学"的形成时期,《黄帝内经》中就表述了"天覆地载,万物悉备,莫贵于人"这样朴素的对生命尊重的医德观念,要求医生在诊疗疾病时要态度认真,细心观察。东汉末年张仲景的《伤寒论》中提到"上以疗君亲之疾,下以救贫贱之厄"的医德内容。唐代孙思邈在《千金方》中提到的"大医精诚"更对后世学医之人影响深远。

2024年是毛泽东同志"救死扶伤,实行革命的人道主义"题词发表81周年,在80多年前的抗日战争烽火中,毛主席为中国医科大学的毕业生亲笔书写的这一光辉题词是对医德的精辟概括。新中国成立后,卫生部先后颁发了《医院工作人员守则》《医务人员医德规范》等,标志着社会主义医德的形成。1981年6月,在上海召开的第一次全国医学伦理学术讨论会中,提倡学校开设医学伦理课程,同时提出了"防病治病,救死扶伤,实行社会主义人道主义,全心全意为人民身心健康服务"的医德原则。1988年,在西安召开的全国第五次医学伦理讨论会标志着我国医学伦理理论队伍的形成,同时创办了《中国医学伦理学》杂志;同年,卫生部颁发了《医务人员医德规范及其实施办法》,提出了七条医德规范。20世纪90年代后,国家多部门对医疗机构从业人员行为规范和卫生计生系统印发了相关文件,在面临新时代新挑战下,我国社会主义医德的发展体现了为人民服务的特性和鲜明的时代特点。

三、临床康复实践中的伦理问题

康复医学虽是一门新兴学科,但也面临医学长期固有的道德冲突,如今临床康复实践中的主要问题是专业人员的责任、专业人员与患者之间的关系、康复团队与其他专业人员关系、家庭成员所承担的责任和康复治疗目标的制定等方面。

(一)基本伦理要求

1.医学中的基本伦理要求

(1)发自内心地为人民的健康服务:是社会主义医学伦理的基本要求。我国是一个社会主义国家,社会主义的国家性质决定了医疗卫生事业的性质,因此它的最终目的是为人民大众的健康服务,而且是全心全意的,发自内心的,这是每一位医疗卫生工作者的基本责任和义务。它要求医疗卫生工作者有较高的道德观念,能正确处理好个人利益、集体利益、国家社会利益等各种利益之间的关系,在各种利益发生冲突、矛盾时能够正确权衡利弊,在必要情况下能够牺牲自我的小利而实现国家利益。这种崇高认识的培养并非一朝一夕能够完成的。它不仅要求在日常的医疗实践中,不断对医疗卫生工作者进行伦理道德的教育,而且在进入临床工作之前,甚至是从小就应该设立医学伦理或者是包括医学伦理在内的全方位系统化的伦理教育,使将来医疗卫生工作者能够树立牢固的医学伦理信念,做到真正的发自内心地为人民的健康服务。

(2)救死扶伤,防病治病:既是医疗卫生工作者工作的基本内容也是其中心任务。人的生命是最宝贵的,一旦失去了生命,其他的一切也就成了空谈,与生命息息相关的就是人们的健康。因此,广大医疗卫生工作者需意识到自己肩上所担负的对国家、人民的重大责任,而此时,医学伦理就成为一个最基本的层面。在这个层面上,医疗卫生工作者就应该努力练就精湛的医学技术,在医疗实践中,时刻保持同理心,学会换位思考,履行救死扶伤,防病治病的职责,体现自我的伦理道德价值。

(3)实行人道主义:医学人道主义自古以来就与医学一同存在,它是以尊重患者的权利和以人格为中心的医学伦理道德基本原则之一,包括了不伤害、敬畏、尊重、同意、共济等五方面原则。①不伤害原则:是医学的传统伦理原则,它的起源可以追溯到古希腊时期,主要内容包括除医疗护理需要,不能以非正当理由伤害患者(既包括身体,也包括心理),不能以伤害某一患者为手段而治疗其他患者;②敬畏原则:医学中的敬畏,主要指敬畏生命,在医疗实践中,医疗卫生工作者应该常怀敬畏之心,谦恭之意,人的社会地位参差不齐,但是每个人的生命却是平等的;③尊重原则:尊重不仅指尊重生命、尊重人格、尊重利益等,也体现在医患之间的互相尊重,医护之间的互相尊重;④同意原则:同意也称知情同意,包括患者对于自身将接受的医疗护理措施有了解其基本情况的权利,也包括对这些措施提出拒绝或者接受的权利,而医生有告知患者基本情况的义务;⑤共济原则:经过多年发展,医学的目标已不仅仅局限于个体的健康,而是着眼于全社会、全人类的健康,需要每个个体的共同参与,这就是共济原则。

2.临床康复实践中的基本伦理要求

临床康复实践中的基本伦理要求是以医学基本伦理要求为基础的,它主要包括以下三点。

(1)理解和关爱:不管是何种原因造成的肢体残疾或者内心障碍,患者都会遭受巨大的生理、心理上的痛苦,这就要求专业康复人员充分地理解关爱患者,在康复治疗的全程中不断鼓励患者,加之以有效的康复手段,增强患者康复的信心,有助于患者重新投入正常生活。

(2)帮助和协作:康复的手段有很多,专业的康复人员应在患者知情同意的基础上,帮助患者制定适合患者康复的、个性化的、最佳的康复方案,增加患者的积极性;同时康复方案的实施除专业康复人员参与外,还经常涉及社会工作者、教育工作者等多学科、多领域的人员参与,共同协作,为患者的成功康复负责。

(3)公平和公正:社会的总体医疗资源是有限的,公平公正原则考虑如何最有效率地分配有限的医疗资源到每个人的身上,创造最佳的资源利用方式,但这种社会的公平政策还有待进一步探索。

(二)患者的选择、目标设定与康复决策

1.患者的选择

在临床工作中,医务工作者都需要对患者进行评估,来判断何种患者最需要进行康复,但患者的选择需要考虑很多方面,比如患者的身体状况、自身康复的意愿、家庭成员的支持与否、患者的经济能力、康复治疗的模式、康复工作者自身的信念等等。这种选择常常充满矛盾,康复工作者应该对患者实行不同时间段的多次评估,为患者提供最有价值的利弊权衡。

2.个体目标设定与康复决策

在治疗初期,康复工作者会设定治疗的初始目标草案,并与患者及其家属进行讨论,讨论主要是向患者及其家属解释目标设定的根据,康复方案中各种措施的作用、风险、成本、可能的预期结果等信息。但是,最终的康复决策还是需要交给患者,不管患者做出何种决策,哪怕从康复工作者专业角度来看,这种决策并不是最佳的或是不可行的,都需要尊重患者的自主选择,给出专业建议,并在康复过程中不断调整和完善。

(三)康复团队及其他专业人员的职责、伦理问题及对策

患者康复的实现需要较为全面的康复团队(如康复医师、物理治疗师、作业治疗师、心理治疗师、护理人员及社会工作人员等),根据患者的需要,在符合医学伦理道德的基础上,为其提供专业化、个性化的生理、心理康复,团队的有效协作能够为患者带来更良好更高效率的康复。但团队协作的治疗模式也为患者和康复提供者带去许多困扰。患者及其家属面对团队时无形中增加了许多压力;而团队中的各个成员在同时面对多个患者时,也需要综合考虑,尽量避免在实施康复时因不同患者的习惯、计划及利益不均等产生冲突。

解决这些问题应把握好以下原则:第一,每个团队成员对患者及其家属,都要表现得平易近人,与之友好相处,拉近彼此间的距离,避免或减少患者及其家属面对医学专业人员的无助感或恐惧感;第二,团队成员要加强与患者及其家属的沟通,如实且详细地告知自身的

职责、团队的任务、患者的具体情况等;第三,康复团队各成员和其他专业人员之间也要相互理解,培养合作精神,整合、统一康复计划,努力避免各种可能的冲突。

(四)家庭成员的义务和权利

在患者康复过程中,患者家属扮演着重要的角色,不仅可以协助患者共同决策以及提供生活上的照顾,更重要的方面是能够给予患者心理上的支持。家庭支持对于残疾患者伤残接受度有重要影响,良好的家庭支持能够提高患者的接受度水平,和谐互助的家庭氛围也有利于增强患者面对困境时的自我调节能力和康复的自信心,从而大大提高患者成功康复的可能性。在临床康复过程中,我们难以深入地了解患者的各种家庭关系以及家属和患者的所思所想。因此,我们只能从患者的利益角度出发,提出最适合家庭成员照护的方案,尽量说服并履行必要的职责。从社会层面来看,目前还没有对这些家庭照护者的保护补偿机制,以及完整的照护环境,比如出台相应政策,建立对特定康复人群的咨询中心,提供匹配的康复条件等,只有在这些条件都满足的情况下,家庭成员才能更好地承担照护患者的重任。

四、卫生保健政策的伦理含义

(一)卫生保健资源的分配

1.社会对康复需求增加

慢性病、残疾和功能障碍的患者都需要长期的康复治疗,并从康复中获益。随着医疗技术的发展和老龄化的进展,为提高生活质量,对康复的需求都会不断增加。

2.康复资源分配的公平性原则

我国的医疗保障制度以基本医疗保险为主体,医疗救助托底,医疗保险、商业健康保险等补充。医疗救助作为维护社会底线公平的一项制度,直接关系到社会的公平、正义和稳定,让更多需要康复治疗的贫困人群获得康复保障,有力地体现了康复资源分配的公平性。

3.康复资源的合理化分配

1977年,世界卫生组织大会提出了"Health for All by the Year 2000(2000年人人享有卫生保健)"的口号,强调不能以社会公众的购买力高低作为卫生资源分配的唯一标准,人人享有卫生资源公平公正分配才是维护好人人享有的卫生保健权利。卫生保健资源的宏观分配指的是一个国家的全部资源在卫生保健资源里的投入占比,健康并不是经济增长的必然结果,但一个公平的、完整的、平衡的发展则要求一开始就要把健康作为其重要的组成部分。卫生保健资源的微观分配指的是医生和医院管理人员需要对资源分配作出决定,当涉及资源稀缺时,应合理分配卫生保健资源。

(二)公共卫生政策

公共卫生政策是政府对卫生资源分配干预,对国家有限的医疗资源公正地分配给每个人。公共卫生政策是人们维护健康权利和公正性诉求的现实前提,制定卫生政策时,不可避免地涉及伦理价值,卫生政策就是在健康权利需求和人的伦理价值目标中寻求平衡。政府按照公共卫生伦理的原则制定卫生政策,原则主要包括:全社会参与原则,使公众受益;社会公益性原则;资源配置公正原则及政策优先排序的公正;互助协同原则,建立社会上互助与合作关系;信息公开透明原则等。

20年多前,全国残疾人康复工作会议就把"社区康复"作为残疾人"人人享有健康服务"的目标和基础,近年来更有多项政策强调开展社区康复,支持社区为残疾人、活动功能受限老年人和慢性病患者提供康复服务。近年来,我国对优化医疗资源的分配方面颁发了多项政策,2017年国务院办公厅印发《关于推进医疗联合体建设和发展的指导意见》实行分级诊疗,贯通了医疗资源,促进了人力资源流动,提升了基层服务能力,实现了区域资源共享,一定程度上提升了就医公平性。历经20多年的发展,社区康复服务取得了很大的进步,但区域差异仍然较为悬殊。为贯彻落实党中央、国务院和浙江省委、省政府关于高质量发展建设共同富裕示范区决策部署,紧扣县级医院服务能力这一关键环节,浙江省实施医疗卫生"山海"提升工程,不断将优质资源向基层下沉,全力构建"山海"协作新格局,助推山区26县卫生健康事业跨越式高质量发展,康复事业就是其中非常重要的组成部分。

(三)医疗保险的演变

我国医疗保险制度的改革从1951年的计划经济时期的旧制度改革开始。在改革开放前的计划经济时期,主要有公费医疗、劳保医疗和农村合作医疗三种医疗保障体系。改革开放后,由于经济和社会体制的变化,农村合作医疗和劳保医疗制度覆盖水平有所下降。1998年,建立了城镇职工医疗保险制度,主要面向全体正式就业人群。2003年,国家建立了城乡医疗救助制度,为需要长期用药治疗、康复重度残疾人员和特殊困难群体提供了保障。之后,建立了城镇居民医疗保险制度,使医疗保障得以覆盖全国非正式就业人群。2012年,建立了大病保险制度,主要针对"因病致贫、因病返贫"的问题。至2020年,我国的医疗保险制度形成了主要以城镇职工基本医疗保险和城乡居民基本医疗保险为基础,对特殊困难群体实行城乡医疗救助和慈善救助,为更高需求人群提供商业医疗保险补充的格局。虽然医疗保障制度建设不断发展,但仍存在着发展不平衡、不充分的矛盾,不同地区保障水平和保障质量也存在着差异性,权利义务结合方面更存在着责任失衡的问题。在"三医"联动中,医疗卫生体系、医药供应体系和医疗保障体系也存在着明显的医疗资源配置和医疗服务供给不平衡的问题。

五、总　结

随着社会的发展,康复从业人员必定面临着越来越多的道德考验,他们必须在为患者获得最大利益的基础上,且高度保持对患者的热情和尊重。康复从业人员必须接受人与人及其相应行为习惯的差异,理解患者及其家属,并为其提供有质量有保障的康复治疗。医务人员在面对康复资源的分配上,应认识到面对工作中的利益冲突时应遵守职业道德,在资源分配上扮演好自己的角色,并尽自己的最大努力给予帮助,积极推动康复医学事业建设。

（杨　芳）

第四节　残疾的流行病学和预防

一、残疾的流行病学概况

(一)残疾有关定义

残疾(disability)是指因外伤、疾病、发育缺陷或精神因素造成的明显的身心功能障碍，不同程度地丧失正常生活、工作和学习的一种状态。广义上的残疾包括病损(impairment)和残障(handicap)，为人体身心功能障碍的总称。

功能障碍者(person with disability)指心理、生理、人体结构上，某种组织缺失、功能丧失或异常，使部分或全部失去以正常方式从事个人或社会生活能力的个体。

(二)残疾的原因

1.疾病或感染

几乎所有疾病都可以导致功能障碍的发生，最常见的原因如下。

(1)传染病：如脊髓灰质炎(脊髓灰质炎是对儿童危害很大的传染病，病理改变部位主要位于脊髓灰质前角，临床表现为不规则、不对称、无感觉障碍及无大小便失禁的弛缓性瘫痪)、异性脑炎、脊椎结核等。

(2)孕期疾病：如风疹、宫内感染、妊娠高血压综合征等。

(3)慢性病和老年病：如心脑血管疾病、慢性阻塞性肺疾病、类风湿关节炎、肿瘤等。

(4)遗传性疾病：可致畸形、精神发育迟缓、精神病等。

2.意外伤害

如交通事故、工伤事故、运动损伤、产伤等，可致颅脑损伤、脊髓损伤、骨骼肌肉系统损伤等。

3.理化因素

如噪声、烧伤、链霉素或庆大霉素中毒、酒精中毒等。

4.营养不良

蛋白质严重缺乏可引起智力发育迟缓，维生素A严重缺乏可引起角膜软化而致盲。维生素D严重缺乏可引起骨骼畸形等。

5.环境因素

生产性粉尘环境可引起的尘肺病等呼吸系统疾病。

6.社会、心理因素

精神紧张、生活压力大等引起的疾病可致精神病等。

(三)残疾的分类

1.我国残疾分类方法

(1)国家标准发布前的残疾分类法：1987年，全国残疾人抽样调查时按照五类残疾分类，即视力残疾、听力语言残疾、智力残疾、肢体残疾、精神残疾。1995年,我国将听力语言残疾分列,成为六类残疾标准。该分类立足于我国国情,主要根据残疾部位,暂未包括内脏残疾。2006年,我国进行了第二次全国残疾人抽样调查,所使用的残疾标准在1995年修订的六类残疾标准上作了适当的修改。

(2)国家标准《残疾人残疾分类和分级》(GB/T 26341—2010):2009年12月15日,国家标准计划《残疾人残疾分类和分级》(20091525—T—314)下达,项目周期12个月,由民政部归口,上报及执行。2011年1月14日,国家标准《残疾人残疾分类和分级》(GB/T 26341—2010)由中华人民共和国国家质量监督检验检疫总局、中华人民共和国国家标准化管理委员会发布,并于同年5月1日实施。《残疾人残疾分类和分级》(GB/T 26341—2010)对残疾进行了明确的分类与分级,具有较强的科学性与可操作性,有力地促进了残疾人的信息统计、管理服务和社会保障等社会工作。随着信息化建设的推进,我国建立了全国残疾人人口基础库,全国各级残联开通网站,与公安部、民政部、教育部、人力资源社会保障部等部门建立共享机制,并向各省、地级残联提供残疾人数据接口和数据推送服务。

2.国际残疾分类

(1)传统模式:20世纪80年代以前的疾病模式是病因-病理-表现。1980年,WHO组织有关专家对多种疾病的过程做了大量调查研究后将其延伸为疾病—残疾,说明疾病的后果除了治愈与死亡之外,还有相当一部分会遗留或伴随着残疾而存活。

(2)ICIDH模式:1980年,WHO发布的《国际残损、残疾和残障分类》(International Classification of Impairments,Disability & Handicaps,ICIDH)从身体、个体、社会三个层次反映功能损害的程度,是对疾病所造成的健康结果进行分类的体系。根据疾病对个体生存主要能力的影响,进行不同侧面的分析,并根据能力的丧失情况制定对策,将人们从"病因-病理-表现"的医学生物学模式引导出来,对各类医疗与康复工作人员起了重要的指导作用。

残损(impairment)也称为病伤、病损,表现为"身体结构受损",是各种原因所致的心理上、生理上、解剖结构上或功能上的任何丧失或异常,是生物器官系统水平上的残疾。残疾(disability)表现为"活动受限",是功能结构异常导致个体按照正常方式进行日常独立生活活动和工作的能力受限和缺失,是个体水平上的残疾。残障(handicap)表现为"参与限制",是由于残损或残疾,而限制或阻碍一个人完成正常的(按年龄、性别、社会和文化等因素)社会活动、交往、适应,是社会水平的残疾。个体在社会上不能独立,反映了人与周围环境不良的相互关系及适应程度。

但是,随着人口老龄化、卫生保健和医疗服务重点的转移,ICIDH在促进康复医学发展的同时,不足之处也日益彰显,主要表现在以下三个方面:①对残疾从生物、个人和社会水平考量,忽略了患者自身主观障碍所产生的影响;②未体现环境的概念,而环境状况有时却对个体的功能产生决定性的影响;③残损、残疾与残障三者之间并没有绝对的界限,其程度可以相互转化,但由于关系较为单向、平面化,在实际使用中有很大的局限性。

（3）ICF模式：基于对ICIDH局限性的思考，WHO在经过10年的努力与国际合作后，于2001年5月22日第54届世界卫生大会通过了新的分类方法，即《国际功能、残疾与健康分类》（International Classification of Functioning，Disability and Health，ICF）。WHO和美国国家健康研究所在16个国家20个地点组织实施ICF的跨文化可适用性研究，以推动ICF在临床和研究项目中的应用。其设计用途包括：①ICF中最有实际意义的分类以用户友好的方式呈现，以识别和判断个体功能状况；②包含的诊断信息允许用户对健康状况及其相关功能问题的联系进行研究；③环境因素编码和记录个体因素的可能性让使用者可以记录和理解情景性因素对个体功能因素的影响。ICF常与《国际疾病分类》（International Classification of Disease，ICD）配套使用，ICD确定所患疾病种类和名称，ICF确定患者实际的功能状态。

与ICIDH相比，ICF提供了一个能够统一和标准化地反映所有与人体健康有关的功能和失能的功能状态分类，因而广泛应用于卫生保健、预防、人口调查、保险、社会安全、劳动就业、教育、经济、社会政策制定等方面。ICF以等级形式排列来描述功能障碍的严重程度，并通过使用限定值来衡量功能或残疾问题的严重性，强调以功能为基础，强调环境与内因的重要性。同时，摒弃了一些贬义、负面的词语，更为注重积极的一面，如用健康状况代替疾病和失调，用活动代替残疾，用参与代替残障，在理论框架中采用交互、立体的模式描述概念之间的相互关系，引入环境因素并强调个人体验在功能发挥中的作用等。

（四）残疾的流行病学资料

2006年第二次全国残疾人抽样调查发现，与1987年第一次全国残疾人抽样调查相比，我国残疾人口占总人口的比例，由1987年的4.90%上升为2006年的6.39%。有残疾人户数与调查总户数之比没有明显变化。残疾类别结构发生改变，肢体残疾人数大幅增加，而智力残疾人数有较大幅度下降。根据2010年第六次全国人口普查我国总人口数及第二次全国残疾人抽样调查，我国残疾人占全国总人口的比例和各类残疾人占残疾人总人数的比例，推算2010年末我国残疾人总人数为8502万人。各类残疾人的人数分别为：视力残疾1263万人；听力残疾2054万人；言语残疾130万人；肢体残疾2472万人；智力残疾568万人；精神残疾629万人；多重残疾1386万人。各等级残疾人数分别为：重度残疾2518万人；中度和轻度残疾5984万人。随着信息化建设及全国各级残联开通网站，与公安部、民政部、教育部、人力资源社会保障部等部门建立共享机制，并向各省、地级残联提供残疾人数据接口和数据推送服务。截至2021年12月31日，全国残疾人人口基础库主要数据显示，全国已办理残疾人证的有38049193人，其中男性22001930人，女性16047263人；0～15岁1229829人，16～59岁19792365人，60岁及以上17026999人；各残疾等级人数分别为残疾一级4961590人，残疾二级11898375人，残疾三级9729633人，残疾四级11459595人；各类残疾人的人数分别为视力残疾4148906人，听力残疾3299596人，言语残疾611093人，肢体残疾20374666人，智力残疾3427599人，精神残疾4191477人，多重残疾1995856人。

二、国际功能、残疾、健康分类

(一)ICF框架结构

ICF包括身体功能和结构、活动和参与,以及背景性因素(个体因素和环境因素)两大部分。在ICF中,健康取决于上述因素之间的交互作用,这种作用是双向的、非静态的,一种成分的变化会对其他成分产生作用,从而促进或者阻碍健康。

1.身体功能和结构、活动和参与

身体功能和结构、活动和参与是ICF的主体与核心,占据了ICF框架模式的中心。从此模式可以看出,健康(health)既受到疾病(disease)或障碍(disorders)的影响,也受环境和个体因素的影响。

(1)身体功能和身体结构:这是两个不同但相互平行的部分。例如,身体功能如"视功能",而身体结构则为"眼及其相关结构"。结构的损伤可以包括解剖结构上的畸形、缺失或身体结构上的显著变异。当存在某种损伤时,可能有身体功能或结构失常,但也可能与其他各种疾病、障碍或生理状态有关。

(2)活动和参与:是指个体执行一项任务或行动。参与是投入到一种生活情景中。活动受限是个体在进行活动时可能遇到的困难。参与局限是个体投入到生活情景中可能经历的问题。活动和参与的领域包括全部生活领域:学习和应用知识,一般任务与要求,交流,活动,自理,家庭生活,人际交往和人际关系,主要生活领域,社区、社会和公民生活等9个方面,即从基本学习或观察,到更复杂的领域如人际交往或就业。这些成分可以命名为"活动"(activity)或"参与"(participation)或同时使用二者。

2.背景性因素

背景性因素代表了个体生活和生存的全部背景,包括环境因素和个体因素。环境因素构成了人们生活和指导人们生活的自然、社会和态度环境。这些因素对个体而言是外在的,对个体的活动表现、活动能力以及身体功能与结构会产生积极或消极的影响。

(1)环境因素:包含两个不同层面。①个体所处的现实环境包括如家庭、工作场所和学校等。包括环境的自然和物质特征以及直接接触人群,如家人、熟人、同行和陌生人等;②个体所处的社会环境,如社会结构、服务机构和社区体制均会对个体产生影响。包括与工作环境有关的组织、服务机构、社区活动、政府机构、通信和交通服务部门以及如法律、条例、正式或非正式的规定、态度和意识形态等。

(2)个体因素:包括性别、种族、年龄、健康状况、生活方式、习惯、教养、应对方式、社会背景、教育、职业、过去与现在的经历(过去的生活事件和现时的事件)、总的行为方式和性格类型、个人心理优势和其他特征等,所有这些因素或其中任何因素都可能在任何层次的残疾中发挥作用。ICF未对个体因素进行分类。

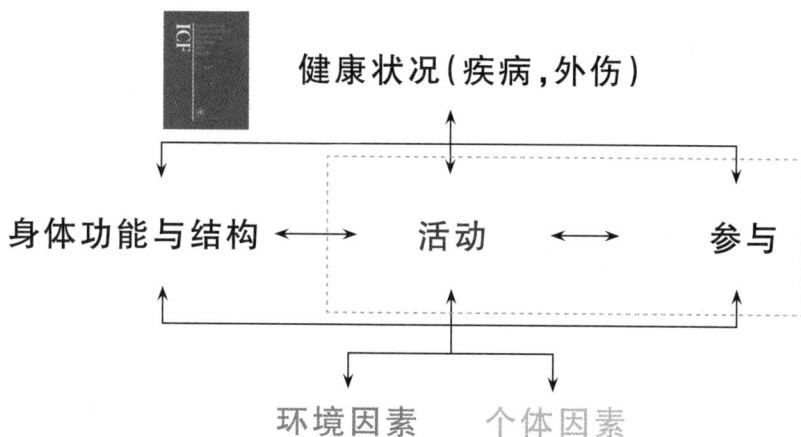

图1-4-1 ICF框架结构图示

(二)ICF的理论模式

ICF的理论模式包括功能与残疾模式、医学和社会模式。

1.功能与残疾模式

ICF将功能和残疾分类作为一种交互作用和演进的过程,提供了一种多角度方法将当前有关各种构成成分间的交互作用以形象的方式展示出来。例如,患者可能有损伤而没有能力受限(如麻风病可导致毁容但对个人的能力没有影响);有活动表现和能力受限但没有显著的损伤(如由于许多疾病可能降低日常活动表现);有活动表现问题但没有损伤或能力受限(如HIV呈阳性的个体可能在人际交往或工作时面对污名化或歧视);在无辅助的情况下有能力受限,但在现实环境中活动表现没有问题(如存在活动受限的个体可以通过社会提供的帮助技术而到处活动)。

2.医学和社会模式

医学模式认为残疾是有关人的问题,是直接由疾病、创伤或其他不良健康状况造成的结果,对残疾的重点是治疗或个体的调适和行为改变。社会模式认为残疾主要是由社会引发的问题,而且基本上是个体能否充分融入社会的问题。残疾不仅是个体的属性,而且是多种条件的复杂集合,其中的许多问题是由社会环境造成的。所以,控制这种问题需要社会行动,从大范围讲这是社会的集体责任,需要在一切社会生活领域为残疾人的充分参与对环境做出必要的调整,要求社会改变其态度或观念的问题,是一种人权问题。ICF建立在这两种相对模式认同的基础上,采用了"生物-心理-社会"的方法,试图建立一种综合性理论,从生物、个体和社会前景对健康提供一致的观点。

(三)ICF的应用

1.ICF的总目标

提供一种描述健康和与健康相关状况的统一与标准化的语言和理论框架。通过使用ICF,能够认识、研究健康和与健康相关的状况和结果,建立一种公共的语言以供不同的使用者进行交流。此外,统一的编码系统也使ICF可用于大健康系统的建设,应用于社会保障、政策制定、国家和国际人口调查等多个方面。根据WHO的目标,ICF的应用可从统计工具、研究工具、临床工具、社会政策工具和教育工具5个方面出发考虑。

2.ICF家族成员

ICF作为标准的健康分类共有1400多条类目,既完整地涵盖了功能体验的健康领域,又包含了可能对此产生影响的环境因素,但由于内容广泛、结构概念相对抽象造成临床使用中的困难。为了促进ICF的应用,WHO先后开发出了ICF检查表和ICF核心分类组合(ICF core set)。ICF核心分类组合的开发正在持续进行中,以描述在特定卫生保健情境下(急性期、亚急性期以及慢性期)经历特定健康状况(如脑卒中、脊髓损伤、糖尿病)人群的功能和残疾情况。

ICF核心分类组合共有三种类型:综合版(comprehensive set)、简明版(brief set)和通用版(generic set)可通过WHO网站(http://www.icf-core-sets.org)进行查询。

(1)综合版ICF核心分类组合:包括了处于某种健康或特定卫生保健情境下,可能面临的典型问题的ICF类目,可作为检查表指导功能评定,以防遗漏某些重要的功能问题。

(2)简明版ICF核心分类组合:来源于综合版ICF核心分类组合,适用于需要进行简单功能评估的状况,提供与疾病或某种医疗情境相关的临床资料,也是临床和流行病学研究中有效描述功能和残疾的最低标准。

(3)通用版ICF核心分类组合:包括ICF通用组合(ICF generic set)和ICF康复组合(ICF rehabilitation set),可以帮助评定者快速了解被评者的功能水平。通用版ICF核心分类组合适用于任何卫生保健情境,实现了不同疾病患者间功能的可比性,对于卫生统计、公共卫生、临床应用均有重要的意义和价值。

在实际工作中,ICF和ICD两种分类方法常结合起来使用,二者是互补的。ICD是根据疾病的病因、病理、临床表现和解剖等特征进行分门别类,可以满足临床研究和管理的需求;ICF是生物-心理-社会医学模式的产物,能较为全面地反映现代临床医学和社会医学所提出的问题;二者的结合能够准确反映康复医学的定位,ICD的临床诊断和ICF的功能诊断,能够准确反映康复医学的工作内容、工作重心及目标,既满足了临床工作的需要,也满足了现代社会对医学的要求。

三、残疾的预防

(一)残疾预防基本原则

1.一级预防

一级预防(primary prevention),亦称为病因预防,是在疾病尚未发生时针对致病因素(或危险因素)采取措施,也是预防疾病和消灭疾病的根本措施。从儿童和青年时期起,采取有益健康的生活方式和行为,进行社会整体人群的预防。

2.二级预防

二级预防(secondary prevention),亦称"三早"预防,即早发现、早诊断、早治疗。是防止或减缓疾病发展而采取的措施。对患者采取药物或非药物措施以预防病情复发或加重。

3.三级预防

三级预防(tertiary prevention),亦称临床预防。三级预防可以预防残障,对丧失劳动力或者残疾者通过康复医疗,促进其身心方面功能恢复,病而不残,残而不废,保存其创造经济价值和社会劳动价值的能力。

(二)常见致残性疾病及预防措施

1.脑血管病的三级预防

(1)一级预防为源头预防,主要在发病前控制脑卒中的病因和危险因素。包括防治高血压,积极控制高血压可使脑卒中发病率和病死率分别降低40%以上,控制高血压是脑卒中最重要的一级预防之一。

(2)二级预防主要是针对已发生过短暂性脑缺血发作或发生轻型卒中在短期内完全恢复者,防止发生完全性卒中,以控制病情,预防并发症的发生。

(3)三级预防是对已中风的患者,进行早期、超早期治疗,以降低致残程度。针对性治疗措施的介入愈早,治疗效果就愈好,致残程度就愈低。

2.脑性瘫痪的三级预防

(1)一级预防是脑瘫预防的重点,主要目的是防止脑瘫的产生,如产前筛查等能够预防脑瘫发生并及时采取干预措施。

(2)二级预防是对已经造成脑损伤的患儿,采取各种措施防止发生残疾。早期发现异常、早期干预和康复治疗,以期最大限度地减轻脑瘫患儿的功能障碍,使其功能达到正常或接近正常。

(3)三级预防是针对已经发生残疾的脑瘫患儿,通过各种措施预防残障的发生。尽可能保存患儿现有的功能,并通过各种康复治疗方法和途径,积极预防畸形、挛缩的发生,包括教育康复、职业康复和社会康复的综合康复,使脑瘫的残疾不会成为残障。辅助器具的使用、社会环境的改善等是防止残障的重要因素。

(孙强三)

第二章　康复医学的临床决策与治疗服务

第一节　康复医学临床思维与决策制定

康复医学作为以研究病、伤、残者功能障碍的预防、评估和治疗为主要任务,以改善躯体功能、提高生活自理能力和改善生存质量为目的的一个临床医学重要分支,在与临床医学其他专业密不可分、相互渗透、相互融合的同时,在评估和治疗等方面也存在较大差异,相应地,康复医学的临床思维和决策制定过程也具有独特的学科特点。

康复医学中的临床思维(clinical thinking)和决策制定(decision making)是康复医师运用医学科学、自然科学、人文科学和行为科学的知识,以患者为中心通过充分的沟通和交流,进行病史采集、体格检查、功能评估和必要的实验室及辅助检查,借助可获得的最佳证据和信息,结合患者的家庭、职业、环境等社会经济和人文背景对患者的诊断、评估和检查结果进行分析、综合、类比、逻辑推理、判断从而形成诊断、治疗、康复和功能障碍预防的个性化方案并予以执行和修正的思维活动过程。也是将疾病的普遍规律应用到特定个体所患疾病及其对患者个体活动能力和社会参与能力所产生影响的严重程度进行判断的思维过程。

生物-社会-心理医学模式发展背景下的康复医学理念与实践与功能至上理念引导下的康复医学都要求一名优秀的康复医师不仅需要扎实的医学理论、丰富的临床经验和充分的人文科学知识,更需要有科学的思维方法;也要求其他临床学科的医护人员具有功能至上的康复医疗思维,在保证临床疗效过程中兼顾保留、维持甚至改善患者脏器、系统和整体功能从而为患者能实现最大程度的个体和社会水平上的功能恢复创造最佳条件。

一、康复医学临床思维的基本条件

理论思维和实践思维是建立良好康复医学临床思维的基本条件。临床思维并非空中楼阁和凭空臆想,正确的临床思维必须首先具备两个基本条件,即扎实的医学知识和丰富的临床实践经验,二者缺一不可。对于建立康复医学临床思维来说,除了一般临床学科需要掌握的基础医学知识和临床医学知识以外,还需要掌握运动学(生物力学、肌动学、人体运动学、运动生理学、运动生物化学)、神经生理学(神经发育学、运动控制的神经生理学基础)、环境改造学(康复工程、建筑与生活环境设计)、康复基础学、康复功能评定学(肌肉骨骼功能、神经功能、内脏脏器功能、精神心理功能、日常生活活动能力以及社会参与能力等)、康复治疗学以及康复临床学等康复医学的基本内容。

临床实践是积累个人和团队临床经验的重要途径,理论来源于实践,反过来又可能对实践产生正面或负面的影响。临床经验可分为直接经验和间接经验,其中直接经验一般来自个人直接深入临床,通过具体诊治患者、了解患者病情变化、观察临床治疗和康复治疗后的病理生理过程变化及功能变化,从而掌握第一手资料而得到的经验;通过检索和查阅包括专家共识、诊疗指南等在内的医学文献或参加临床病例讨论会等会议交流,从别人的实践中获得的经验或教训为间接经验。而间接经验也需要通过自身的临床思考在临床实践中应用后进一步丰富自身的直接经验,因此临床康复医学工作者绝对不能脱离临床实践。

二、康复医学临床思维的必要前提

对患者的功能诊断一般需要建立在临床疾病诊断明确的基础上,多数情况下康复医生和治疗师在临床医生明确患者疾病诊断并经过一定的临床处理使患者生命体征平稳,原发疾病基本控制时开始介入,进行康复评估和实施必要的康复治疗。但近些年来也有很多的择期手术强调在手术治疗前开始康复介入,如严重骨关节炎拟行关节置换的术前康复、尘肺或肺纤维化拟行肺移植患者的术前康复等。因此,在明确诊断的基础上,进一步获取真实、系统、完整、准确的康复评估资料是康复临床思维的必要条件。

(一)努力获取完整、可靠的功能障碍演变经过及个人、家庭的背景性因素

完整的病史是医生进行临床诊断的基础,康复医学关注的重点是引发疾病的病理生理过程以及导致的功能障碍,功能障碍也有其发生、发展的规律,且经过临床治疗和康复治疗可能产生不同变化历程。

如一位老年男性患者主诉"腰腿痛",且在步行后明显单侧腿痛,辗转多家医院经腰椎MR等检查后都诊断为"腰椎间盘突出症",经多种治疗均无明显改善,追问病史后发现患者所谓"腰腿痛"其实是"步行后腿痛、休息后缓解"而总结为"间歇性跛行"的病史和功能特点,笔者首先考虑"腰椎管狭窄"或"下肢动脉闭塞性疾病"的可能性,但因腰椎MR等影像学检查无"椎管狭窄"证据而考虑拟诊"下肢动脉闭塞性疾病"建议血管外科就诊,最后患者诊断明确、治疗效果良好。如伴有午后潮热、明显的夜间痛等表现则要考虑结核、肿瘤等疾病所致的特异性腰痛而需要转诊至相应科室。

不同职业的患者罹患同种疾病可能产生不同功能结局,影响其原有职业能力从而影响其社会参与。如都为右利手的两位中年男性患者均遭受了手臂外伤,后因桡神经损伤出现右手腕背不能伸,对于担任中学校长且本学期无授课任务的患者,该疾病可能对其工作毫无影响,而身为普外科主任的另一位患者则因难以进行手术操作而无法胜任其外科大夫的职业和社会角色。

家庭环境、社会经济水平等也可能作为背景性因素影响患者功能或其对康复的参与度。

比如对于疾病或外伤后双下肢功能障碍而需要使用轮椅的患者,在进出只有台阶的楼房时将出现移动困难的情况;对于截肢后无能力负担假肢费用又不符合有关部门救助政策的患者,则可能因无法装配假肢而长期影响其步行功能恢复。

(二)认真仔细和全面的体格检查及康复评估

体格检查既是对病史资料的补充,也是验证临床设想或拟诊诊断的过程,体检所用的方法要正确,考虑拟诊诊断要全面,要充分考虑特殊体格检查的特异性、敏感性以及临床意义。

腰腿痛是患者到康复医学科就诊的常见临床问题,明确引发腰腿痛的根本原因是进行有效的康复治疗或转诊到相应临床学科进一步诊治的。直腿抬高试验是用于鉴别坐骨神经痛的常用体格检查方法,一般正常人仰卧位下肢伸直时可抬高30°～70°,使神经根在椎间孔里拉长2～5mm而不出现疼痛,故一般以抬高70°以上为正常,但需要注意若直腿抬高20°附近出现大腿后侧的牵扯痛,这一般是腘绳肌的反射性紧张痉挛所致,而非直腿抬高试验阳性。同样,有资料显示在肩痛的原因中,肩周炎所占比例约为20%,反而肩袖损伤可能约占30%,针对肩袖肌肉损伤的特殊体格检查如Liff-off检查、被动Liff-off检查、压腹试验、0°位和90°位外旋衰减试验、Jobe试验等有助于鉴别。

脑血管意外患者除了常见的运动、感觉异常以外,还可能出现言语和交流障碍、吞咽功能障碍、认知功能障碍、大小便功能障碍;也常见情绪障碍(焦虑、抑郁),也可能伴发心脏基础疾病而出现心肺功能障碍;也可因吞咽功能障碍导致摄食不足、可因伴发肺部感染等消耗增加而引起营养不良。因此,卒中患者全面康复评估也应该包括心理状态评估、营养状态筛查与评估等。

(三)正确认识实验室和辅助检查的临床意义

实验室和器械辅助检查是进一步佐证诊断决策的依据,但在临床实践中首先要根据病情和拟诊需要选择恰当的检查项目进一步确认临床诊断或排除必要的鉴别诊断,而不能采用广撒网的方式以一堆实验室和辅助检查替代望、触、叩、听等传统物理学诊断方法。再先进的仪器设备都存在局限性而只能作为临床诊疗的辅助措施。比如有研究显示在60岁以上老年人中,存在腰椎间盘突出的CT影像学表现而完全无任何腰痛症状病史的人高达50%,说明单纯依赖影像学检查的阳性发现是无法诊断"腰椎间盘突出症"的。

三、康复临床思维的基本原则

恩格斯指出,"不管自然科学家采取什么样的态度,他们还是得受哲学的支配。问题只在于:他们是愿意受某种坏的时髦哲学的支配,还是愿意受一种建立在通晓思维的历史和成就的基础上的理论思维的支配"。辩证唯物主义是对人类全部认识史的概括和总结,是指导科学研究的唯一正确的思维方法,为具体科学提供理论思维方法。辩证唯物主义认为事物的矛盾规律,即对立统一的规律是物质世界运动、变化和发展的最根本的规律,唯物辩证法从承认矛盾、承认事物的内部矛盾是事物发展的根本动力出发,要求我们坚持用对立统一的观点看问题,用联系、发展、全面的观点看问题,因此也可以作为指导康复临床思维的基本理论框架,可以用辩证唯物主义的方法论来解释康复医疗的基本原则,即全面性、个体化、循序渐进、持之以恒及主观能动性。

(一)全面性原则

唯物辩证法指出矛盾具有客观性,即矛盾是无所不在的,世界上的一切事物都包含着既对立又统一的两个方面。因此在方法论上我们要坚持两点论、两分法,用一分为二的观点、全面的观点看待问题,反对用片面的观点看待问题。

1.正确处理制动与活动的关系

比如临床中采用夹板、石膏等器具固定骨折、神经损伤部位,或大面积心肌梗死急性期患者卧床休息时局部或全身制动的治疗方法,可以起到保护局部稳定、避免二次损伤、降低身体能量消耗而降低心血管系统负担等的积极作用,但长时间不恰当的局部或全身制动,可引起局部甚至全身生理功能减退。因此,在一定程度上正确处理制动和恰当活动,充分利用制动的益处并消除制动带来的弊端,是临床治疗和康复医疗的关键,理想的康复治疗应该是在保证病情稳定的前提下,尽量减少制动时间、减轻制动程度,减少或避免继发性功能障碍或残疾,也是康复治疗水平的体现。

2.功能障碍的多维性

机体是一个有机整体,人体的细胞、组织、脏器和系统是相互联系、相互影响的。单一脏器的问题,可能导致其他脏器或系统的问题,局部损伤或功能障碍也可能影响全身功能状态。如前文所述脑卒中患者除了常见的运动、感觉功能障碍以外,也有焦虑抑郁等心理异常,还可能引发关节挛缩、骨质疏松、压疮、肩痛、肩关节半脱位等骨关节问题。

3.治疗手段的多样性

治疗过程中要根据患者存在的功能障碍问题,选择必要的物理治疗、物理因子治疗、作业治疗、职业适应性训练、心理干预等措施,从而发挥综合效应全面解决患者存在的不同功能障碍。对于同一类康复治疗方法中,也可考虑选用不同的具体方法如有氧训练结合渐进性抗阻训练手段来改善患者整体运动功能等;对于不同原因疼痛,可以考虑单独或联合选用经皮神经电刺激、干扰电、短波、超短波或磁疗等物理因子治疗。

(二)个体化原则

矛盾的普遍性规律说明事事有矛盾、时时有矛盾,方法论上就要求人们要承认矛盾的存在,采用正确方法分析矛盾并寻求正确方法解决矛盾;矛盾的特殊性是指矛盾的事物及其每一个侧面各有其特点,表现为不同事物的矛盾具有不同的特点;同一事物的矛盾在不同发展阶段各有特点,事物矛盾的双方也各有特点。方法论上要求具体问题具体分析,就是要在矛盾普遍性原理的指导下具体分析矛盾的特殊性,并找出解决矛盾的正确方法。

康复临床实践中就是要强调个体化原则,即因人而异原则,就是要根据每位患者一般情况、功能障碍的特点、原发疾病和基础疾病情况、康复需求和患者社会经济水平,以及家庭支持情况等因素制定康复治疗目标和方案,并根据治疗后反应、病情变化及功能变化情况及时调整方案。比如人们依赖前庭系统、视觉系统和本体感觉系统的信号输入,通过中枢神经系统整合调动肌肉骨骼系统维持身体中心落在支撑面内来维持身体和姿势平衡,上述各解剖结构(大脑、小脑、脊髓等)中的任一环节受损均可导致平衡功能障碍,在制定康复方案时,只有通过恰当评估找到影响平衡控制的主要环节,确定训练重点,才能有效提升康复训练效率和治疗效果。

上运动神经元综合征患者常出现痉挛、阵挛、肢体抽动、腱反射亢进、阳性支撑反射亢进等阳性表现,以及肌肉无力、柔韧性减退和姿势反应减退等阴性表现。而且身体的不同肌肉可表现为不同程度的肌张力增高。肌张力增高的原因有痉挛(神经源性肌张力增高)及肌肉、肌腱关节囊改变等非神经源性肌张力增高两大类因素,不同肌肉两种因素所占权重可能不同,且不同肌肉被动硬度改变因人而异、因肌肉而异,比如腓肠肌和比目鱼肌容易出现被动硬度增加。因此,对不同部位肌肉肌张力应进行详细分析,明确其对实际功能、照料难度或患者自觉疼痛等症状的影响来决定采用牵张、药物或手术干预等不同治疗措施。

(三)循序渐进原则

世界上任何事物的变化都是量变和质变的统一。量变是质变的前提和必要准备;量变积累到一定的程度必然引起质变;质变是量变的必然结果。方法论上要求坚持适度、循序渐进的原则。

神经康复常要求在安全环境中经过成百上千次的重复从而激活神经重塑机制而改善因疾病或损伤而遭受破坏的功能,坚持康复治疗强度从小到大、运动时间由短到长、动作复杂性由易到难、治疗的重复次数由少到多、动作组合由简入繁,使患者逐渐适应康复训练带来的机体应激,使机体逐渐出现生理性适应和功能改善。

对恢复周期较长的神经系统疾病患者来说,康复治疗的终极目标是即便不能恢复病理生理过程所造成的组织损害,但通过改善、代偿或替代等途径最大程度地恢复其活动和社会参与能力。因此,常在康复治疗过程中设定近期的阶段性目标以及终极的出院目标,也就是通过累积多个阶段的目标,以量变引起质变的方式实现出院目标,从而回归家庭、回归社会。

(四)持之以恒原则

以声、光、电、冷、热、水、磁及力作为治疗因子的康复治疗需要持续一段时间,物理因子的治疗累积效应才能获得显著效果。如运动训练导致身体的适应性改变需要通过2~4周的训练才能积累,而其训练效应在停止训练若干星期后消失殆尽,因此维持训练效应的唯一方式是持续进行运动治疗。

为了维持患者主动参与的兴趣和发挥长期坚持规律运动可能带来对生活行为方式调整等方面的潜在益处,鼓励患者将运动训练与休闲娱乐活动、生活活动进行适当结合。如仍在工作岗位上的心血管疾病患者,可以将有氧运动与上下班途中的步行等活动结合起来。

(五)主观能动性

内因是指事物的内部矛盾,外因是事物的外部矛盾。事物的发展是内外因共同作用的结果,内因是事物发展的根据,外因是事物发展的条件,外因通过内因起作用。方法论上要求观察分析事物时要坚持内外因相结合的观点,既要重视内因的作用,又不能忽视外因的作用。

康复临床实践中要认识到患者参与康复训练的主观能动性和患者自身功能状态是内因,而康复治疗环境(包括设备、环境及人员等)是外因。在神经康复中强调动作的发生需要首先有动机,需要患者大脑皮质运动区的兴奋,通过锥体系的兴奋传递,然后募集视觉、触觉和本体感觉输入以引导协调的肌肉募集、精确的运动和姿势控制,在肌力训练等康复训练过程中,如果患者注意力不能集中,或者有抵触情绪,则运动训练就难以达到充分的训练量,也难以有效地产生超量恢复效应从而影响临床效果。焦虑、抑郁或疼痛等不良心理状态常是影响患者主观能动性的个体因素,在制定治疗方案时应同时予以关注和适当的干预。

四、康复临床思维中应注意的问题

(一)强调功能至上的目标

随着社会经济水平、科学技术和医学本身的发展,医学模式已经从生物医学模式发展为生物–心理–社会医学模式,心理和社会因素在疾病发生发展中所起的作用得到了越来越多的关注和重视,同时临床救治水平的提升也使慢性疾病的患病率明显提高,人们对于生命质量的要求也日益增高,因此维持和改善患者个体和社会水平上的功能理应成为临床工作的终极目标。

(二)树立循证医学的理念

循证医学强调以可获得的、当前最新的、最可靠的临床研究结果或信息为证据,结合医生及团队的经验和所拥有条件,同时考虑患者及其照料者的需求,为患者做出最佳的康复治疗方案。定期评估治疗后的功能状态,与设定的康复治疗目标若存在显著差异,则应该重新考虑治疗方案的合理性,调整治疗方案并评估治疗目标的恰当性。

(三)建设发展的思维模式

事务都是发展变化的,患者的功能状态和一般身体状况也随着康复治疗进程发生变化,患者所存在康复问题的主要矛盾也可能发生变化。比如急性腰椎间盘突出症所致腰背痛患者就诊时主要主诉和矛盾是疼痛,经过不规律的卧床休息、非甾体抗炎药及物理因子治疗数月后疼痛症状明显缓解,但患者自觉腰背肌乏力酸胀、不能长时间作为等,则主要矛盾从最初的疼痛转变为腰背部控制不良、肌力减退等问题。

(刘元标)

第二节　病史采集、体格检查、处方、转介及医嘱

一、病史采集

病史采集是获取患者信息的第一步,也是所有康复诊疗活动的基础。它不仅是第一手医疗信息的收集、记录和处理过程,还是医学人文关怀、社会-心理诊疗模式的开端。康复医学科的病史采集在遵循一般的临床病史采集规范的基础上,还需要注意专科特色的内容条目。前往康复医学科就诊的患者中,由于慢性疾病(如慢性内科疾病或慢性疼痛)患者、老年患者占较高比例,自然病程相对冗长复杂;此外,来康复医学科住院之前,患者往往辗转多个临床科室、可能经历多项特殊治疗或操作,信息量较大。如何在繁杂的病史信息中去伪存真、去冗留精,其中需要较强的信息鉴别能力和概况能力。现按病史采集的必备要素简介如下。

(一)主　诉

主诉是患者感受最明显的主要症状、功能障碍及持续时间,是患者来医疗机构就诊的主要原因。康复患者往往症状繁多,发病经过复杂,应注意主诉仍需保持简明扼要的基本要求。

(二)现病史

1.症状学特点

症状学部分是现病史的核心内容,反映起病时的情况。记录时尽量要求用患者的原话记录,避免将患者的症状学叙述转化为医学术语(如专业的诊断)。询问起病过程中的症状学要点以英文字母缩写"OPQRST"罗列。

O:Onset,发病初始情况,包括发病的潜在诱因,发病时患者所进行的活动、所在环境。

P:Position,部位,描述症状累及的部位,并注意分清左右侧、近远端。

Q:Quality,症状性质,对于诊断或鉴别诊断可以提供较大的帮助。

R:Relief,缓解,症状缓解的因素(如休息或者特定治疗后)应仔细记录。

S:Severe,加重,患者症状有无加重,若有加重,相关因素有哪些。

T:Time,时间,包括发病的具体时间、症状持续时间、发病频率。对于急性起病的疾病,发病的具体时间往往需要采集得更为精确,若条件许可,可求证多位见证人,增加信息来源的可靠性;对于慢性疾病,症状持续时间及其变化尤为重要;对于反复发作性疾病,症状发作频率可提供较多病程、疗效反应等相关信息。

2.诊疗经过

诊疗经过部分应包括患者本次发病以来就诊的医疗机构、主要辅助检查结果、相应的治疗策略和治疗效果。此外,还需采集康复专业相关特色的诊治情况,如之前有无康复治疗、康复项目名称、配合程度和康复疗效。对于慢性期或者残疾的患者,应询问有无使用康复辅

助用具,并记录矫形器或自助具的名称、应用部位和治疗效果。

3.一般情况

一般情况包括患者的意识水平、精神状态、食欲、睡眠质量、近期体重变化及大小便(颜色、次数、控制能力等)的情况。

(三)功能水平

病史中的功能水平部分体现了康复医学专业的特色。由于康复诊疗以功能障碍或残疾为中心,康复专科病历的病史采集中应反映患者功能障碍的水平、程度和性质,或患者的残疾在生活-工作中的适应程度和社会-心理需求。除了询问目前的功能水平之外,应动态比较发病以来患者功能障碍的发展和演变,如是否加重或改善,有无相关的影响因素等。

1.移动能力

患者在环境中的移动能力与家庭、工作和社会活动密切相关。任何与行动能力相关的功能障碍都会对患者的生活质量产生重大影响,因此需要清楚地了解患者的转移功能,以确定独立程度和安全性。了解患者的转移能力可以帮助患者选择合适的转移辅助设备。常用的助行器具包括腋杖、肘拐、手杖、助行器、矫形器以及手动和电动轮椅。康复团队应反复评估患者移动能力的独立性、安全性和功能水平。

2.日常活动能力

日常活动能力(activities of daily living,ADL)包括基本个人护理所需的活动,包括进食、穿衣、修饰、洗澡和洗漱等。工具性ADL(I-ADL)包括在特定环境中独立生活所需的更复杂的任务,如照顾他人、使用电话、烹饪、打扫房屋、洗衣以及使用公共交通等。临床医生尤其应识别和记录患者无法完成的ADL,并寻找其潜在原因。

3.认知能力

虽然对认知的客观评估主要是在体格检查时进行的(如记忆、定向、执行能力等),但认知障碍在采集病史的过程中常常也会表现得较为明显。由于存在认知缺陷的患者可能无法意识到自己的问题,因此从患者的家庭成员和朋友那里采集病史并进行比较验证的程序显得非常重要。认知缺陷和患者对其认知症状的失认可能会影响患者的康复计划,这就需要针对性地干预治疗认知障碍。执行功能是认知的另一个方面,它包括计划、解决问题和自我意识所需的认知功能。由于执行是众多任务中必需的认知功能,执行功能与康复功能结局密切相关。简易精神状态检查(mini-mental state examination,MMSE)的基本问题可以反映大致的认知水平,但无法涵盖认知的完整情况,尤其是对于冲动或判断等方面。

(四)既往史

了解患者的既往所患疾病的病史、外伤史和手术史,有助于判断先前存在的疾病、功能障碍与本次疾病所致的功能障碍有无关联。若与现患障碍密切相关,则应更加详细地询问。此外,应特别关注患者既往神经系统、运动系统、循环系统、呼吸系统和泌尿系统等的健康状况和功能障碍。患者往往合并多种慢性疾病,因此需仔细询问用药史。所有药物都需要记录在案,包括处方药和非处方药,以及营养品、补充剂、草药和维生素。出于对医疗安全的考虑,药物和食物过敏史不能照搬前序科室的病历,必须重新仔细询问患者及其家属在治疗期间有无过敏史,详细记录过敏的食物或药品名称、过敏时间和当时的症状。

(五)个人史

康复专业病史中的个人史可突出个人生活能力、社会生活情况和身体功能障碍之间的关联。个人生活史主要包括居住环境和生活状况、家庭和朋友支持、职业活动、经济收入情况和业余爱好。此外,药物滥用情况和治游史在特定病例中也可提供有效信息。

1.居住环境和生活状况

采集个人史中的居住环境和生活状况有助于根据患者的家庭居住需求,以个性化制定住院期间的训练目标、确定出院计划。具体包括询问患者的房屋类型(独栋或公寓)、通道类别(坡道、轮椅通道)、电梯和(或)楼梯、浴室-卧室距离、扶手或扶手杆的数目和位置。如果可行,最好通过家访以提供全面细致的评估。如果患者没有家庭成员或朋友来帮助照顾,可能需要雇佣陪护或家庭健康助理。功能丧失的患者可能需要额外的照料,包括身体和情感上的支持。康复医师可以通过采集这些信息来判断患者是否有能够提供这种帮助的家人、朋友和邻居,治疗师应进一步讨论确定这些人是否愿意提供足够的帮助,以及他们的年龄、健康状态能否胜任这份任务。

2.经济收入情况

患者经济上的担忧可能会加重其疾病或功能障碍,从而影响康复进程。应注意了解患者的医疗保险类型、工伤保险支付方等相关信息,以配合个体化的康复计划。

3.职业活动

职业不仅是患者经济收入的来源,而且与患者的自信心甚至身份地位有很大的关系。因此患者的个人史应包括教育水平和最近的工作情况。职业史必须具体到某个工作名称,并考虑到患者胜任其工作所需要的身体功能以及认知水平。还应询问患者在受伤或生病后是否有能力满足工作要求,如果患者不能完全恢复患病前的功能水平,可能需要寻找其他合适的职业。若有可能,可以改变工作环境以代偿患者的功能障碍或尽量减少不适主诉。

4.业余爱好

从事业余爱好和娱乐活动的能力对大多数人来说非常重要,失去或限制执行这些活动的能力都会降低患者的生活质量,不利于心理健康。康复团队中的文娱治疗师可以帮助患者恢复最喜欢的业务爱好和娱乐活动的能力,或尝试提供新的文娱项目。

(六)社会心理史

社会关系史指的是患者的家庭生活、邻居关系和社区情况。家庭生活包括患者的婚姻状态、家庭成员组成、家庭关系的融洽程度;对于儿童,则应着重询问教育情况,是否有受虐待或溺爱的情况。邻居关系和社区情况包括邻里关系、社区的医疗保障服务水平等。

康复医师必须重视患者的功能损害对其社会-心理方面的影响。除了功能丧失外,患者还往往感受到整体健康、身体形象、行动能力或独立能力的丧失。患者失去重要功能,甚至在一段较长的时间内失去收入,可能会给家庭单位和照料者带来巨大压力。因此应充分认识患者的社会心理史,特别是合并抑郁和焦虑的,在制定应对策略时考虑患者的社会-心理背景并提供帮助,可以使患者快速适应功能障碍,并提高康复治疗的积极性和配合度。

二、体格检查

体格检查的结果是制定康复治疗计划和判断预后的主要客观依据。康复医学专业的体格检查技术和方法总体上与其他临床专科的原则一致,重点在于检查神经系统、神经心理学和肌肉骨骼系统,特有的评估内容包括重在系统反映患者的病损、失能和残障水平的相关综合功能检查。

(一)神经系统查体

神经系统疾病是常见的康复问题,如卒中、多发性硬化、周围神经病变、脊髓损伤、脑损伤、神经肿瘤和脊柱疾病等。神经系统查体应该有条理、系统性地进行,确定病变的定位(例如颅神经检查对颅脑损害的定位诊断就极有意义),重视神经系统体征的动态变化,以及神经系统损伤对患者整体功能和行动能力的影响。如果在转介至康复医学科时仍未确定患者的病因,则应罗列鉴别诊断清单。

神经系统查体内容繁多,讲究特定的顺序。正确的顺序为①从高级到低级:从认知功能查体逐渐过渡到运动、感觉、反射。②从上到下。③左右和上下对比:许多神经系统疾病往往表现为不对称的体征,具有一定临床意义。④统一性:基于定位诊断的假设与查到的体征不能前后矛盾。⑤等位征:常用于病理征和深感觉的检查,一般只需要查到一个等位征就表示阳性。除颅神经检查外,还包括运动功能检查、感觉功能检查(浅感觉包括痛觉、触觉和温度觉,深感觉包括运动觉、位置觉和振动觉,复合感觉包括定位觉、两点辨别觉、图形觉和实体觉等检查)、神经反射检查(生理反射和病理反射)、自主神经系统检查。

(二)神经心理学检查

神经心理学检查属于广义的神经系统检查的一部分,但更关注精神状态和高级认知功能。临床上常用的评估意识水平的量表包括格拉斯哥昏迷量表(Glasgow coma scale,GCS)和昏迷恢复量表修订版(the Coma recovery scale-revised,CRS-R)。认知功能包括记忆、注意、知觉、加工速度、执行能力等多个方面。言语功能包括构音能力、运用能力和高级语言功能,相对应常见的言语障碍即构音障碍、言语失用症和失语症。在检查言语功能之前,先应调查患者的教育年限和利手位置,确保患者能保持较长时间的注意力,并排除听觉和视觉障碍等可能影响评估的情况。构音障碍的标准量表包括Frenchay构音障碍评定,失语症的常用量表包括汉语失语症成套测验(aphasia battery of chinese,ABC)、西方失语症成套测验(the western aphasia battery,WAB)和波士顿诊断性失语症测验(Boston diagnostic aphasia examination,BDAE)。情绪是对一系列主观认知经验的通称,应记录是否有消极负面的成分,以及情绪是否稳定。对于中重度获得性脑损伤患者,往往很难准确地评估情绪。情感则是指个体对客观事物的态度和因之而产生相应的内心体验,与态度中的内向感受、意向具有协调一致性,可用于描述患者在特定时刻的感受,用不稳定、乐观或悲观等术语来描述。

(三)肌肉骨骼系统检查

肌肉骨骼系统检查则包括了关节活动范围检查、肌力检查和特殊部位体征检查。

(四)其他系统一般查体

康复专业的一般项目查体如生命体征、外观、皮肤、淋巴结、头颈部、胸部、腹部的查体与临床学科相同。康复医学科实践中常见的其他系统异常体征包括慢性病面容、皮肤压疮、营养不良、颅骨缺损状态、手术瘢痕的大小和性状、心音强弱不等、脉搏短绌、肺部啰音等。

三、处 方

康复医学专业的处方建立在诊断和对患者病情判断的基础上,是针对患者进一步治疗和处理的意见,既有和其他临床科室相同的部分(如药物处方),又有其专科特殊性(如非药物处方)。药物处方即护士核对后发送给药剂师的处方;非药物处方包括了设备处方和治疗处方,是康复专业治疗人员建议提供康复适应性设备或装置和康复治疗项目。

(一)药物处方

药物处方的类型包括法定处方、协定处方和医师处方三种。其中,法定处方指的是《中国药典》、局颁标准收载的处方,协定处方则由医疗机构与医师协定。医师处方又可细分为麻醉药品处方、精神药品处方、普通处方、急诊处方和儿科处方。处方内容包括患者姓名、性别、年龄(小儿患者应写明足岁、月),住院患者应写明病房、床号、住院号,药品名称(用中文,以新版《中国药典》为准,不得使用化学元素符号)、剂型、规格及数量、用药方法,以及医师签名,签名应清晰易辨认。

(二)非药物处方

1.设备处方

康复的最终目标是使患者的独立能力尽可能达到最高水平,将适应性设备或装置有效地整合到患者的个体化治疗计划中,可以帮助接受康复的群体实现或部分实现功能上独立完成日常生活活动任务的能力,提高沟通效率和改善生活-社交质量。

适应性设备或装置根据功能用途可分为日常生活能力、移动能力、沟通能力、环境改造、文娱治疗等辅助用具(见表2-2-1),可多次反复使用的设备称为耐用性医疗设备(durable medical equipment,DME)。选择适应性设备时需要考虑的各方面因素,但应围绕康复治疗的终极目标,即以最少的适应性设备实现最高程度的独立性。无论为患者订购什么适应性设备或装置,医生都有责任确保患者接受操作培训。此外,轮椅等一些设备还需要安装、调整,并对使用情况进行及时的随访、重新评估并核实这些设备或装置是否符合购置的初衷。

表2-2-1　康复适应性设备或装置的常见类别和举例

类别	具体举例
日常生活能力辅助用具	穿衣棍、穿袜助具、摇刀、助臂夹
移动能力辅助用具	轮椅、拐杖、助行器、体位和转运装置
沟通能力辅助用具/设备	图示板、语音阀、电子喉、电脑辅助扩音器
环境改造相关设备	智能家居集控装置、浴室辅助设备、辅助镜
文娱治疗辅助用具	适应性文体设备、定制假体

2.治疗处方

治疗处方主要可分为运动处方、作业治疗处方、言语治疗处方和物理治疗处方。具备心理治疗资质的医疗单位还可开具行为疗法、认知疗法等心理康复治疗处方。制定治疗处方前应详细了解患者的疾病诊断和功能障碍,并结合患者的经济情况、医疗保险,来确定满足患者康复治疗需求的治疗处方。常见的运动处方的内容包括运动方式、运动持续时间、运动强度、运动频次及运动程序及进阶方案。同时对治疗处方的效果进行跟进和随访,并为患者建立长期维持方案。基于对循证指南的处方可以更好的为康复治疗需求提供医疗保障,国内外可靠的循证依据来源包括 Cochrane 数据库、UpToDate 或者来自 Evidence-Based Review of Stroke Rehabilitation 等康复循证体系的证据。为了提高康复治疗水平,必须将传统的治疗经验结合现代的研究证据,同时考虑患者的个体要求制定出合理的康复方案。

四、转介及医嘱

康复医师确定治疗计划、处方、医嘱和转诊的目的是充分满足患者的康复需求,从而要求康复专业人员为其提供治疗服务。与康复医疗相关的转介包括两大类:科室之间转介和医疗体之间的转介。前者往往贯穿于患者早期康复的过程中,后者则与面向社区的慢性期康复诊疗有关。前者转介后治疗效果的评价会议可由跨学科团队组织,康复治疗团队应根据患者功能水平的动态进展来讨论下阶段患者需要的治疗有哪些变化。不同级别医疗体之间的转介,如三甲医院和地方医院或社区卫生服务中心建立双向转诊制度。一方面派遣康复专家定期到对口社区中心出诊、指导工作,安排有关专家会诊讲课;另一方面,上级医院负责接受该社区中心的康复医护人员进修和参加业务学习。

（叶祥明）

第三节　康复医学功能评定、结局分类和失能评定

康复医学评定指在病史、体征检查基础上，对不同病因或病理生理机制所致的功能状态及其潜能进行客观、定性/定量的描述及解释的过程。康复医学评定既包括传统的躯体、精神心理、语言和社会功能评定，也包括近年日益受到重视的脏器康复评定。康复医学评定又称功能评定或康复诊断，是制定康复计划的基础。本节拟从常见病和重大疾病中经常遇到的临床问题出发，阐述脏器康复、肢体康复、意识认知语言心理等脑高级功能康复三个方面的主要医学功能评定。

一、康复医学功能评定

（一）脏器康复功能评定

脏器康复泛指针对疾病所致胸腹腔内脏器生理功能可逆性损害所进行的一系列综合康复干预。脏器康复是展开肢体康复和脑高级功能康复的前提和基础。凡为促进脏器生理性功能提升所进行的针对性康复评定，即为脏器康复功能评定。

1. 肺康复评定

肺功能受损常见于各种心肺疾病和神经系统疾病，对于肺生理功能而言（康复可干预的部分），主要造成四个方面的功能性问题，即痰液潴留、呼吸肌疲劳、功能残气量不足，甚至呼吸衰竭。疾病不同阶段，肺康复评定的重点不同。

（1）急性期或术后：在急性期或术后实施肺康复之前，务必先评估一般状况，即意识水平（见意识评定部分），生命体征、体位、痛苦面容、辅助通气方式（有呼吸支持时）、去骨窗者注意骨窗压力。在常规进行胸部体格检查之外，肺康复评定重点包括①视诊，胸廓起伏对称性、呼吸频率节律、呼吸深浅、呼吸运动模式（胸式呼吸为主还是腹式呼吸为主、是否有胸腹矛盾呼吸，常提示膈肌麻痹或疲劳），以上提示呼吸效率及其疲劳度。②触诊，胸廓扩张度，间接提示膈肌力量。③听诊，首先按肺叶体表投影区域，确定各肺叶呼吸音强弱或局部是否消失，有无干湿啰音和痰鸣音，通过吸痰观察咳嗽及咳痰能力，以上提示痰液潴留程度、是否发生肺不张、气道廓清能力；其次，必须结合血气分析、上呼吸道及肺部影像学评估确认肺通气、换气能力，如氧合能力、二氧化碳潴留、声门上下呼吸道是否塌陷、肺不张等；最后如有条件，呼吸道外接呼吸机等装置的（有压力容积曲线记录模块功能者），可以通过呼吸机获取相关呼吸功能参数，有助于直接评估肺通气功能，如功能残气量（FRC）、第一秒用力呼气容积（FEV_1）、呼气峰值流速（PEF）、最大自主通气量（MVV）（详见第五章第二节）。

（2）慢性期：此期病情趋于稳定，常见于患有慢性阻塞性肺疾病或因各种病因致半失能、失能的患者。前者除心肺功能相对较差，伴或不伴肌少症外，其他方面的生理功能相对完好，康复评定旨在为制定运动处方提供依据，通过运动心肺测试或6分钟步行/阶梯试验，依照靶心率、无氧阈值、目标负荷量等指标制定康复运动的频率、强度、时间、形式；后者则因失

能导致继发性心肺功能下降,康复评定旨在保持呼吸肌力量,确保氧合水平,减少误吸、肺不张发生,故需在急性期肺康复评定基础上,重点评估呼吸肌(如膈肌)肌力,如利用电/磁刺激膈神经致膈肌收缩,同时测量食管和胃内压力,二者差值即为跨膈压,作为膈肌肌力的间接指标,另外超声测量膈肌厚度变异率、膈肌位移等指标也可较好的反映膈肌功能。

2.吞咽、营养康复功能评定

吞咽障碍导致的摄食不足及安全风险是康复医师经常面对的临床问题,不仅见于各种常见神经疾病、头颈区疾病,也常作为并发症见于内外科疾病和急危重症,后者往往与患者年龄相关性吞咽功能退化、意识障碍(如谵妄)、胃肠管留置有关。

吞咽障碍常见于脑卒中等神经系统疾病,也见于各类疾病的急危重症阶段。原发病及其并发症,均可导致患者短期内完全或部分丧失自主进食能力。重症时因气道插管或气管切开需要,导致失用性吞咽障碍和上呼吸道廓清能力减退或丧失。此时吞咽障碍风险已无需行洼田饮水试验进行筛查,如条件许可,可直接进行容积-黏度吞咽试验(volume-viscosity swallow test,V-VST)展开吞咽有效性和安全性评估,为早期吞咽训练干预和恢复部分经口进食能力做准备。吞咽生理分期评估方法、喉镜及吞咽造影等评估技术请见相关章节。

营养问题往往继发于吞咽障碍导致摄食不足的患者。因此,在吞咽障碍风险筛查的同时,也要进行营养风险评估。常用的营养风险评估工具是欧洲肠外肠内营养学会推荐的营养风险筛查2002(nutrition risk screening,NRS 2002)。首先是初步筛查三大类疾病状态,符合其中一项,进入第二步营养状态筛查,第三步年龄评分,量表总分为7分,患者得分≥3分被评定为存在营养风险。另外,血白蛋白和前白蛋白分别代表2～3个月和3～5天的营养情况,可作为营养评估的客观依据,以此制定热量、三大营养要素干预方案。

3.胃肠功能康复功能评定

胃肠功能障碍常见于神经系统疾病,尤其是神经重症,与吞咽障碍、营养不良、吸入性肺炎常同时发生。康复住院患者最为常见的是神经源性胃功能障碍和神经源性肠道功能障碍。

神经源性胃功能障碍的主要临床表现主要是排空能力减弱甚至丧失。进食(250mL碳水化合物流质)后2小时胃内容物残留量评估是最为常用的定性方法(一般小于10mL)。采用超声下胃窦单切面积法测量计算出胃窦部残余容量则是较为常用的定量方法(右侧卧位时横截面积小于$3.4cm^2$,平卧时未见潴留)。

神经源性肠道的主要临床表现是腹胀、便秘或积粪,体征上表现为全腹叩诊以鼓音为主,肠鸣音减弱,但一般不会表现为完全性肠梗阻,也较少出现肠道血运异常,这是与外科肠梗阻的明显区别。评定肠功能较为便捷的方法是通过口服碘佛醇等造影剂行CT胃肠传输试验。如限于条件,可以分次吞服不同形状的钡条,定时行腹部平片,观察不同形状的钡条在特定时间在肠道内的位置及数量,以此作为肠道传输功能的评定依据。

4.排尿障碍(膀胱、尿道括约肌)康复评定

膀胱功能障碍的评估,无论是尿失禁还是尿潴留或者排尿障碍,或者是下尿路症状的其他症状,均应遵循从病史体征入手为基本评估方法,需进一步鉴别或无法确认的,再行各种实验室检查。病史询问的重点包括全身情况、主要下尿路症状及严重程度,泌尿系统的其他症状及其他病史(如月经生育史、生活习惯、性生活史、盆腔手术史),患者预期的治疗效果。体格检查包括一般状态、全身检查、专科检查和神经系统检查。以了解外生殖器有无盆腔器官脱垂及程度;外阴部有无长期感染引起的异味、皮疹;女性需行双合诊了解子宫位置、大小。神经系统检查包括会阴感觉、球海绵体肌反射及肛门括约肌肌力的检查。

肛检是下尿路出口梗阻的间接评估方法,与尿道括约肌一样,同属阴部神经支配,可反映骶2～4的脊髓功能,作为是否存在尿路流出道梗阻或松弛的间接依据。冰水试验是逼尿肌活动异常的间接评估方法,可间接评估盆神经支配的逼尿肌反射是否异常。

对于尿失禁症状,推荐使用包含工作和休息状态的为期3天的排尿日记,可准确记录患者的排尿情况及尿失禁状况和次数,并可作为治疗效果的评价手段,其内容应包括每次排尿的时间、排尿量、漏尿时间和类型。残余尿量的超声评估,更适合用于同时存在尿失禁和排尿障碍的患者。

尿常规可作为尿失禁患者初诊的常规检查,已排除是否合并感染,但无症状性菌尿是否予以治疗,不是改善尿失禁病情的依据。特殊检查包括尿动力学检测、录影尿动力学检测、尿路系统的MRI和CT(详见第五章第九节)。

5.心肺体适能评定

心肺体适能评定基础是运动生理学,后者研究的是短时间或长时间运动对身体产生的生理反应及适应机制。因此,特定的运动方式可被用来作为测试心肺功能(体适能)最为实用的方法,所得测量值作为运动处方的依据。目前临床常用的心肺体适能评估方法中,较为简便易行的是运动负荷试验,如6分钟步行试验(six-minute walking test,6MWT)(见表2-3-1)与主观感觉分级(如Borg量表)结合使用,比较试验基线和试验终止时的心率、呼吸困难程度、疲倦度及氧饱和度、完成的步行距离等指标,作为有氧运动处方的依据。

表2-3-1　6MWT工作表格和报告中应包括的各项内容

折返计数器:			
患者姓名:		病历号:	
步行#:		技术员号:	日期:
性别:M　F	年龄:	种族:	
身高:　　m	体重:　　kg	血压:　/　　mmHg	
试验前的服药情况(剂量和时间):			
试验过程中氧疗:是　否		流量:　　L/min	方式:
		基线水平	试验后
时间			
心率			
呼吸困难(Borg标准)			
疲劳程度(Borg标准)			

续表

SpO$_2$	%		%	
6分钟完成前停止或暂停	否　　是		原因：	
试验结束时其他症状：　心绞痛　眩晕　臀、腿和小腿痛				
折返次数：　　（×60米）+最后一个折返的部分：　米=				
6分钟总的步行距离：　　米				
预计距离：　　　米		占预计值的百分数：		
意见：				
解释（包括同治疗前6MWT的比较）				

若患者病情允许，无明显禁忌证，可通过平板或踏车运动，进行运动心电试验和运动气体分析联合测试，获得运动负荷下最高心率、最高血压、最大摄氧量、无氧阈值、运动后过摄氧量等指标，作为运动处方的依据。运动心肺试验（cardiopulmonary exercise testing，CPET）常用Bruce方案（基于平板运动）和踏车运动方案（详见第五章第一节）。

（二）肢体运动、感觉、平衡协调、痉挛康复评定

1.运动障碍康复评定

运动功能直接影响患者的日常活动和康复进展，对于日常生活品质的影响极其显著，具体包括活动度或柔韧度、肌力、肌耐力、肌张力、活动速度、协调能力、平衡能力等。

（1）关节活动度检查：关节活动度（range of motion，ROM）指关节运动时所通过的运动弧，常以度数表示。关节活动有主动和被动之分，前者指随意肌肉收缩作用于关节产生的运动弧，后者指外力作用于关节产生的运动弧。关节、关节囊、通过关节的韧带和肌肉肌腱等软组织的生理状态决定关节活动度大小。如果患者近期有关节损伤，肢体出现肿胀、疼痛、僵硬等情况，关节测量时应更加小心。如果并不清楚患者的病史和当前的功能情况就进行关节活动度活动评估就有可能会加重其症状。首先让患者完成患侧肢体和非受累肢体无痛（或可耐受程度疼痛）的主动关节活动度活动，并进行对比。然后，评估者对患者受累关节做无痛（或可耐受程度疼痛）的关节活动度被动活动，记录运动终末感觉，并预估这些关节的关节活动度。最后，评估者按各关节测量的特定顺序方向，以量角器测量受累的关节，并记录结果。韧带或肌腱紧张时被动关节活动度要大于主动关节活动度，而骨关节本身的问题则二者大多相等。

量角器有许多常见的类型和样式，不同的测量工具获得的关节活动度值有所差异，前后对照应选用相同的测量工具。关节活动度测量有两套体系，即180°方案和360°方案，前者为半圆形，后者为完整的圆形。两方案均使用两臂（移动臂和固定臂）量角器来测量。在关节测量的180°系统中，0°位是所有关节运动的起点。对于大多数运动，解剖位即为起始位或0°位。所有关节运动从0°位开始并向180°靠拢。有些无法形成圆周运动的，可指定0°起始位（作为解剖位或中立位），再从0°位开始测量。围绕纵轴出现在水平面上的运动包括前臂的

旋前和旋后,髋关节和肩关节的内旋和外旋,腕关节的桡偏和尺偏,以及拇指的掌侧和桡侧外展(腕掌的屈曲和伸展)。

(2)肌力评定:静止最大自主收缩,可以让预期要收缩的肌肉达到最大数量的肌纤维募集,手握式测力计是最为常用的方法,而且信度可靠,重复性好(见表2-3-2)。

表2-3-2　徒手肌力检查肌肉力量分级标准

分数	等级	表现	评价
0	无	无任何收缩	完全麻痹
1	微弱	轻微可见肌肉收缩	可触摸到肌肉收缩,但无关节活动
2	不佳	无重力干扰下可自主活动部分肢体	无重力下,可达到最大关节活动度
3	佳	可抗重力	无阻力下,可达到最大关节活动度
4	较佳	可抗重力及部分抗阻力	受测者可部分抵抗测试人员的力量
5	正常	可完全抗阻力	正常状态

注:本表据英国医学研究理事会(Medical Research Council,MRC)肌力评定法。

重复型阻力测试法中,一次最大阻力型的肌力测试(one repetition of maximum,1RM)常用于康复及运动相关研究的肌力测试。以股四头肌为例,1RM定义为坐姿下,膝关节完全伸直时所能踢起的最大重量。该肌力测试的局限是不适用于关节活动受限、因神经及肌肉病变、和心血管功能不佳者。

等速肌力测量,等速收缩与等张收缩一样通过肌肉缩短以获得对抗外力的力量,二者的区别是等速收缩以固定的速度产生力量。为达成此目的,一般以等角加速测力仪器,对一组肌群而不是单一肌肉进行测试。膝关节、踝关节、肩关节相关肌群测试最为常用。

(3)肌耐力评定:肌耐力指受测者肌肉收缩运动可以持续而不疲乏的时间。最为简单的测试方法为观察固定力量下单位时间内可重复执行的次数;或固定力量下,受测肌肉维持相同长度的时间。需要注意的是固定力量的设置建议以1RM的比例作为测试的重量。

(4)肌肉表现的功能性评定:由于临床上不常用技巧性高且复杂或昂贵的仪器进行肌肉功能性表现的测试,因此一般以日常生活功能表现及工具性日常生活活动能力作为评估手段,如30秒椅子起坐测试。30秒椅子起坐测试评估下肢肌肉表现功能时,让测试者坐在椅子中央(座位高度约43cm),背部挺直,双脚平踩地面,双手手臂于手腕处交叉贴近胸前。在"开始"口令发出后,记录受试者30秒内尽力做出最多次的起立-坐下动作。如果30秒时间到时,测试者正好起身一半以上,则算一次。测试前可先练习1~2次。当然,坐站时间测试、6分钟步行试验(6MWT)也可以作为肌肉功能性表现的依据。

2.感觉障碍康复评定

感觉是指个体可意识或潜意识地察觉身体内在或外在环境的改变。包括一般感觉和特殊感觉,前者又分为体感觉和内脏感觉。根据特定感受器及特定感觉通路,体感觉分为振动觉或移动碰触、压力觉或固定碰触、疼痛觉、温度觉、本体运动觉5类。周围组织疾病累及体感受器、周围神经,中枢神经系统疾病累及脊髓和大脑,以上均可导致特定的体感觉缺损或异常。但在神经系统疾病康复期间,单一的体感觉受损并不常见,往往是几类感觉损害并存。感觉评估需要受测者完全配合,因此评估时需尽量减少测试环境、口语指令对评估的干扰。康复评定遵循以下原则:①根据患者的诊断,决定测试感觉的身体部位,如脊髓损伤依据皮节特点测试,尺神经损害在前臂尺侧和无名指小指掌侧和背侧进行测试;②先从感觉正常处开始测试,作示范,确定受测者了解测试步骤后,再做患侧部;③测试患部时,同时要求患者闭眼,测试者注意不要用脸部表情或特殊语调给受测者提示;④对患有神经疾病者,宜从肢体远端往近端方向进行测试;⑤给予不规则间隔的感觉刺激或掺杂假刺激,以免患者猜测;⑥尽量由同一测试者执行初评和再评,以增进再测信度。

3.平衡与协调康复评定

平衡指身体的重心位移可控制在支撑面范围之内。保持动静态平衡有赖于感觉系统(本体觉及其传入通路、前庭小脑系统、视觉系统)、运动及其控制系统和中枢神经系统的整合。因此,平衡功能评定,不能仅仅依靠单一量表,需要尽可能评估与平衡传入传出控制相关的各方面功能。协调或协调动作是身体统合肌肉、神经系统产生正确和谐及优雅活动的能力,也是身体动作执行时控制的能力,动作是否正确平顺与从事运动时的表现密切相关,后者又取决于动作控制的神经中枢(如小脑、基底核团、中脑黑质、脊髓背侧本体觉传入通路)是否协调、肌肉之间是否协调(收缩肌和拮抗肌)、肢体之间是否协调。因此,协调评估,主要是评估小脑、黑质纹状体、本体传入通路及动作平顺性。

平衡感觉评定首先是前庭功能异常的评估,包括跳视检查和眼震检查。其次,是平衡功能的单一表现型评估和整合型的综合性评估。包括不同站立姿势下维持静态平衡的能力,对外界平衡干扰或平衡任务进行预期性肌肉协调控制反应的动态平衡能力,和整合性评估和综合量表评定。其中,平衡功能的整合性评估最常用的是闭目难立征及其加强测试,平衡综合性量表评估的代表是Berg平衡分级量表测试,起立–行走计时试验(timed up and go test,TUG)也是一项简洁易行且可靠的测试。具体方法是患者穿着舒适的鞋,坐在有扶手的靠背椅上,如需要可手扶助行器,在距离座椅3米处放置一明显标记物或者标记线。在测试者发出"开始"指令后,患者离开座椅到标记物或者标记线处,然后重新坐回座椅,测试过程中不给予任何帮助。正式测试前,允许患者练习1~2次。评分标准为依据所用时间进行评分(<10秒,可自由活动;<20秒,大部分可独立活动;<30秒,活动不稳定;>30秒,存在活动障碍),除此以外,还应对测试过程中的步态及可能摔倒的危险性进行评分,分为1~5分(从正常到重度异常)。

此外,功能性前伸试验(functional reach test,FRT)、简易平衡评定系统测试(mini-balance evaluation systems test,mini-BES Test)等也较为常用。

协调能力的测试分为两种,其一为平衡协调测试,方法是站立姿势下要求受测者做动静态身体粗动作,如交叉步行、原地转圈等;其二为非平衡协调测试,如上肢做手指到鼻尖的来回点击或拍手动作,下肢做踏步或脚尖画圈动作,观察动作交替的平顺度、动作组成或协同的协调性、准确度、固定和支撑身体的能力、平衡能力5个方面的内容。

4.肌张力评定

肌张力增高是上运动神经元综合征的主要运动症状之一,折刀样和铅管样肌张力增高常用于分别描述典型的上运动元损害所致张力增高特征和黑质纹状体损害所致帕金森样张力增高特征(合并震颤时描述为齿轮样)。痉挛是此类肌肉不正常收缩所致的一种高张力状态。一般认为,下行性抑制通路缺损导致下运动神经元或牵张反射过度活跃,使相关肌肉产生过度或持续的收缩,是其主要病理生理机制,脊髓内节间通路异常也参与其中。痉挛的程度与检查时移动关节的速度有关,因此也有描述痉挛为与速度相关的高张状态。痉挛对康复患者的运动表现及康复干预造成很大的影响,但尚缺乏可靠的主客观评估工具,目前对于痉挛可以根据实际情况分别采用阿什沃思量表(Ashworth scale)、改良阿什沃思量表(modified Ashworth scale,MAS)、综合痉挛量表(composite spasticity scale,CSS)、Tardieu量表、改良Tardieu量表、钟摆测试、电生理评估、肌张力计、步态分析等方法来进行评估。

(三)意识障碍、语言、认知心理及其他高级脑功能康复评定

脑功能障碍是康复医学关注的重点和难点,限于对人类脑运作机制的当前认识,目前尚无成熟的分类体系可以完整的对大脑功能进行分类。

1.急性意识障碍康复评定

急诊重症医学进步和生命维持系统日臻完善,器官移植成功率提升,越来越多的急性意识障碍/昏迷患者在生命体征稳定后或术后转介康复管理。管理好此类昏迷患者,应具备有关大脑功能状态的基本常识,并充分整合现有技术和设备,选择可行的脑复苏方式。急性阶段意识障碍评定包括意识障碍的程度、是否合并谵妄、是否有间脑发作或者有癫痫临床发作及亚临床癫痫状态、脑干或大脑对外界信息的反应(如视听觉是否存在感知运动分离现象)等。意识障碍程度临床常采用格拉斯哥昏迷量表(GCS),该量表分为眼动、言语、运动三个子项,总分为15分。根据GCS计分和昏迷时间长短分为:轻度脑损伤13~15分,昏迷时间在20分钟以内;中度脑损伤9~12分,昏迷时间为20分钟~6小时;重度脑损伤≤8分,昏迷时间在6小时以上或在伤后24小时内出现意识恶化并昏迷6小时以上。

2.慢性意识障碍康复评定

起病1个月以后的意识障碍,未确认清醒者,常称为"植物状态",脑血管病1年以上,或颅脑损伤2年以上,则定义为"持续植物状态"。"最小意识状态"是对将醒未醒的中间状态的界定,患者偶有意识觉醒的临床表现,如可执行简单的睁闭眼指令,但症状波动,且无知觉。神经电生理和神经影像技术证明持续植物状态患者中约有15%对外界刺激大脑有针对性反应。显然,这部分患者是最有潜力的脑复苏患者。因此,如何在临床工作中早期筛选出有脑康复潜力的昏迷/植物状态患者,是意识障碍康复及评定的前提条件。目前,区分"最小意识状态"和"植物状态"最为有效的临床工具是2004年修订版昏迷恢复量表(coma recovery scale-revised,CRS-R),该量表共有23个条目,6个副表,分别为听觉、视觉、运动、言语、交流、觉醒,满分23分,完成评估用时约25分钟。

3.语言障碍康复评定

语言障碍(又称失语症)是神经系统疾病常见的临床现象之一,特指大脑语言中枢因后天损伤或病变导致的一种沟通障碍(沟通障碍包括认知障碍、语言障碍、言语失用症、构音障碍、口吃、聋哑等)。失语症的病灶,既可以在大脑皮质(如Broca区、Wernicke区)也可以在皮质之间的传导束(如弓状束),或者是分水岭区域、基底核团、丘脑。目前最为常用的临床分型是根据口语表达、口语理解、复述情况、阅读和书写能力进行分类。由于评定十分费时,且要求患者有较好的认知能力配合,大大限制了失语症评定量表的临床广泛应用。我国学者在学习西方经验基础上,开发出了适合中文语境的汉语失语成套测验和汉语标准失语症检查。

4.知觉和认知障碍康复评定

知觉(perception)指个体可意识察觉到感觉刺激,并进一步解释感觉刺激功能的能力。认知(cognitive function)是知觉基础上,大脑整合相关信息,进而完成存储记忆、思考、组织、语言、注意力、智力、排序、分类、计划等大脑高级活动的过程。二者的区别是知觉需要感觉觉的输入,而大脑执行推论、思考的认知过程即使把眼睛闭上,耳朵塞上也能独立进行。知觉对视觉、触觉、听觉、嗅觉等感觉信息进行加工后,转变为视知觉、触知觉(如两点辨别)、听知觉、嗅知觉,进而分析演化形成与自身身体图像(身体失认症)、空间方位(忽视症)、动作计划(失用症)相关的能力。

(1)视知觉功能评定:视知觉功能评定前,须确认视力、视野、眼动等是否正常,再询问患者是否有视觉影像扭曲、找不到物品、看错物件、无法正常移动等影响生活独立能力的情况,再行视知觉识别测试,一种方法是在相似图形中找到指定者或在几个图形中找出明显不同者;另一种方法是视觉完形能力测试,让患者从片段的线段判断出完整的图形是什么形状。如患者右侧枕叶或后部多模联合区受损,可出现视觉失认症,即在视力正常情况下,通过视觉无法识别,但通过触觉、听觉却可识别的情况。面孔失认(无法辨识熟人人脸)、视物变形(物体扭曲,以致无法通过视觉辨识物体重量)、颜色失认(无法辨识常见物品的颜色)均属于视觉失认症。

(2)视觉空间知觉与空间关系评定:视觉空间知觉失认,以忽视症最为常见,也较易识别,简易的判定方法是在两眼视野两侧边界内同时晃动手指,如患者汇报只看到一侧手指晃动,即为异常。其他视觉空间知觉失认尚有深度失认、主题背景能力失认、形状恒常能力失认、左右失认等。

(3)身体图像评定:患者对自身身体的各部位、姿势、部位之间的关系与环境的关系出现障碍,即身体失认症。如不能按口令指出身体部位、无法模仿测试者动作、无法拼人形图。

(4)动作计划评定:个体要完成有目的的动作,运动系统完好仅仅是基础,尚需要涉两个步骤:一是,个体需具备整个动作的目标、执行方式、动作顺序、用何工具完成等方面的知识,即需要有动作的"概念"或"意念";二是,个体在运动系统完整的前提下,有正确的动作计划来完成动作,按顺序执行动作步骤,包括动作的时间和空间顺序,后者需正常的感知觉和动作技巧,即有正确的"执行系统"。动作计划的障碍,即为(肢体)"失用症",但言语失用症(无法整合构音元素致使个体无法正确说出词语或发音)、口颊失用症(无法控制口唇做出吹、舔、噘嘴等动作)不在此列。按成因不同,失用症分为动作概念障碍和执行系统障碍两大类。

(5)认知障碍评定:当前尚未统一认知涵盖的大脑功能范围,因此,认知障碍的评定往往借鉴老年性痴呆的筛查和诊断方式。但临床中认知问题往往是非渐进性的,多数情况是因脑部突发事件(如颅脑损伤、脑卒中)导致脑功能的突然的断崖式下降甚至完全消失,随着脑部意识逐渐恢复,然后再逐步恢复认知功能,并且与大脑其他高级功能同时恢复,如语言、心理情绪等。因此,认知障碍评定应首先确认患者已初步具备一定的认知功能,如自我觉知、定向力(时间人物地点)、计算力、注意力、记忆力(尤其是工作记忆),并且可以配合完成相关评估,然后才是更为全面的认知评估。以颅脑损伤为例,如患者当前日常生活活动量表得分≤26分,且能够进行有效交流,则采用简易智力状态评估量表(mini cognitive assessment test,Mini-cog)认知评价量表进行认知初步测试,如Mini-Cog TM认知评价量表测试<4分,则进行以下认知障碍诊断评估,其标准是:符合蒙特利尔认知评估量表—协和版轻度认知障碍界值标准,总分<26分的定义为轻度认知损害,如受教育年限小于12年,则增加1分,同样定义为轻度认知损害。如需展开全面的认知功能评定,则由作业治疗师使用专门的认知诊断量表评定,如洛文斯顿作业疗法认知评定成套测试(LOTCA),测试6个认知领域,共26个条目,需用时30分钟左右。

5.心理障碍康复评定

康复临床工作中心理情绪问题,有别于精神科或传统心理学所关注的精神心理问题。因为器质性的神经系统(尤其是脑部)结构性损害在导致心理情绪障碍方面的作用,叠加在个体心理反应和社会经济压力所致心理情绪障碍之中。因此,在评定患者的心理情绪障碍时,与传统的精神心理评定在步骤上有所不同。以脑部器质性损害患者为例,需注意以下几个重点:①注意患者处于疾病哪个阶段;②注意大脑功能受损的状态;③注意患者自我觉察度;④注意脑部疾病前的社会心理功能状态。此外,评定采用综合应用的方式进行,基于"生理-心理-社会医学模式",综合评定结果不宜用精神疾病诊断病名,建议用情绪状态来说明,如以"抑郁状态"或"抑郁情绪"替换"抑郁症"。评定方法包括行为观察、资料分析、多方谈话和实施心理量表测试。疾病早期阶段,患者自我报告能力有限或阅读能力不完整者,建议以观察法进行评估,他评方式行"执行功能问卷"评估,从而全面的记录患者的情绪状态和行为模式,同时行MMSE以鉴别情绪是否受到认知功能影响。若患者自我报告能力确定良好,则可进行以下心理测试,如动机量表(康复情境适用)、健康信念内外控量表、抑郁自评量表(self-rating depression scale,SDS)、焦虑自评量表(self-rating anxiety scale,SAS)或汉密尔顿抑郁量表(Hamilton depression scale,HAMD)、汉密尔顿焦虑量表(Hamilton anxiety scale,HAMA)和恐惧-回避信念问卷(fear-avoidance beliefs questionnaire,FABQ)、汉密尔顿心理健康量表(其中有自杀意念倾向量尺和焦虑障碍倾向量尺)、执行功能问卷(自评或他评)。

(四)神经影像及电生理技术在脑功能康复评定中的应用

20世纪90年代诞生了基于血氧水平依赖的功能性磁共振成像(functional magnetic resonance imaging, fMRI)技术,此后分析方法和软件迅速发展。21世纪以来以该技术为代表的神经影像新技术层出不穷,成功应用于临床脑疾病功能研究,使临床医师可以通过高空间分辨率(毫米级)评估脑功能及神经重塑机制。此类影像评估方法,通常可分为结构像和功能像两大类,结构像以基于T1序列的结构像和弥散张量成像为代表,前者可测量大脑皮层厚度、体积,后者可测量白质纤维素的完整性;功能像以fMRI和静息态MRI为代表,前者通过特定任务诱发观察相应大脑激活区域改变,后者则不执行任务,直接观察静息状态是脑区激活情况,最后二者再以基于体素之间一致性、低频振幅、功能连接等方法分析大脑作为一个整体在生理和疾病状态下的脑网络属性,找到异常区域,作为神经调控的潜在有效靶点。

脑电生理技术(包括事件相关电位)相较于MRI有更好的时间分辨率(毫秒级),可以与高空间分辨率的MRI互补,提供时间尺度上的大脑功能改变和神经重塑机制,与经颅磁刺激技术结合可以有效测量兴奋性和抑制性突触的活动。

另外,肌电图、神经传导速度可以测量肢体周围神经的损伤和再生情况,判断康复预后;体感/运动诱发电位可以较好的反映脊髓内长传导束的完整性;脑干听觉诱发电位、视觉诱发电位可以反映相应听觉、视觉通路的完整性。

二、疾病/障碍之结局分类与评定

疾病或损伤导致的病痛/结构性损害或功能障碍可以是暂时性的,也可以是永久的,甚至是持续并进行性进展的。如何在当前有限的临床数据中,针对具体情况,预测给定时间内(如3个月或1年后)的结局(即预后判断),始终是康复医师不可回避的临床问题,但这方面的内容,涉及病因/病理生理机制,甚至分子层面的复杂问题。由于篇幅所限,本节讨论的结局分类和失能评定,更多的是对现状的评估,以便于康复从业者能针对患者器官或组织损害情况(即残损水平)、个体自身残存功能或潜力(即失能或残疾水平),结合居家和社区环境与个体互动可能造成的困难(即残障水平),制定个体化的居家康复计划,或改造环境,实现患者残存功能的最大化。

(一)疾病/障碍之结局分类

作为国际疾病分类(ICD)的附件,1980年出版的《国际病损残疾残障分类》(ICIDH)强调由疾病或障碍引起损伤/病损,进而导致失能,结果造成残障一连串的因果过程,由此说明心理、机体功能异常导致相关能力受限或丧失,无法如常人方式或在正常范围内进行某一活动,进而限制个体无法完成与其年龄、性别、社会与文化因素相符合的正常角色。在WHO国际分类规划下,健康状况主要由ICD-10分类,提供病因的架构和信息;而健康状况相关的功能和失能由ICF分类。后者将ICIDH版本的"疾病结局"分类转为"健康要素",从机体、个体和社会的观点,演化为以"身体功能和结构"及"活动和参与"两个基本表单来描述所包含的范畴,同时列出与所有建构相互作用的环境因素和个体因素(详见第一章第四节)。

(二)不同疾病/障碍之结局的评定

身体结构与功能方面的结局评定除临床常用的症状体征或实验室检查/影像学检查外,最有代表性的是适用于各类疾病特征性损害的各种量表,如反映脑卒中神经功能缺损的卒中量表(national institutes of health stroke scale,NIHSS),反映脊髓损伤的 ASIA 分级等;个体活动能力方面,如基础性日常生活能力评定(basic ADL,BADL)和工具性生活能力评定(instrumental ADL,IADL);部分反映社会参与程度结局的有功能独立量表(functional independence measure,FIM)等。本节介绍几种临床常用的结局评定方法。

1.总体结局评定

改良 Rankin 量表(modified Rankin scale)是一种简化的整体评估患者的神经功能量表(多用于判定脑卒中恢复状况),也常用于康复医学科其他常见病种的总体结局评定。该量表可靠性好,主要用于疾病总体结局/预后的观察终点评价,更重要的是电话随访也适用。

2.日常生活活动能力评定

日常生活活动能力涵盖了基本日常生活与工具性日常生活。独立的从事日常生活活动,不仅在于能够完成活动,更重要的是独立性和实质参与的体验过程,有助于表达自我、建立人际关系及良好自我认同,增进生活品质与满意度。因此,日常生活活动的评估并有针对性的制定康复计划是康复医学实践的重要组成部分。

基本日常生活活动包括进食、穿衣、盥洗等每日必定例行的自理能力,最为常用和代表性的是巴塞尔指数(Barthel index,BI)或改良巴塞尔指数(modified Barthel index,MBI)。巴塞尔指数原设计用于评估因神经肌肉骨骼疾病导致慢性失能者的自理能力。该量表评估 10 项日常生活活动,8 项与自理有关(进食、移位、盥洗、穿衣、如厕、大小便控制),2 项与行动能力(平地行走或使用轮椅、爬楼梯)有关。满分 100 分,代表完全独立完成全部 10 项日常生活活动。该量表的信度效度良好,广泛适用于大多数失能情况,但在部分疾病,如髋骨骨折,会出现明显的天花板效应,高估患者实际行为(与康复环境下的能力不同,实际行为指居家实际执行情况)。

工具性日常生活活动包括烹饪、开车、打电话、园艺等使用工具或装置的活动。Lawton 和 Brody 等最早制定的量表包括了躯体生活自理量表(PSMS)(共 6 项:上厕所、进食、穿衣、梳洗、行走和洗澡)和工具性日常生活能力量表(IADL)(共 8 项:打电话、购物、备餐、做家务、洗衣、使用交通工具、服药和经济自理)。但部分内容可能并不符合现有我国国情,因此使用较少。其他还有里弗米德行为记忆测验(含 IADL 内容 11 项)、诺丁汉日常生活扩展活动量表(Rivermead behavioral memory test)(22 项)及 Frenchay 活动量表(frenchay activities index,FAI)(15 项),其中与巴塞尔指数比较,效度最高的是里弗米德行为记忆测验,重测信度也最高。

综合日常生活活动量表。相较工具性日常生活活动量表,临床上更为常用的是综合日常生活活动量表,如功能独立性评定(FIM)量表和改良 PULSE 评定量表。FIM 由美国两个康复学会主导发展,也是美国医保康复制式资料系统要求记录的内容,为保险支付的重要依据。评估内容包括自理能力(进食、盥洗、洗澡、穿脱衣服、如厕)、大小便控制、移动能力(移位至马桶、沐浴、床、椅子、轮椅)、行动(行走、轮椅、楼梯)、沟通(理解与表达)、社会认知(社交、解决问题、记忆),共18项,每项1~7分,1分代表完全需他人协助,7分代表完全独立。PULSE量表是美国康复界最早使用的正式功能评定量表,1975年量表修订后,内容包括躯体状况(physical condition,P)、上肢功能(upper limb functions,U)、下肢功能(lower limb functions,L)、感观功能(sensory components,S)、排泄功能(excretory functions,E)、精神和情感状态(mental and emotional status,S)共6项内容。每项内容4级评分,1级对应无异常,4级对应严重异常,影响独立。PULSE量表与FIM量表一样适用于脑卒中患者,也同样适用于脊髓损伤患者,信度效度良好。

需要强调的是,日常生活活动能力的评定目的,是围绕这些日常活动能力存在的缺陷或失能,结合康复潜力,以便更有针对性地制定康复目标和计划,通过强化残存生理功能、学习新技巧,重建功能性活动,或是通过适应、改造环境、精简过程、使用辅具或利用照护者的代偿性策略,以增进日常生活功能的独立性。

3.生存质量评定

生存质量(quality of life,QOL)也称作生活质量、生命质量、生命指数等。按照WHO生存质量研究组的定义,生存质量是指"不同文化和价值体系中的个体对与他们的目标、期望、标准以及所关心的事情有关的生存状况的体验",是相对于生命数量(寿命)而言的一个概念,是一种个体的主观评价。在医学领域中,生存质量是指个体生存的水平和体验,这种水平和体验反映了病、伤、残患者在不同程度的伤残情况下,维持自身躯体、精神以及社会活动处于一种良好状态的能力和素质,即与健康相关的生存质量(health-related quality of life,HR-QOL)。多在患者出院前或随访中进行评定。常用的量表中比较有代表性的包括了世界卫生组织生存质量评定量表(WHOQOL-100量表)或其简表(WHOQOL-BREF)、健康调查量表36(36-item short form36,SF-36)等,均已有汉化并经信效度研究的版本出版。

世界卫生组织生存质量评定量表(WHOQOL-100量表)是WHO在近15个不同文化背景下经多年协作研制而成,内容涉及身体机能、心理状态、独立能力、社会关系、生活环境、宗教信仰与精神寄托等7大方面,每个方面由4个条目构成,分别从强度、频度、能力和评价4个方面反映了同一特征,共计100个问题。得分越高,生存质量越好。此外,还有26个条目的世界卫生组织生存质量测定量表简表(WHOQOL-BREF)。

SF-36是美国医学结局研究组(medical outcomes study,MOS)开发的一个普适性测定量表。由36个条目组,内容包括躯体功能、躯体角色、躯体疼痛、总的健康状况、活力、社会功能、情绪角色和心理卫生8个领域。

(王大明、杨　虹)

第四节　康复医学的常用治疗服务与技术

康复医学的常用治疗服务与技术主要包括物理治疗、作业治疗、言语与吞咽治疗、假肢与矫形器配置、精神康复与心理治疗、人工智能与辅助设备的临床应用等。

一、物理治疗

物理治疗是应用躯体运动、按摩、牵引、机械设备训练等力学因素和各类物理因素作用于人体以提高健康,预防和治疗疾病,恢复、改善或重建躯体功能的一种专门的医学相关学科,是康复医学的重要内容。物理治疗大体可以分为三大类,第一类是以功能训练为主要手段的,称为运动疗法;第二类是以各种物理因子如电、光、声、磁、冷、热、水等为主要手段的,称为物理因子疗法,简称理疗;第三类是徒手疗法。

(一)运动疗法

1.运动疗法的定义

运动疗法(therapeutic exercise)是指通过徒手或器械进行运动训练,以达到预防和治疗疾病,改善和恢复躯体功能的方法。

2.运动疗法的目的

运动疗法是康复治疗技术中最基本且运用范围最广的治疗手段,患者通过运动治疗能够修复和预防残损,恢复、改善和重建躯体功能,预防和减少健康相关危险因素,以及改善整体健康水平,提升生活质量。

3.运动疗法的分类

运动疗法的内容丰富,项目众多,根据临床的具体应用情况,可以划分为关节活动度训练(range of motion exercise)、牵伸训练(stretching)、肌力训练(strength training)、有氧训练(aerobic exercise)、平衡训练(balance exercise)等。

(1)关节活动度训练:是指利用各种方式维持和改善关节功能障碍的治疗技术,包括主动活动度训练、主动助力活动度训练和被动活动度训练。合适的关节活动度训练还可以保持肌肉的生理长度和张力,维持关节正常形态和功能。

(2)牵伸训练:是指运用外力拉长挛缩或短缩软组织的训练方法,常见形式包括被动牵伸、主动牵伸和本体感觉神经肌肉促进疗法(proprioceptive neuromuscular facilitation,PNF)牵伸。牵伸训练能够改善软组织的伸展性、柔韧性、降低肌肉组织的张力,以改善或恢复关节活动度。

(3)肌力训练:也称力量训练,即针对某一肌肉或肌肉群通过少量重复或持续短时间的抗阻而达到增强肌肉力量,包括肌力、爆发力和肌耐力的系统性训练方法。根据运动方式不同可分为等张训练、等长训练和等速训练。

(4)有氧训练:指人体在运动过程中所需能量主要依靠细胞有氧代谢提供,其特点为中等强度、大肌群、节律性、持续一定时间的和周期性,最终能够提高机体氧化代谢能力的训练方法。有氧训练的常见形式包括医疗步行、快走、慢跑、爬山、游泳、水中步行、骑功率车、太极拳和各类健身操等。

(5)平衡训练:指提高患者维持身体平衡能力,使之在运动或承受外力时自动调整并维持姿势的一类训练措施,训练过程中需要骨骼肌肉系统和中枢神经系统的共同参与。包括不同体位(坐位、站位和跪位等)和不同任务(静态、自动态、他动态)的平衡训练。

4.运动疗法的应用范围

运动疗法的适应证十分广泛,主要的适应证为骨关节肌肉系统疾病、神经系统疾病、心肺系统疾病等。

(1)骨关节肌肉系统疾病:包括颈椎病、下腰痛、肩周炎、肱骨外上髁炎、骨性关节炎、骨折和人工关节置换术等。通过运动疗法能够改善局部循环,增强肌肉力量和关节活动范围,从而缓解疼痛和恢复肢体功能。

(2)神经系统疾病:包括脑血管意外、脊髓损伤、周围神经损伤和帕金森综合征等。运动疗法能够促进正常运动模式的恢复,并提高患者的生活自理能力,使其尽早回归家庭及社会。

(3)心肺系统疾病:包括高血压、冠状动脉粥样硬化性心脏病和慢性阻塞性肺疾病等。运动能够使心血管系统产生适应性变化,改善肺通气和换气能力,提高机体有氧代谢能力和改善与健康相关的生活质量等。

(二)物理因子疗法

1.物理因子疗法的定义

物理因子疗法指运用物理因子的手段,如电、光、声、磁、冷、热、水等对人体进行治疗,减轻不适或预防疾病的方法。

2.物理因子疗法的目的

根据不同物理因子产生的生理效应,可以达到减轻水肿和炎症、促进局部循环、降低神经敏感和控制疼痛等目的。

3.物理因子疗法的分类

尽管物理因子疗法通常被当作辅助疗法而非根治疗法,其在临床上的应用依然十分广泛。临床常见的物理因子疗法包括冷疗(cryotherapy)、表浅热疗(superficial heat)、透热疗法(diathermy)、电疗法(electrotherapy)和低能量激光疗法(low energy laser therapy)等。

(1)冷疗:指通过降低局部组织温度来进行治疗的方法。冷疗的主要生理效应包括局部感觉改变、肌肉放松、血管收缩和舒张。冷疗常用于急性软组织损伤尤其是运动损伤,也可用于控制术后疼痛和水肿,降低局部组织的急性炎症。适用的疾病范围包括腱鞘炎、滑囊炎、骨关节炎急性加重期和风湿性关节炎,而对于局部循环障碍或冷刺激过敏者则禁用。

(2)表浅热疗:用于提高局部表面组织温度的治疗方法,通常浅于1cm。表浅热疗的主要效应包括清除代谢产物来增加局部血流量、促进局部循环、产生镇痛效应和放松骨骼肌。

临床上用于亚急性期缓解疼痛、减轻炎症、促进组织愈合和放松。表浅热疗常用于肌肉痉挛、慢性腱鞘炎、骨关节炎、慢性炎症及疼痛,禁用于开放伤口或者感染性疾病。

(3)透热疗法:可将热量渗透至组织更深处的热疗形式,包括超声、短波和微波。透热疗法能够最大限度将能量保持在深部组织,如韧带、肌腱、肌肉的关节囊,同时避免皮肤和皮下脂肪聚集过多热量。治疗性超声能够发出高频率声能并在组织中产生热效应和机械效应,广泛用于软组织疾病;短波透热疗法是通过电磁能转化为热能产热的治疗方法,能够消除炎症,减轻肿胀和促进血管舒张,增加软组织延展性并加大关节活动范围,临床可用于治疗关节挛缩;微波与短波的生理效应相近,可用于慢性颈痛、背痛及关节炎患者。

(4)电疗法:包括经皮神经电刺激、干扰电、电离子导入和微电流等。电疗法设备止痛的机制主要包括闸门控制理论和兴奋下行抑制通路。电疗法的生理效应包括缓解肌肉痉挛、减缓或预防失用性肌萎缩、刺激肌肉、改善血液循环、增大关节活动度,电离子导入也用于增强药物吸收,基于以上疗效,电疗法应用于一系列临床适应证,包括预防或治疗疼痛、神经肌肉疾病、运动受限、伤口和组织愈合。

(5)低能量激光疗法:通常由半导体二极管产生,能透入生物组织治疗肌肉骨骼疾病。低能量激光疗法强度通常较低,应用时间较短,组织产热不明显。可用于缓解疼痛、控制炎症、刺激胶原新陈代谢和伤口愈合、促进骨折愈合。

(三)徒手疗法

徒手操作对患者进行治疗,称为徒手疗法,可以分为手法治疗、牵引和按摩。

1.手法治疗

(1)手法治疗的定义:用手对患者进行治疗,并在过程中通过指令与策略使患者在姿势平衡的情况下达到骨骼肌肉系统的最大且无痛的疗法。

(2)手法治疗的目标:包括脊柱和四肢关节的手法,同样也包括肌筋膜组织(肌肉和筋膜)的手法。手法治疗最基础的作用是缓解关节受限与提高活动的对称性。活动性和灵活性的改善有助于恢复肌肉的最佳功能并放松肌肉。手法治疗的最终目标是改善患者的功能和整体健康状况,包括减轻疼痛、改善步行能力、提高运动的生物力学效率等。

(3)手法治疗的类型:根据不同的技术类型,手法可以划分为软组织技术、关节治疗技术和特殊关节松动术。这些技术都可以直接或间接使用。

①软组织技术:通过侧力拉伸、纵向延长或细致揉捏达到放松肌肉和筋膜的作用,可以促进液体流动,减轻和治疗疼痛。

②关节松动技术:在患者关节活动允许范围内完成的一种针对性很强的手法操作技术。用于缓解因力学因素导致的关节疼痛和僵硬。

③推力技术(高速、低幅):适用于关节活动受限的治疗,操作过程中可能听到一声脆响,能迅速改善关节受限。

④肌肉能量技术:让患者向引导的方向主动移动身体,在精确的位置控制下对抗治疗师给予的阻力。临床应用十分广泛,也称为收缩放松技术。

2.牵　引

应用作用力与反作用力原理,通过自身力、他人力或器械对身体某部位进行牵拉,以达到关节复位、减轻神经压迫、松解组织粘连的治疗方法。早期用于骨折与关节脱位的复位,最近多用在治疗脊柱疾病。牵引有不同的方法包括徒手牵引、机械牵引等,能够通过牵拉肌肉和韧带,对纤维环产生向心力,增加椎间隙和扩大椎间孔,并分离关节突关节。

3.按　摩

又称推拿,是指采用各种手法在人体上进行操作以治疗软组织疾病的一种医疗方法,包含推摩、摩擦、揉捏、振颤和叩击等方式。按摩对身体有许多生理作用,治疗性的目标是放松、消除肌肉紧张、减轻疼痛、增加软组织的活动性和改善循环。深层按摩可以作用于筋膜和深层结缔组织,松解受限、粘连的微细瘢痕组织。

二、作业治疗

(一)作业治疗评估与分析

1.作业治疗的定义

现代作业治疗起源于20世纪早期的美国,主张利用有目的、有意义的活动治疗精神病患者。2012年,世界作业治疗师联盟(World Federation of Occupational Therapists,WFOT)将作业治疗定义为以客户为中心,通过有意义的作业活动促进健康的科学学科。作业治疗的首要目标是让患者参与日常生活活动,主要是通过提高患者的能力以促使他们参与所期望、需要或者渴望完成的活动,或者通过改善作业活动或环境以支持他们的参与。

2.作业治疗评估

作业治疗评估是作业治疗的前提。其重点在于评定功能障碍的程度,并通过评估结果了解患者的能力局限和问题所在,从作业治疗的角度在评定的基础上确定训练目标,制定训练计划,通过连续的动态评估(运动功能评估、感觉功能评估、ADL能力评估等)和相适应的作业训练对患者进行康复治疗。

临床上,按照康复评估方法使用的范围,可以分为康复医学通用评估方法和作业治疗专用评估方法。前者指康复治疗人员均采用的方法,如徒手肌力评估、关节活动度评估、心理评估、心功能评估和电诊断等;后者指主要为作业治疗师采用,而其他治疗人员较少采用的方法,主要包括日常生活活动能力、认知知觉评估、手功能评估、任务分析、活动分析、加拿大作业活动行为评估、职业评估、环境评估等。

作业治疗评估是作业治疗中重要的、必不可少的组成部分。临床上初诊时,作业治疗师必须根据患者主诉进行任务分析,针对分析过程中发现的问题,可以采取分项的功能评估。按照功能评估结果确定康复目标,制定治疗方案,正确地选择有利于提高患者功能的作业治疗性活动,在治疗开始前、治疗中和治疗结束后进行活动分析,以确定治疗活动是否能达到治疗目的,是否需要调整治疗方案。按照进行评估的时间节点,临床上将作业治疗评估分为初评评估、中期评估和末期评估三个阶段。实施评估时,应遵循一定的步骤进行,基本步骤包括以下几个方面:①确定活动障碍的性质、部位和损害的程度;②判断机体功能障碍的状态;③根据评估结果得出作业治疗"诊断",推断治疗潜力;④有的放矢地制定出合适的治疗方案,选择正确的治疗手段;⑤治疗中定期评估患者情况,随时调整治疗方案以求最佳疗效;⑥疗程结束时,应对患者进行活动和功能改善程度评估,从而确定疗效;⑦治疗结束后,评估患者情况,为患者今后的社区康复、回归家庭和社会提出指导性的建议和方案。

(二)作业治疗

作业治疗着重于利用有意义的作业活动为治疗媒介,提高服务对象在自我照顾、休闲娱乐及工作方面的独立能力。作业治疗还非常重视利用改良作业活动及改造环境的方式来减轻活动和参与受限,以提高患者的生活质量。作业治疗重点强调以全人的观点看待个体,以生物-心理-社会的模式思考临床问题,以最大限度地恢复躯体、心理和社会功能,增进健康,预防及改善活动及参与能力受限,回归家庭及社会为目标。

作业治疗的内容根据不同的标准有不同的分类形式,根据作业活动的功能特点可分为治疗性作业活动、功能性作业活动、作业咨询及宣教、环境干预及辅助技术等。

1.治疗性作业活动

治疗性作业活动主要指以改善患者躯体结构和完成活动所需技能为主的各种治疗活动,包括改善躯体运动感觉成分、认知技能以及社会心理功能等活动。

2.功能性作业活动

功能性作业活动主要针对自我照顾、休闲娱乐、生产性活动、社交、睡眠、教育、玩耍等活动参与方面进行的治疗。其中,自我照顾即日常生活活动(包括基本日常生活活动如进食、穿衣、个人卫生、洗澡等,以及工具性日常生活活动如家务劳动、购物、财务管理等)是作业治疗的首要目标。

3.作业宣教和咨询

作业宣教和咨询是指在作业治疗服务过程中针对服务对象及其家庭所做的宣教和提供的咨询服务。

4.环境干预

环境干预是指通过环境与人行为的相互影响来改变人的作业活动表现,包括各种物理,社会环境的评估及改造工作。

5.辅助技术

辅助技术包括辅助器具、矫形器的配备和使用训练、假肢的穿戴及使用训练等。

三、言语与吞咽治疗

(一)言语评估与言语治疗

言语是有声语言(口语)形成的机械过程,是人类沟通的主要途径之一,为使口语表达声音响亮、发音清晰,需要有与言语产生相关的神经和肌肉参与活动。言语产生的三大系统为呼吸系统、发声系统和共鸣系统,并在此基础上加上构音和语音形成了五大功能模块。治疗则根据言语产生的三大系统和五大功能模块,给予相应的言语治疗(神经源性言语与语言障碍康复详见第三章第八节)。

1.言语呼吸障碍的评估与康复治疗

评估主要从呼吸功能主观评估和客观测量两个方面入手,其中呼吸功能主观评估包括触觉感知、视觉感知和听觉感知,而客观测量指标包括最长声时、最大数数能力、s/z比值和声门波测量。康复治疗包括呼吸放松训练、呼吸方式异常的治疗、呼吸支持不足的治疗以及呼吸与发声不协调的治疗。

2.言语发声障碍的评估与康复治疗

评估主要包括音调评估、响度评估和音质评估,其中音调评估又包括听觉感知评估和言语基频测量;响度评估包括听觉感知评估和言语强度测量;音调评估包括听觉感知评估、嗓音声学测量、电声门图测量和喉内窥镜测量。康复治疗包括发声放松训练、音调异常的治疗、响度异常的治疗和音质异常的治疗。

3.言语共鸣障碍的评估与康复治疗

评估主要包括口腔共鸣功能的评估和鼻腔共鸣功能的评估,其中口腔共鸣功能的评估由主观评估(即听觉感知评估)和客观测量组成;鼻腔共鸣功能的评估也由主观评估和客观测量组成。康复治疗包括共鸣放松训练、口腔共鸣异常的治疗、鼻腔共鸣异常的治疗、共鸣音质异常的治疗。

4.言语构音障碍的评估与康复治疗

评估主要包括口部运动功能评估、构音运动功能评估和构音语音能力评估三部分,每个部分又包括主观评估和客观测量。其中,口部运动功能评估包括下颌、唇、舌的运动功能的主观评估和口腔轮替运动速率测量;构音运动功能评估包括下颌、唇、舌构音运动功能的主观评估和下颌距、舌距、舌域图测量以及声道形状监测;构音语音能力评估和测量包括音位习得、音位对比和构音清晰度评估和清浊音检测、浊音鉴别和清音鉴别。康复治疗包括口部运动治疗、构音运动治疗和构音语音训练。

5.言语语音障碍的评估与康复治疗

评估主要包括语音清晰度评估和语音韵律评估两个方面。康复治疗包括语音清晰度和语音韵律治疗。

(二)吞咽评估与吞咽治疗

吞咽是指人体从外界经口摄入食物并经食管传输到达胃的过程,是人类最复杂的行为之一。吞咽障碍是指由于下颌、双唇、舌、软腭、咽喉、食管等器官结构或功能受损,不能安全有效地把食物由口送到胃内的异常状况。按照解剖功能结构的变化情况,吞咽障碍可分为神源性吞咽障碍和结构性吞咽障碍两类,其中神经源性吞咽障碍包括中枢神经系统疾病,如脑卒中、帕金森病、脑外伤、脑瘫、严重认知障碍或痴呆等(详见第三章第九节);脑神经病变,如多发性硬化、吉兰-巴雷综合征等;神经肌肉传递障碍的自身免疫病,如重症肌无力、肉毒毒素中毒等;肌肉疾病,如多发性肌炎、硬皮病、环咽肌痉挛等。常见的结构性吞咽障碍,如吞咽通道及邻近器官的炎症、损伤,头颈部的肿瘤,外伤手术及放射治疗等。

1.吞咽障碍的评估

吞咽障碍评估包括筛查、主观评估、客观评估、进食评估、吞咽功能仪器评估。

(1)筛查:主要目的是找出吞咽障碍的高危人群,并判断是否需要进一步做诊断性的检查。目前可通过问卷调查、洼田饮水试验、多伦多床旁吞咽筛查试验及染料测试等进行筛查。通过筛查可以了解到患者是否存在吞咽障碍,以及障碍所导致的症状和体征,如咳嗽、肺炎病史、食物是否由气管套管溢出等症状。

(2)主观评估:主诉、病史询问、营养状态、心理问题。

(3)客观评估:口颜面功能评估、吞咽反射功能评估、喉功能评估、综合功能评估、咳嗽反射试验。

(4)进食评估:容积测试、黏度测试等。

(5)吞咽功能仪器评估:吞咽造影检查、软管喉镜吞咽功能检查、咽腔测压检查、视频测压技术、舌压测定、肌电图检查等。

2.吞咽障碍的治疗

吞咽障碍的治疗包括治疗性训练、电磁刺激治疗、手术治疗、食物的选择与调配、康复护理、营养支持治疗等。

(1)治疗性训练:①行为治疗,口腔感觉训练技术、口腔运动训练技术、气道保护手法、肌电触发生物反馈训练;②导管球囊扩张术;③吞咽说话瓣膜的使用;④呼吸训练法。

(2)电磁刺激治疗:①神经肌肉电刺激治疗;②经颅直流电刺激治疗;③感应电刺激治疗;④经颅磁刺激治疗;⑤针灸治疗。

(3)手术治疗:①改善进食的手术,如经皮内镜下胃造瘘术、腹腔镜胃造瘘术、经皮内镜下胃空肠造口术、经皮内镜下空肠造口术;②重建口腔颌面吞咽解剖结构的手术,如修复性功能手术、赝复康复治疗;③改善气道防护的手术,如气管切开术、声门闭合手术、喉关闭术、喉气管转向或分离术、喉全切除术;④降低吞咽阻力的手术,如环咽肌切断术、抗返流手术治疗食管狭窄、改善贲门失弛缓症吞咽困难的手术。

(4)食物的选择与调配:①吞咽障碍食物分级;②食物调配;③直接摄食训练。

(5)康复护理:①口腔护理;②人工管道的护理;③照顾者的护理教育及培训。

(6)营养支持治疗:①营养风险筛查和营养状况评估;②吞咽障碍患者的营养目标和途径;③吞咽障碍患者营养管理流程。

四、假肢与矫形器配置

假肢和矫形器是用以代替丧失肢体部分功能,以弥补身体外观缺陷的装置,同时也可用于矫治某些疾病。随着工程学、生物力学、材料学等学科的发展,现已形成独立的学科。

假肢指用工程技术的手段和方法,为弥补截肢者或肢体不完全缺损的肢体而专门设计和制作装配的人工假体,又称"义肢"。其主要作用是代替失去肢体的部分功能,使截肢者恢复一定的生活自理和工作能力。因此,它最主要的适用对象是因疾病、交通事故、工伤事故、运动损伤等原因而截肢者(详见第五章第八节)。假肢可以按结构、功能、装配时间、截肢部位、动力来源以及选用材料来分类,但是最常用的分类方法是按截肢部位来分成上肢假肢和下肢假肢。

矫形器(orthotic devices/orthoses),又称辅助器,是用于人体某些部位的矫形和防止畸形发展,治疗肌肉骨骼、神经系统等涉及人体运动的器械。矫形器和假肢同样是矫形外科疾病康复医疗中不可或缺的组成部分。假肢主要用于截肢者,起"代偿"作用。矫形器主要用于功能障碍者,起"辅助治疗"作用,可提高功能或恢复活动能力。矫形器处方应基于对疾病的诊断、解剖和最优的临床结果,主要包括稳定与支持、固定与矫正、保护与免荷、代偿与助动等功能。根据使用场景可分为静态矫形器(主要为休息及体位和持续性牵伸)和动态矫形器(即可动式矫形器)。矫形器处方应注明目的、要求、品种、材料、固定范围、体位、作用力的分布、使用时间等。装配前应给予增强肌力、改善关节活动范围、提高协调能力,为使用矫形器创造条件。矫形器制作包括设计、测量、绘图、取模、制造、装配程序。矫形器正式使用前,要进行试穿(初检),矫形治疗师还应教会患者如何穿脱矫形器,如何穿上矫形器进行一些功能活动,评估是否已达到预期的目的和效果,了解使用感受。终检合格后方可正式交付使用。需长期使用矫形器者,应每3个月或半年随访一次,及时修改、调整。

五、精神康复与心理治疗

(一)精神康复

精神障碍是大脑功能活动发生紊乱导致认知、情感、行为和意志等精神活动不同程度障碍的总称。根据英国健康教育机构的定义,精神健康为能让个体克服痛苦、失落、悲伤等负面影响的情感和心理顺应力,是自身和他人尊严与价值的最基本信念。康复治疗在精神康复中的主要目的是协助、训练及支持精神功能障碍者恢复生活、工作和信心,参与有意义的活动以及积极的适应和融入生活环境,从而回归家庭和社会。

1.康复评估

评估的方式包括观察法、面谈法、日常生活活动与职业技能评估法、精神功能的量表评估法。

(1)观察法:全身状态观察,如外观、表情、神色、说话方式、行为、姿势和身体反应等;行为观察,如日常生活活动、人际关系、小组内的行动、社会资源的利用和交流能力等;活动观察,通过与精神疾病患者直接接触,执行给定的作业活动,通过观察作业活动和最后的成果来判断患者的情况。

(2)面谈法:可通过结构化、半结构化和非结构化三种形式实施,一般包括向患者提供信息,包括治疗会采取什么方式、解决什么问题和面谈的目的等;了解患者对自身状态的考虑、对自己将来的打算和最想解决的问题以及想了解的内容。

(3)日常生活活动及职业技能评估:包括非标准化及标准化地评估患者的日常生活活动

及职业技能中的躯体、社会心理及认知知觉功能状况。

（4）精神功能的量表：包括精神症状评估法如简易精神症状评估量表、阳性症状评估量表、阴性症状评估量表，社会生活能力评估如精神障碍者社会生活评估量表，躁狂症状严重程度如 Beth-Rafaelsen 躁狂量表，抑郁焦虑症状如可选择汉密尔顿抑郁量表或汉密尔顿焦虑量表等。

2.康复治疗

精神障碍的康复治疗目标包括减轻功能障碍和预防二次障碍，恢复期为患者提供向现实的转移，包括快乐体验和兴趣扩展的基本功能的恢复和改善、环境适应性的指导、回归社会的支援、环境调整等。

（二）心理治疗与康复

社会心理因素和环境的相互作用影响着个体的心理发展。社会心理因素各式各样，正如各式各样的内外环境一样影响着一个人的心理活动。社会心理因素包括患者的既往状态或精神疾病、人格特点、应对方式、防御机制和对残疾的情绪反应等，还包括患者的信仰、价值观、周围环境、调节能力、认知状况、动机、家庭、社会支持系统、生活角色、教育水平等。

患者心理问题康复目标：①减少病理学的影响，增加患者、家属和护理者对疾病、预后和照护计划的知识，增强疾病管理，监测康复过程中的变化，降低继发损伤和复发的风险，降低照顾强度；②改善认知功能、改善沟通及积极参加康复治疗；③提高日常生活活动能力、提高解决问题和决策的能力；④改善承担/恢复自我保健和家庭管理的能力、参加工作、社区休闲活动的能力；⑤提高幸福感、降低压力和（或）改善对压力管理的能力、提高洞察力、自信心和自我管理能力，使认识并运用社区资源的能力得到改善。

六、人工智能与辅助设备的临床应用

（一）人工智能康复应用

人工智能（artificial intelligence，AI）是计算机科学的一个分支，它试图解析智能的实质，并生产出一种新的能以人类智能相似的方式做出反应的智能机器，该领域的研究包括机器人、语言识别、图像识别、自然语言处理和专家系统等。

在康复医学的科研和评定技术方面，AI不仅可以依据大数据预测评估健康风险，还可以帮助医师为患者做更好的个性化临床决策。而在治疗方面，康复机器人能将治疗师从重复性的体力劳动中解放出来，如智能可穿戴设备可以实现康复训练监控和数据采集等。

（二）辅助设备与环境控制

"辅助技术"一词出现于20世纪80年代后期，被用于描述帮助功能障碍患者（残疾人）行走、进食和视物的工具，或是帮助其完成和参与日常活动的工具。辅助技术是"用于提高或改善残疾人功能的任何物品、设备或产品系统，无论是货架商品改良的，还是针对用户定制的"。同时，它也被定义为"任何直接用来帮助残疾人选择、获得或使用一种辅助技术设备的服务"。辅助设备能增强人体的功能,但其应用与需求随着个体的成熟和生活角色的不同而发生变化,因此医师的选择才最重要。

1.人–技术交互

人–技术交互常借助于拨号、键盘或操作杆等形式,而这需要精细的运动控制、正常的听觉和视觉。为了帮助具有功能障碍的个体通过不完备的功能与设备进行交互,市面上派生出不同的辅助技术设备。

2.辅助设备分类

(1)交流障碍辅助设备:能够满足不同类型言语和语言功能障碍者需求的辅助技术设备,被称为增强交替交流设备,它包括图片或字母板等低技术系统以及自由度更高的合成语音输出系统。

(2)移动障碍辅助设备:这类技术旨在帮助残障人士弥补运动技能缺失,如拓展键盘、头戴式鼠标、拐杖以及轮椅等。

(3)人体工程学和预防继发损伤的辅助技术:很多人体工程学的辅助器具能为重复性劳损患者提供有效的解决方法。而日常生活电子辅助设备,亦称为环境控制单元,可使几乎任何在所处环境中受到限制的人受益,如语音操控系统。

(4)听觉障碍辅助技术:根据听觉障碍患者的严重程度,可采用听觉辅助、耳蜗植入物、或计算机辅助实时翻译等技术。

(5)视觉障碍辅助技术:最简单的是手持放大镜、大号字体或者有声指引等,也有高级的语音合成反馈设备或利用电子感应的环境适应技术。

(6)认知/学习障碍的辅助技术:目前专为智力障碍患者研发的产品很少,多在人工智能领域。

3.临床适配原则

选择辅助设备时应当基于残疾者的需求与个人喜好,考虑患者的功能改善、生活参与、使用和维护设备的难易程度以及重量等方面因素,以确保辅助设备不会遭到弃用。

人工智能和辅助设备有赖于主流技术、云系统和"物联网"的飞速发展,更多的医师、康复治疗师开始思考应该在何时何地以何种方式提供治疗手段,并让患者和家属更好地参与康复过程中。未来辅助技术产品将更好地满足残疾人士的需要。

(王于领)

第五节　康复医疗的质量管理和结局评价

一、背　景

卫生与健康关系人民群众最直接、最现实的利益。根据世界卫生组织（WHO）的定义，高质量医疗服务是指能为患者提供最佳的医疗结局，高效合理地利用资源，达到较高的患者满意度和较好的健康状况，从而实现最优的卫生保健服务。

从20世纪80年代开始，医疗服务由强调服务数量的服务付费模式（fee-for-services model）迈入了"评估和问责制时代（era of assessment and accountability）"，医疗服务更为注重服务质量。20世纪80年代中期，人们就开始尝试实施康复服务质量管理，尽管取得一些进展，然而整体康复服务质量水平与人们的期待仍有着不小的差距，而且康复服务的供给和结局差异性很大。2008年《残疾人权利公约》开始生效。2011年，世界卫生组织（WHO）和世界银行（IBRD）发布第一份《世界残疾报告》中强烈呼吁提高康复服务质量，为有康复需要的患者提供充足的康复服务，呼吁卫生行政部门为康复服务制定标准。不少国家和地区出台了相应的政策和措施，以推进康复医疗的质量管理。但直到2017年11月1日，国家级康复医学专业医疗质量管理与控制中心才开始正式成立。2022年5月27日，国家卫健委发布了《康复医学专业医疗质量控制指标（2022年版）》，建立了康复医学专业质控的"国家指标"。

二、康复医疗的质量管理框架

要推进和完善康复医疗质量管理，就必须先建立一个全面的康复服务质量框架。Jesus在美国康复医学会官方期刊 *Archives of Physical Medicine and Rehabilitation* 发表了一个针对急性后期照护（post-acute care, PAC）康复质量的框架（见图2-5-1），此框架基于

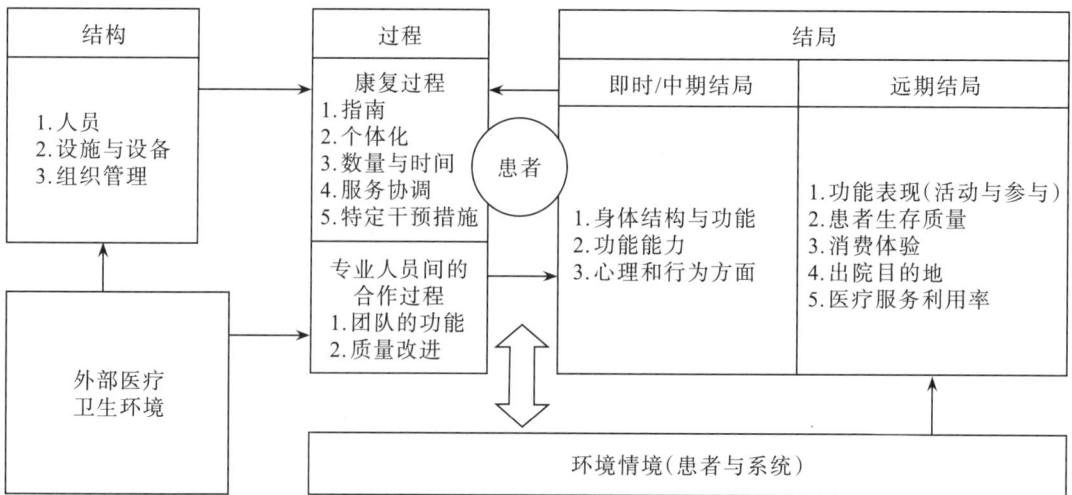

图2-5-1　PAC康复质量框架

Donabedian 的结构-过程-结局模型,并纳入了以国际功能、残疾和健康分类(ICF)为基础的功能结局,基于以患者为中心的康复理念,阐明了与康复医疗质量相关的各种要素。此框架虽然是针对 PAC 康复,但整体框架结构和质量组成要素完全适用于其他形式和疾病的康复,只是要针对特定康复的特征做出相应调整即可。

(一)结　构

医疗结构是指能够保障最优医疗过程的相对稳定条件。理论和实践的证据都表明医疗结构主要通过过程来影响结局,相关的结构属性包括以下几个方面。

1.人　员

除了执业证书,康复人员是否称职还取决于他们的能力,包括技术能力、人际交往能力、团队合作能力和改进能力。此外,团队的领导还需具有协调团队运作以及改进运作流程的能力。

2.设施与设备

康复过程和结局受益于先进的设施和设备,包括远程康复技术、可穿戴设备、信息化的管理软件和数据库等。

3.组织管理

组织管理是康复质量的重要影响因素,常见的组织管理措施包括高质量医疗服务的奖励政策、领导对质量改善的承诺、对高质量基础设施的持续投资等等。另一方面,组织管理以及医疗结构和康复过程的其他要素又会受到外部医疗环境的影响,包括法规、财政激励、价格补偿机制、针对专业能力提升的教育、医疗质量评测标准的制定、评测能力、风险调整模型、最优康复过程和医疗结构等方面的研究证据等。

4.环境情景

患者的环境情景或多或少会对质量框架中的所有结局产生影响。有些会影响康复过程,如康复服务保险、非正式护理人员的可用性等;有些会因康复过程本身而改变,如辅助技术在环境结构和个人能力之间起中介作用,并且可以改变这种关系的任何一方。因此,患者的环境情景可以成为康复医疗的目标,有助于取得更好的效果。

5.以患者为中心

康复质量框架的构建是基于"以患者为中心"的理念,康复服务的最终目标是提供最佳的康复结局,整个康复服务过程均需回应患者的需求、考虑个体因素等。患者在康复服务质量方面发挥着积极作用,一方面可以积极参与康复过程,进而影响康复结局;另一方面还可以积极参与质量评测和改善活动。

(二)过　程

过程是指对患者康复结局产生影响的医务人员行为,包括直接的针对患者的康复过程以及起间接作用的专业人员间合作过程。

1.康复过程

在康复医疗过程中,与质量有关的因素包括临床指南、个体化、数量和时间、服务的协调性、特定的干预措施。

(1)临床指南:指人们根据特定的临床情况,系统制定出的帮助临床医生和患者做出恰当处理的指导意见或者分级推荐意见,通常以对证据的系统性综述或者专家共识的形式呈现。

(2)个体化:尽管应该依据临床指南指导临床实践,但在康复方案的制定和实施过程中需注重个体化的原则。但高度个体化的需求使得仅仅通过指南依从性措施来评价康复医疗质量的有效性大大降低。

(3)数量和时间:干预开始时间、及时性、频率、强度和持续时间等越来越被认为是康复的重要方面。

(4)服务的协调性:指为患者提供技术服务和人际信息的相关医疗服务部门之间的协同。

(5)特定的干预措施:可采用系统性的方法将特定的康复干预分为运动疗法、适应性技术和辅助设施、物理因子疗法、支具和矫形器以及教育等。

2.专业人员间的合作过程

(1)团队功能:指康复团队如何在内部进行跨学科协作和互助的行动,以实现医疗服务的协调和最佳的患者结局。团队功能包括精心组织的医疗计划和成员之间的信息共享。

(2)质量改进:质量改进活动从系统地监测康复机构的绩效开始,将其现有的结局、过程或结构指标与标准值和同行评价结果进行比较,继而明确下一步的实施方案,并定期观察其对结局的影响。

(三)结 局

结局是指医疗服务产生的积极影响。考虑到PAC康复的特点,框架中的康复结局应包括即时和中期结局、远期结局两部分,后者是最直接影响康复医疗过程的结局。

1.即时和中期结局

(1)身体结构与功能:如运动、认知、膀胱和肠道功能的改善是康复的即时结局。

(2)功能能力(functional capacity):是康复中期结局。身体结构与功能分别反映了这种功能能力的解剖学和生理学基础。

(3)心理与行为学方面:社会心理和行为结局也会对长远康复结局产生影响,包括自我效能、应对反应等。

2.远期结局

(1)功能表现(活动与参与):个体在自己的环境中执行日常生活任务(活动)和履行社会角色(参与)的程度。

(2)患者健康相关生活质量(health-related quality of life,HRQOL):涵盖了功能表现之外影响生活质量的领域,包括症状(如疼痛、疲劳)和心理社会维度(如心理健康、主观幸福感、生活满意度)。

(3)消费者体验:是医疗服务中少数践行"以患者为中心"的直接措施之一。

(4)出院目的地:患者最终的出院地点是一个重要的远期结局,回家对患者及其家庭具有重要意义。康复服务可以通过功能恢复的程度或对环境的适应度来影响出院目的地。

（5）医疗服务的利用率：体现了康复的质量和价值（即成本效益）。例如，功能恢复或并发症的有效预防（如吸入性肺炎、压疮、跌倒预防）可改善患者的健康状况，同时减少住院时间、再次住院或后续医疗。

三、康复医疗质量管理方案

（一）我国的康复医疗质量管理尚处于初级阶段

虽然国家卫生和计划生育委员会令（第10号）发布了《医疗质量管理办法》，并在2016年11月1日起施行，但直至2019年，国家启动三级公立医院绩效考核工作，绩效考核指标体系、标准化支撑体系、国家级和省级绩效考核信息系统初步建立，并初步建立绩效考核结果运用机制，才确立了医疗质量管理的国家标准。到2020年，我国已基本建立较为完善的三级公立医院绩效考核体系，三级公立医院功能定位进一步落实，内部管理更加规范，医疗服务整体效率有效提升，分级诊疗制度更加完善。三级公立医院绩效考核指标体系由医疗质量、运营效率、持续发展、满意度评价等4个方面的指标构成。通过医疗质量控制、合理用药、检查检验同质化等指标，考核医院医疗质量和医疗安全。通过代表性的单病种质量控制指标，考核医院重点病种、关键技术的医疗质量和医疗安全情况。通过预约诊疗、门急诊服务、患者等待时间等指标，考核医院改善医疗服务效果。

但医院级别的医疗质量管理于康复医疗质量管理尚有一段距离。自国家级康复医学专业医疗质量管理与控制中心正式成立，结合国家三级公立医院绩效考核工作，经过了5年的发展，方才建立了康复医学专业质控的"国家指标"。质控指标体系是医疗质量管理与控制体系的重要组成部分。构建科学、规范的医疗质控指标体系对加强科学化、精细化医疗质量管理，促进医疗质量持续改进具有重要意义。针对相关要素进行测评，可使康复医疗质量管理变得更可量化、更透明，这些量化的指标可用于基准的制定和机构间的比较，有利于提升服务质量和进行内部质量管理。然而，可靠且有效的工具是准确测评康复医疗质量的关键，目前这方面可借鉴的经验尚不多。

2022年版国家质控指标要求各级各类医疗机构要结合自身实际情况，充分利用各项质控指标和各种医疗质量管理工具开展自我管理，指标包括康复医学科床位资源配置情况，康复医师、护士及治疗师的资源配置情况，脑卒中、脊髓损伤、髋膝关节置换术后早期康复介入率，康复治疗后患者功能改善情况，康复评定率，并监测住院患者静脉输液使用率，以及并发症和不良事件发生率、预防实施率。同时，要求不断提升医疗质量管理的科学化、精细化、规范化水平，保障医疗安全，并按要求做好相关指标信息的上报工作。与2021年相比，更突出了指导性，在相关内容上只做了指导与说明，没有给出硬性的指标与规定。更新了资源配比方法及具体的计算方法，同时针对脑卒中、脊髓损伤和髋、膝关节置换术后患者早期康复的介入率、介入时间做了相关说明；针对脑卒中患者的运动功能、言语功能、吞咽功能评定率，脊髓损伤患者的神经功能评定率，髋、膝关节置换术后患者评定率的计算公式及相关评定项目做了相关说明;对住院患者静脉输液使用率、并发症和不良事件发生率及预防实施率做了相关说明。

(二)德国的康复医疗质量管理方案可资借鉴

德国法定养老金保险计划从 20 世纪 90 年代开始就制定了住院康复医疗的质量保证方案,经过 20 多年的发展,形成了较完善的康复医疗质量管理方案。不仅如此,质量保证措施已扩展至儿童和青少年康复、精神障碍/药物滥用的康复、门诊康复以及职业康复,非常有借鉴意义。如图 2-5-2 所示,此方案采用治疗服务分类、康复干预标准、患者调查、同行评议、康复设施结构调查等方法和措施对康复医疗的结构、过程和结局质量进行评测。

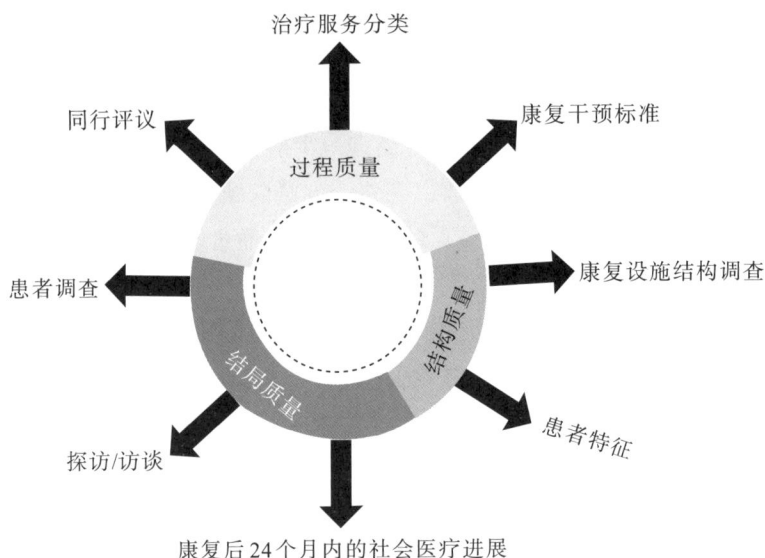

图 2-5-2　德国法定养老金保险计划采用的康复医疗质量管理方案

1.治疗服务分类

德国法定养老保险于 1997 年引入了治疗服务分类(klassifikation therapeutischer leistungen,KTL)体系,并分别在 2007 年和 2014 年进行了二次更新和修订。根据要求,所有康复机构在出院报告中使用 KTL-Codes15 记录患者在医疗康复期间接受的所有治疗服务,这些报告包含患者康复干预的所有信息。KTL 体系在个人和机构层面促进了所提供服务的透明度,是康复质量管理的重要组成部分。生成的数据库可用于不同康复机构之间治疗服务的比较分析以及同一机构在不同时期的自我比较。此外,该体系也用于康复干预标准在机构层面上遵守情况的分析。康复机构收到年度反馈报告,了解其在康复管理方面存在的缺陷,并对其执行及改善情况进行监测。

2.康复干预标准

针对循证治疗的"康复干预标准"主要是为了减少不同康复机构提供康复服务的显著差异。这些标准不符合临床指南的特点,因为它们不针对单个病例,而是侧重于机构层面,为各种疾病的康复干预制定标准。标准的制定是基于对现有文献和康复实践的分析以及对专家意见和不同康复机构可用资源的考虑。通过 KTL 体系,可以监控每个机构标准的执行情况。

干预的标准公布在德国法定养老保险计划的网站上(www.reha-qs-drv.de),目前包括很多疾病的干预标准,如酒精依赖、慢性背痛、膝关节和髋关节置换术、抑郁症、乳腺癌、脑血管意外、冠心病和 2 型糖尿病。此外,还包括儿童和青少年哮喘、支气管、肥胖和神经性皮炎的标准。这些标准会在文献综述、KTL 数据分析、专家与患者经验整合的基础上定期进行更新。有证据表明,干预标准的实施可以降低康复机构之间在诸如心脏和肌肉骨骼康复干预措施方面的差异水平。

3. 患者调查

从 1997 年开始,患者调查就作为常规用于康复医疗质量管理。涵盖多方面的调查问卷记录了患者对康复过程、结构以及健康效果的满意程度。目前已经开发了多种版本的问卷,并不断更新,此外还有专门用于儿童和青少年的问卷。为开展患者调查,每个月都会随机从每个德国法定养老金保险计划监管的康复机构抽取 20 名出院 8～12 周的患者。无论是患者本人还是公众都无法直接获取调查数据,康复机构会得到与同类型机构相比较的、经病例组合调整的结果反馈。除了质量报告外,调查结果还定期汇总公布。

4. 同行评议

德国法定养老保险计划于 1999 年引入了同行评议以评价和改善门诊和住院康复过程的质量,并已经汇编了针对躯体和心身疾病康复过程质量的评估手册。匿名的出院报告和治疗计划由受过专业培训的同行进行评估,严格选择同一专业领域的同行进行评议是为了确保足够的专业性。有证据表明同行评议制度的实施很大程度上使得过程质量得到改善。

5. 康复设施结构调查

德国法定养老保险计划罗列了结构质量的相关特征,包括人力资源、基础设施、医疗和技术设备、干预措施等的要求,这些特征与康复机构的一般特征(如治疗师人数)和疾病相关信息(医务人员的资格等)不同。结构调查在全国范围内采用问卷形式进行评测,有不同的版本分别针对门诊和住院康复患者、身体/身心疾患或成瘾性疾患患者、成年或儿童/青少年。

6. 康复服务质量保证的其他措施

康复服务质量保证的实现需要有相应的措施保障。首先需要整合不同来源的信息对康复机构进行更全面的评价,德国法定养老金保险计划的专家会不定期对康复机构进行了访问,与患者、工作人员和管理人员进行对话,观察设施的结构和过程,这样有利于对现有的质量评估工具进行补充和完善。每个机构在访问结束一段时间后,以及在人力短缺或投诉等特殊情况下都会被访问。其次,对管理数据的分析有助于了解很多质量检测指标的情况。例如,康复出院 24 个月后对患者进行社会-医学变化的随访涉及很多非常重要的结局参数,如重返工作,表明康复成功。此外,要了解流行病学的状况,需定期监测患者的特征。

四、康复医疗结局评价

对医疗过程(例如指南的遵从)及其支持性的结构(例如人员配备)的评价可以发现在医

疗质量管理中的不足之处,对结局进行评价则可以揭示是否取得以及取得了什么成效,康复医疗服务的目标是改善患者的功能,因此有必要对相关的功能结局进行评价,也有大量的文献支持结局评价在质量管理方面的作用。

实际工作中,临床结局评价常通过定性或定量方法进行。在康复医疗中,功能结局可以在身体功能与结构、活动以及参与等三个层次上进行评估,干预措施可以在其中一个或多个水平上进行调整。由于每个功能水平之间没有明确的线性因果关系,因此不能保证成功影响一个功能水平的康复干预也会影响另一个功能水平。此外,结局评价要准确反映医疗服务的状况,需尽可能减少患者环境和偏好等因素的影响。所以,选择适宜的结局评估工具至关重要,工具的选择与患者的健康和功能状况等密切相关,表2-5-1所示为康复医疗中常用的康复结局评估工具。

表2-5-1　常见康复医疗结局评估工具

项目	指标与描述	ICF 层次
住院康复	功能独立性评价(FIM):评估自我照料、移动、肠道和膀胱管理、认知、语言和社会交往	活动/参与
脑损伤	社区融入问卷:评价家庭和社会融入和生产活动 Ashworth 评分/改良 Ashworth 评分:评估痉挛,可用于评估对药物的反应	活动/参与 身体功能/结构
脊髓损伤	脊髓损伤独立性评定:评价自我照顾、呼吸和括约肌管理,活动能力 脊髓损伤功能步行量表:观察步态评估评价步态参数,辅助设备的使用和时间距离	身体功能/结构、活动/参与 活动/参与
肌肉骨骼疾病/疼痛	健康状况调查问卷简表(SF-36):身体和心理部分 疼痛数字评分量表	活动/参与 身体功能/结构
儿童康复	WeeFIM:儿童功能独立性评定量表 格拉斯哥结果量表儿童版(GOS-E Peds):用于儿童外伤性脑损伤中评价意识、室内外独立性、学校、社会和休闲活动、家庭与友情、重返正常生活	活动/参与 身体功能/结构、活动/参与
中风	Rivermead 活动指数:运动障碍程度和治疗进展情况 四方台阶试验:评价动态平衡	活动/参与 活动/参与
截肢/肢体残缺	10米步行试验:测量设定距离的时间 Medicare 功能分级(K 级)Medicare K Levels:估计功能性障碍及何种假肢最合适	活动/参与 活动/参与
肺康复	圣乔治呼吸问卷:关注肺症状、活动以及疾病对日常生活的影响 2/6分钟步行试验:测量耐力	身体功能/结构、活动/参与 活动/参与
脊柱	Oswestry 功能障碍指数:关注脊柱患者常见功能性障碍	活动/参与

为决定采用何种结局评价所需问的重要问题

· 我感兴趣的结局是什么？此结局对什么人很重要？

· 干预具体针对哪一层次的功能(身体功能和结构、活动和参与)？

· 使用此结局评价评估谁(单一患者还是患者群)？

· 此结局评价使用是针对什么(一个医院,一个方案,一个提供者)？

· 挑选的潜在评估方法的可靠性？

· 挑选的潜在评估方法的可重复性？

· 结局评价是否对变化敏感？是否有天花板效应？

· 潜在的评估选择是否有可行性？

· 结局评价是患者报告还是医生评测？

· 除了干预,是否有其他因素影响结局？在统计分析中,需要多少样本量以控制这些因素？

　　此外,在确定评估工具之前,应仔细考虑该工具适用的患者群体,以及该结局多大程度上可归因于干预措施等因素。在临床康复实践中,将单个患者的结局评价指标汇总可为医务工作者和医院提供相关指标的基准值,有助于康复医疗的质量管理。在美国,康复住院患者常采用功能独立性评估(FIM)进行结局评价,患者的FIM结果要提交到统一数据系统(uniform data system,UDS)。UDS则提供报告,详细说明患者的FIM结果变化(出院FIM/入院FIM)和FIM效率(FIM变化/住院时间)、追踪成功出院回家患者的百分比。FIM结果变化和FIM效率可能是更好的结局评估。通过向UDS提交数据,可以按损伤类型、年龄、性别和保险状况进行分层。因此,跟踪整个服务人群的功能结局,通过对数据的种类、性质等方面的规划分层、规模化处理、多维度分析、深入挖掘,获得更多深入的、有价值的信息。通过大数据分析挖掘特点,建立科学模型,再通过模型带入新的数据,从而预测未来的数据。

(倪国新)

第六节 残疾分级与鉴定及残疾人就业

一、概 述

(一)定义与残疾分类

1.定 义

残疾(disability),在中华人民共和国国家标准《残疾人残疾分类和分级》(GB/T 26341—2010)(以下简称"国家残疾标准")"术语和定义"中,是指身体结构、功能的损害及个体活动受限与参与的局限性。2011年WHO在《世界残疾人报告》中定义残疾(功能减弱或丧失)是人类的一种生存状态,几乎每个人在生命的某一阶段都有暂时或永久的损伤,而步入老龄的人将经历不断增加的功能障碍。残疾可以由疾病引发,也可以与疾病无关,即疾病可导致残疾,但残疾不一定就是疾病或者伴有疾病。

残疾人(disabled person),在国家残疾标准的术语和定义中,残疾人是指在精神、生理、人体结构上,某种组织、功能丧失或障碍,全部或部分丧失从事某种活动能力的人。

2.残疾分类

(1)暂时性残疾和永久性残疾:根据功能障碍状态的持续时间以及是否可逆将残疾分为暂时性残疾(temporary disability)和永久性残疾(permanent disability)。前者指短暂的、可逆转的功能障碍,如骨折等;后者指不可逆转的功能活动障碍,如截肢等。

(2)原发性残疾和继发性残疾:根据残疾产生和发展的过程可以分为原发性残疾(primary disability)和继发性残疾(secondary disability)。前者指各种原因直接引起的功能障碍;后者指在原发性疾病或原发性残疾基础上产生的并发症等导致残疾加重或出现新的残疾。

3.职业与职业康复

职业(occupation)是指个人在社会中所从事的作为主要生活来源的工作,是个体在社会上生存与发展的基础。一般意义上的就业是指获得职业,参加工作。

职业康复(vocational rehabilitation,VR)是通过康复的手段帮助身体障碍者或伤病者就业或再就业,促进其参与或重新参与社会。通过实施职业康复服务,如职业指导、职业训练和有选择的安置工作,使精神或躯体残疾者能够有适当职业,平等参与社会生活,享受社会劳动成果。

(二)残疾的社会经济学效应

残疾不仅是医学问题,更是社会问题。在《残疾人权利公约》中特别提出,残疾是一个演变的概念。各种躯体、精神疾病或损伤以及先天异常所致的人体解剖结构、生理功能的异常和(或)丧失,造成机体长期、持续或永久性的身心功能障碍,不同程度影响残疾者的身体活动、日常生活、工作、学习和社会交往活动能力。而对于残疾者而言,功能障碍造成的残疾只是相对的,其受限程度还取决于所处社会和环境状况,即在与他人平等的基础上充分和切实地参与社会的各种态度和环境障碍相互作用。所以,残疾的概念是复杂的,为克服残疾带来的不利情况而采取的各种干预措施也应该是多样的和系统的,并应随着情境的变化而调整。

作为社会中的一个特殊群体,残疾者与身体健全者在就业方式与方向、经济收入、社会地位等方面存在处于弱势地位的倾向,在劳动参与和就业等方面存在多重障碍,甚至无法独立在社会中立足。一项基于残疾人劳动参与特征及其影响因素的研究结果提示,残疾对劳动参与率产生"劳动力丧失效应"和"残疾失业效应"。其中,"劳动力丧失效应"是指残疾人因丧失劳动能力而退出劳动力市场,因而劳动参与率降低。"残疾失业效应"包含未完全丧失劳动能力的残疾人受到用人单位歧视或自身无法胜任工作从而使失业率上升,也受残疾人就业促进政策和失业保障政策的影响,即"就业促进效应"和"失业保障效应"。因此,重视残疾人的职业教育,改善职业结构,加强区域协作,以预防残疾和促进康复来带动就业,对于残疾人的劳动参与具有促进作用。而重视残疾人失业保障,加大失业保障力度,可以改善残疾人的经济状况,提升福利水平,提高社会地位。

二、残疾分级与残疾鉴定

(一)残疾分级

WHO于1980年推荐的"国际残损、残疾与残障分类(ICIDH)"从身体、个体、社会三个层次反映功能损害的程度,是一种对疾病所造成的健康结果进行分类的体系。随着卫生与保健事业的发展,对于残损及其所致的社会生活变化有了更新的认识,1996年WHO建立了新的残疾分类体系,即"国际残损、活动和参与分类"体系,为保持与ICIDH的延续性,简称为ICIDH-2。2001年,在第54届世界卫生大会上通过决议改名为《国际功能、残疾和健康分类》(ICF)并在全球推广。其中,"功能"是包含身体功能和身体结构(body functions and structure)及活动(activity)和参与(participation)的概括性术语。"残疾"是指在身体功能和身体结构上有障碍、活动受限和参与受限。功能与健康状况(包括疾病、障碍和损伤)有关,但是不能简单概括为健康状况导致的结果,而是由健康状况和情境因素(contextual factors)即环境因素(environmental factors)和个体因素(personal factors)交互作用的结果。这种交互作用是动态的和双向的,其中一种成分的变化可影响其他成分(见图1-4-1)。

(二)我国残疾分类与分级

我国国家残疾标准中对残疾进行了明确的分类与分级。

1.分 类

按不同残疾分为视力残疾、听力残疾、言语残疾、肢体残疾、智力残疾、精神残疾、多重残疾。

(1)视力残疾:指各种原因导致双眼视力低下并且不能矫正或双眼视野缩小,以致影响其日常生活和社会参与。视力残疾包括盲及低视力。

(2)听力残疾:指各种原因导致双耳不同程度的永久性听力障碍,听不到或听不清周围环境声及言语声,以致影响其日常生活和社会参与。

（3）言语残疾：指各种原因导致的不同程度的言语障碍，经治疗一年以上不愈或病程超过两年，而不能或难以进行正常的言语交流活动，以致影响其日常生活和社会参与。

（4）肢体残疾：指人体运动系统的结构、功能损伤造成的四肢残缺或四肢、躯干麻痹（瘫痪）、畸形等导致人体运动功能不同程度丧失以及活动受限或参与的局限。

（6）精神残疾：指各类精神障碍持续一年以上未痊愈，由于存在认知、情感和行为障碍，以致影响其日常生活和社会参与。

（7）多重残疾：指同时存在视力残疾、听力残疾、言语残疾、肢体残疾、智力残疾、精神残疾中的两种或两种以上残疾。

2.分级

各类残疾按程度分为四级。残疾一级为极重度，残疾二级为重度，残疾三级为中度，残疾四级为轻度。

（1）视力残疾：按视力和视野状态分级，其中盲分为视力残疾一级和二级，低视力分为视力残疾三级和四级。

（2）听力残疾：按平均听力损失及听觉系统的结构、功能、活动和参与、环境和支持等因素分级（不佩戴助听放大装置），分为听力残疾一级～四级。

（3）言语残疾：按各种言语残疾不同类型的口语表现和程度，脑和发音器官的结构、功能、活动和参与、环境和支持等因素分为言语残疾一级～四级。

（4）肢体残疾：按人体运动功能丧失、活动受限、参与局限的程度分级（不佩戴假肢、矫形器及其他辅助器具），分为肢体残疾一级～四级。

（5）智力残疾：按0～6岁和7岁及以上两个年龄段发育商、智商和适应行为分级，分为智力残疾一级～四级。

（6）精神残疾：18岁及以上的精神障碍患者依据WHO-DAS Ⅱ分值和适应行为表现分级，18岁以下精神障碍患者依据适应行为的表现分级，分为精神残疾一级～四级。

（7）多重残疾：按所属残疾中残疾程度最重类别的分级确定残疾等级。

（三）残疾鉴定

在《中华人民共和国残疾人证管理办法》中明确，中国残联和国家卫生计生委按照职责分工共同指导省、市、县级残联、卫生计生委做好残疾评定、残疾人证核发管理等工作。各地以省（自治区、直辖市）为单位，由卫生计生委、残联等共同下文，指定本地区具备残疾评定资质的医院或专业机构，报中国残联备案。县级残联负责残疾人证的申办受理、核发管理等工作。县级残联按照省级卫生计生委和残联指定的医院或专业机构做出的残疾类别和残疾等级评定结论，核发残疾人证，并负责办证原始档案管理。省级残联、地市级残联做好残疾人证核发、使用、管理等工作的指导和监督检查。省级残联和卫生计生委成立残疾评定专家委员会，负责受理残疾评定争议。残疾类别或残疾等级发生变化的，本人提出申请，经残联批准同意，可到指定机构重新进行残疾评定。

中华人民共和国残疾人证（简称残疾人证）是认定残疾人及其残疾类别、残疾等级的合法凭证,是残疾人依法享有国家和地方政府优惠政策的重要依据。残疾评定遵循国家残疾标准。残疾人证坚持申领自愿、属地管理原则。凡符合残疾标准的视力、听力、言语、肢体、智力、精神及多重残疾人均可申领残疾人证。残疾人证由中国残疾人联合会统一印制,全国统一编码,由地方残联负责发放和管理。

三、残疾人的职业康复

残疾人事业是中国特色社会主义事业的重要组成部分。就业是民生之本,解决残疾人就业问题有着重要的社会经济学意义。为维护残疾人合法权益,在《中华人民共和国残疾人保障法》中规定"国家实行按比例安排残疾人就业制度。国家机关、社会团体、企业事业单位、民办非企业单位应当按照规定的比例安排残疾人就业,并为其选择适当的工种和岗位";同时,"国家鼓励和扶持残疾人自主择业、自主创业"。在《残疾人就业条例》中也明确了建立保障制度是在保障残疾人基本物质生活需要的基础上,同时为残疾人在生活、工作、教育、医疗和康复等方面提供设施和服务。

职业康复主要是通过职业能力评估,确定影响残疾者职业能力的因素、就业潜能及工作限制因素,据此制定合适的职业训练计划(包括介入类型、方法及训练的目标等)并实施,实现稳定就业的目标。根据残疾者的功能障碍(如躯体类、精神类)的特点,职业评估与训练的侧重点有所不同。

(一)职业评估

针对残疾人的职业评估(vocational assessment)是一个系统、客观的评估过程,主要包括职业能力、工作分析、工作模拟、学习特性与喜好、职业兴趣与职业性向、工作技能、工作人格及工作调适能力等;同时还要结合其家庭、用人单位需求及社会层面的因素,是"人与工作进行匹配"的过程。

1.职业能力评估

职业能力评估不是一个单一的评估过程,而是一个发展的过程,其中可以融合部分训练的内容,以精确地评估残疾者能否适应特定工作的要求,确定影响职业的因素等。

2.工作分析评估

工作分析是指观察和描述工作任务和特定工作状态的一个系统过程,根据身体功能、工作范畴、机器/工具、物料和产品、才智和性格特征之间的关系,系统地对一份工作进行分析,找出组成工作的各个细节(job tasks)以及需要的相关知识、技巧和完成工作任务所需的能力,明确特定工作的主要要求并与个人能力进行配对;通过分解特定的工作任务,确定人体功效方面(如工作方法、工作场所设置、工具使用或设备等)的问题及原因,分析需要做出的改变,以使残疾者更加安全及有效率的参与工作。

3.工作模拟评估

工作模拟评估主要是模仿实际的工作任务,以评估残疾人在模拟未来工作状况和要求下的实际表现。

4.学习特性与喜好评估

分析残疾人的受教育程度及学习表现、爱好及专长等,可使用成就测试进行评估。

5.职业兴趣及职业性向评估

常用霍兰德职业兴趣量表、职业性向测试量表进行评估,了解其职业兴趣倾向,匹配人格与职业,为选择适合的专业和职业发展方向提供参考和指导。

6.工作技能评估

通过工作技能评估分析残疾人工作准备的能力,包括了解自己、了解工作的意义、选择工作、设定工作目标及制定计划以及寻找工作的技巧(如何写简历及工作申请表、如何进行面谈)等。

7.工作人格及工作调适能力评估

一般使用比克工作调整与适应量表(Becker work adjustment profile)来评估残疾人的基本工作习惯与行为、人际关系、认知能力及执行工作的能力。

(二)职业训练

职业训练(vocational training)是根据职业评估结果设定职业训练目标,促进安全工作和职业功能最大化,协助残疾者获得工作角色,提升自信心和自尊心的一项训练。包括工作强化训练(work hardening)、工作模拟训练、职业技能培训等。

1.工作强化训练

工作强化训练是为残疾人特别设计的一种康复服务,用以增强其心理、生理及情感上的耐受程度,提升工作耐力、生产及就业能力,增进对工作角色的认同感,增强保持正确姿势及安全工作习惯的能力,通过运用人体工效学原理对工具或职务进行调整及再设计,工作简化来增强工作能力及职业安全,从而实现安全地从事一份符合其能力的工作。进行工作强化训练前需详细查阅残疾者的病历记录,使用简单、可靠及有效的筛选工具,确保其身体状况适合所接受的体力训练。工作强化训练应尽量模仿残疾者目标岗位的工作场所、职责、频率、强度及时间,根据训练时的最大力量、最快心率及最高血压等临床指标,结合其主观困难度、主观疲劳度及是否愿意继续及加快训练进展等感受反馈,随时调整训练强度和难度,循序渐进,以确保达到最佳训练效果。

2.工作模拟训练

工作模拟训练是残疾者从治疗阶段到工作岗位的过渡,依据工作分析的结果来设计,通过一系列的仿真性或真实性的工作环境和需求来实施。常用模拟工具包括模拟工作站、工作样本(work samples)、计算机或自动化的工作模拟器、工具模拟使用训练等。

3.职业技能培训

职业技能培训是结合职业发展与社会经济发展需要,根据残疾者的职业要求、职业能力确定培训内容,以开发残疾者职业潜能和促进就业为导向,通过职业知识与实际技能培养与训练,使其掌握必要的职业技能,建立工作信心,提高就业意愿,增强就业技能与实际工作能力,促进获得职业及职业发展并尽快融入社会的有效措施和方法。培训内容包括职业教育、一般性技能培训、专业技能培训、职业行为培训、庇护工厂培训以及获取职业资格的培训等。

（三）工伤预防

开展工伤预防是从源头上减少和避免工伤事故以及职业病的隐患,也是巩固康复成效,体现职业康复价值的必要措施。工伤预防包括工伤预防管理、工伤预防培训和宣传以及工伤预防干预技术等手段,通过改善和创造有利于安全、健康的工作条件,减少工伤事故以及职业病的隐患,保护劳动者在劳动过程中的安全与健康。人社部等八部门印发《工伤预防五年行动计划（2021—2025年）》中体现出三大特点:①提出了预防优先的理念,更加注重事前预防;②建立了大预防的工作格局,更加注重齐抓共管;③突出了重点行业重点企业重点人员,更加注重关键少数。

1.工伤预防管理

主要是采用经济、行政等手段。我国目前主要是通过调节工伤保险费率机制、使用工伤保险基金等开展工伤预防管理工作。

2.工伤预防培训和宣传

通过工伤预防培训和宣传,改善和创造有利于健康的、安全的生产环境和工作条件,保护劳动者在生产、工作环境中的安全和健康,是提高工伤预防意识,增强工伤预防能力,减少和避免工伤事故以及职业病发生的重要措施。

3.工伤预防干预技术

主要包括人体工效学危险因素管理技术、体力操作安全技术、工作安全防护设备的使用及教育等。

四、残疾人就业

残疾人就业不仅关乎残疾人的生活与价值,也与国家的经济、社会的发展有密切的联系。建立残疾人就业保护机制,提供最大化的社会保护,合理解决就业问题,有利于社会的稳定发展和促进社会公平公正。为了促进残疾人就业,保障其劳动权利,《残疾人就业条例》中明确中国残疾人联合会及其地方组织所属的残疾人就业服务机构应当免费为残疾人就业提供下列服务:①发布残疾人就业信息;②组织开展残疾人职业培训;③为残疾人提供职业心理咨询、职业适应评估、职业康复训练、求职定向指导、职业介绍等服务;④为残疾人自主择业提供必要的帮助;⑤为用人单位安排残疾人就业提供必要的支持。国家鼓励其他就业服务机构为残疾人就业提供免费服务。

残疾人就业包括职业咨询、就业准备计划及工作安置等。

（一）职业咨询

职业咨询的核心是帮助残疾者获得可能的就业机会,以提升自我价值感和自主意识,促进自立,减少依赖。主要包括评估工作及就业潜能、职业辅导、设计工作计划、制定培训计划等,以指导残疾者掌握职业选择技巧、发展求职技巧、寻找工作技巧、工作维持技巧等。

（二）就业安置

职业康复的最终目的是让残疾者能够获得并维持工作,获得持续薪酬。通过开展职业调查与匹配、职位搜寻与获取、面试与沟通训练、职位维持与持续性支持、工作调试等就业安置服务,结合残疾者的能力和就业市场的需求选择最合适的就业模式,如以下三种就业模式。

1.竞争性就业

是指残疾者在竞争性的就业环境中,与非残疾者一起独立工作,而无需大量的就业支持。自主就业也属于竞争性就业。随着计算机和互联网技术飞速发展,创造了越来越多不同于传统的就业形式,很多残疾人在家中实现了就业。

2.支持性就业

是通过为残疾者提供持续的就业支持,使其成为有生产力的工作者,并保持就业。

3.庇护性就业

指因就业能力不足、无法进入竞争性就业,且需长期就业支持的残疾者在保护性的环境中从事简单且重复性高的工作,庇护性工作场所通常包括庇护工场、商店、农场、工作坊等。

(三)我国的残疾人就业政策

为促进残疾人就业,在《中华人民共和国残疾人保障法》和其他有关法律中规定,国家对残疾人就业实行集中就业与分散就业相结合的方针。县级以上人民政府应当将残疾人就业纳入国民经济和社会发展规划,并制定优惠政策和具体扶持保护措施,为其就业创造条件。据中国残疾人联合会《2019年残疾人事业发展统计公报》中的数据,全国城乡持证残疾人就业人数为855.2万人(核减已注销和超年龄段残疾人),其中按比例就业74.9万人,集中就业29.1万人,个体就业64.2万人,公益性岗位就业14.4万人,辅助性就业14.3万人,灵活就业(含社区、居家就业)228.2万人,从事农业种养430.1万人。

为促进残疾人稳定就业和增加收入,国务院颁布了《残疾人就业条例》等一系列的政策法规、条例。在2019年中国残联办公厅关于贯彻落实《职业技能提升行动方案(2019—2021年)》的通知中提到,在2019至2021年,持续开展残疾人职业技能提升行动,开展各类职业技能培训180万人次以上,开展新增培训105万人以上,开展建档立卡贫困残疾人培训45万人次以上,大规模开展以就业为导向的残疾人职业技能培训,开展针对残疾人重点群体的专项职业技能培训,组织开展雇主等培训,提高残疾人岗位技能培训的针对性和有效性。同时,也强调了要完善补贴政策,落实经费保障。要求各地要积极协调政府及其业务主管部门为符合参加职业技能培训、在岗培训、创业培训条件的残疾人申请人力资源社会保障部门职业培训补贴、生活费补贴等。国务院在《中华人民共和国营业税暂行条例》《中华人民共和国增值税暂行条例》《中华人民共和国城乡个体工商业户所得税暂行条例》中也规定了对就业残疾人的免征税政策。

在《残疾人就业保障金征收使用管理办法》中规定保障金是为保障残疾人权益,由未按规定安排残疾人就业的机关、团体、企业、事业单位和民办非企业单位缴纳的资金,明确"残疾人"是指持有《中华人民共和国残疾人证》上注明属于视力残疾、听力残疾、言语残疾、肢体残疾、智力残疾、精神残疾和多重残疾的人员,或者持有《中华人民共和国残疾军人证》(1~8级)的人员。明确保障金主要用于支持残疾人就业和保障残疾人生活。

(闫彦宁)

第三章 神经系统疾病康复

第一节 脑卒中康复

一、概 述

(一)定义与分类

1.定 义

脑卒中(stroke)是西医诊断,又称脑血管意外(cerebral vascular accident,CVA),中医称其为中风。指突然发生的,以局灶性神经功能缺失为特征的急性脑血管疾病,多因脑部血管的突然破裂或因血管阻塞导致血液不能流入大脑而引起脑组织损伤的一组疾病。

2.分 类

脑卒中包括脑梗死/缺血性脑卒中(cerebral infarction/ischemic stroke)、脑出血/出血性脑卒中(intracerebral hemorrhage/hemorrhagic stroke)和蛛网膜下腔出血(subarachnoid hemorrhage)。脑梗死包括脑血栓形成(cerebral thrombosis)、脑栓塞(cerebral embolism)和有神经系统定位症状体征的腔隙性脑梗死(lacunar stroke),不包括短暂性脑缺血发作(transient ischemic attacks,TIA)和无症状性脑梗死。

(二)流行病学

脑卒中具有发病率高、致残(失能)率高、病死率高、复发率高、经济负担高的"五高"特点。每年10月29日是国际脑卒中日(World Stroke Day)。

1.发病率

据WHO统计,全世界每年新发脑卒中1500万例,即每2秒新发1例脑卒中。2016年,全球卒中患病人数为8010万,其中女性4110万,男性3900万;84.4%为缺血性脑卒中。我国国民发生脑卒中的终生风险高达39.3%,其中男性为41.1%,女性为36.7%;城市为719/10万,农村为394/10万;每年有150万~200万新发病例,且以每年8.7%的速度上升;40岁及以上首次发病的平均年龄为60.9~63.4岁;40~74岁居民首次卒中标化发病率平均每年增长

8.3%；40岁及以上居民脑卒中标化患病率由2012年的1.89%上升至2018年的2.32%；推算40岁及以上居民脑卒中现患人数为1318万。

2.病死率

据WHO统计，每6秒就有1例脑卒中死亡。《柳叶刀》（*Lancet*）杂志2019年报告，脑卒中是2016年全球第二大死亡原因（死亡人数550万），仅次于缺血性心脏病；死于卒中的女性人数（260万）少于男性人数（290万）；死于缺血性卒中的人数（270万）略低于死于出血性卒中的人数（280万）。在我国，脑卒中是国民第一位死亡病因，每5位死亡者中至少有1人死于脑卒中；2017年，我国约有196万人死于脑卒中。

3.致残（失能）率

据WHO报告，脑卒中具有极高的致残（失能）率，每6秒钟就有1人因脑卒中而永久残疾。美国脑卒中学会报告，脑卒中幸存者中仅约10%几乎完全恢复；25%有较少的功能障碍；40%存在中度到重度的功能障碍，需要特别护理；10%需要机构长期照护。

脑卒中后的功能障碍主要表现为不能活动或活动困难，其中80%～90%有运动障碍，60%～70%有肩关节半脱位，65%半年后还有手功能障碍，36%～54%有感觉障碍，22%不能行走。同时，脑卒中常常伴有吞咽功能障碍，文献报告急性期30%～50%（中位值41%），慢性期16%，34%死亡为吸入性肺炎。不能说话或说话不流利的发生率在20%～75%。此外，生活自理能力下降，24%～53%完全或部分不能自理，11%～68%（中位值32%）患有抑郁症。

4.复发率

脑卒中的复发率高。研究显示，首次脑卒中后1年复发率高达17.1%，大约14%的脑卒中幸存者在脑卒中发生后的第一年里面会发生第二次卒中，5年累计复发率超过30%。

5.经济负担

脑卒中对个人、家庭和社会都是一种巨大的负担。脑卒中负担归因危险因素分析发现，72.1%的脑卒中残疾（失能）调整生命年（disability adjusted life years，DALYs）归因于代谢风险（高收缩压、高BMI、高空腹血糖、高胆固醇、低肾小球滤过率）；66.3%归因于行为因素（吸烟、不良饮食和低体力活动）；28.1%归因于环境风险（空气污染和铅暴露）。2016年全球疾病负担中，脑卒中的全球平均终生风险从1990年的22.8%增加到了2016年的24.9%。据报告，我国每年用于脑卒中的直接经济费用超过100亿元，间接经济损失超过200亿元。

二、脑卒中所致功能障碍的恢复

（一）恢复的形式

脑卒中后的功能恢复分为自发性恢复和治疗性恢复两大类。

1.自发性恢复

是指发病后没有如药物、手术、康复训练等治疗因素的干预下，病情自然缓解，功能得到不同程度恢复的过程。WHO的脑卒中专题报告指出："脑卒中后数小时到数月时间内，有相当一部分患者的神经症状可以自发的部分恢复,偶尔可以完全恢复。"这类患者大多未能及时就医,多在以后复发或再发时追问病史而知。因此,对其恢复的具体过程难以研究。自发性恢复的机制主要是脑损伤局部因素的作用,包括病灶周围水肿的消退、病灶局部和周围血管反射性痉挛的缓解,甚至血管闭锁后的再通。

2.治疗性恢复

是指发病后通过药物、手术、康复训练等方法主动干预,积极引导功能恢复,这是脑卒中后功能性改善或恢复的可靠保证,尤其是早期主动干预性治疗。治疗性恢复的机制主要归功于脑的可塑性,即脑损伤后在外界干预的作用下脑组织具有功能重组的特征,包括通过开放正常时未开通的侧支循环或形成新的侧支循环;激活正常时处于"沉默"状态下的突触;以及患者通过积极的功能训练产生的行为适应等。

(二)恢复的时间与过程

脑卒中后的恢复时间和过程受多种因素的影响,包括脑卒中的性质(缺血或出血)、损伤部位及其面积、损伤程度、患者的年龄,以及救治的时效性和康复介入及其程度等。

1.过去的观念

20世纪80年代以前的观点认为绝大多数的运动功能在发病后一个月内恢复最快,20世纪80年代以后不少作者提出在发病后前3个月内恢复最快,之后开始减慢,6个月后进一步减慢。近年来许多作者报告,发病后2年的患者经过强化康复训练,功能仍有改善。WHO组织多国专家进行的一项脑卒中专题调查报告指出,单纯性运动功能障碍患者,发病后14周(约3个月)有可能恢复独立行走;运动功能障碍伴有感觉障碍者,发病后18周(约4个月)有35%的患者可能会恢复独立行走,如果这期间不再恢复行走功能,以后恢复独立行走的可能性比较小,但在28周(约半年)内仍有可能达到借助手杖等助行器具行走的水平。

2.新观点及新分期

2016年,在美国费城举行的首届脑卒中恢复和康复圆桌会议(Stroke Recovery and Rehabilitation Roundtable,SRRR)上,专家们根据过去20～30年神经科学的进展和临床脑卒中治疗的循证研究结果,对脑卒中后的恢复时间达成了新的共识,即将脑卒中后的恢复重新划分为急性期、亚急性期、慢性期几个时期(见图3-1-1),这种新的恢复时间划分开创了脑卒中后治疗和康复的新时期。

(1)急性期:是指发病后的1周内,又分为发病后24小时内的超急性期(hyper-acute)及发病后7天内的急性期(acute)。

(2)亚急性期:指发病后的6个月内,又分为亚急性早期(early subacute),是指发病后的7天～3个月内;亚急性晚期(late subacute),是指发病后的3～6个月内。

(3)慢性期或恢复期(chronic):是指发病6个月以后的相当长的时间。

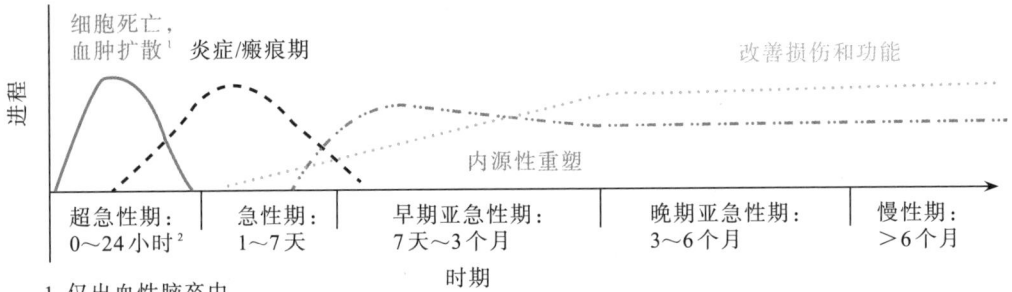

1:仅出血性脑卒中。

2:治疗延伸至24小时以适应前后循环的选择,以及基底闭塞。

图3-1-1　脑卒中后恢复新分期

三、康复评定

脑卒中后的系统康复评定是康复治疗的基础,所有的康复治疗方案都是建立在对脑卒中患者系统的康复评定基础之上。

(一)运动功能评定

1.整体运动功能

了解患者对整体运动的控制能力,常用方法包括布伦斯特伦(Brunnstrom)运动功能恢复分期、富尔-迈耶尔(Fugl-Meyer)运动功能评定、里弗米德(Rivermead)运动功能评定等。

2.肌张力及痉挛

肌张力是指被检查者肌肉放松,检查者按压肌肉或被动活动肢体时所感觉到的阻力。痉挛是一种因牵张反射兴奋性增高所致的以速度依赖性肌肉张力增高并伴有腱反射亢进为特征的运动障碍,属于上运动神经元综合征的表现。多采用MAS或CSS来评定(详见第七章第三节)。

3.平衡功能

早期卧床和坐位平衡能力的评定可采用脑卒中姿势评定量表(posture assessment of stroke scale,PASS),此量表专门评定脑卒中患者的早期姿势控制能力,包括仰卧位、坐位及站立位的姿势控制能力。对具有站立平衡能力的患者,可以采用贝尔格平衡量表(Berg balance scale,BBS)评定。有条件者也可以用平衡测试仪检测。

4.步行能力

观察患者行走中的表现,可采用霍弗(Hoffer)步行能力分级、霍尔顿(Holden)步行功能分类等,或用"站起-走"计时测试、6分钟或10米步行测试评定。有条件者可以采用步态分析系统测试。

(二)感知功能评定

感知觉障碍包括偏身感觉障碍、一侧偏盲和感知觉障碍、实体感缺失、失认症、失用症等。常规的神经系统检查中基本包括了感知功能的评定,相关内容可以参见第二章第三节。

(三)认知功能评定

脑卒中患者的认知障碍主要表现在记忆、注意、定向、思维、解决问题等能力方面。常用简易记忆量表(abbreviated mental test, AMT)、简易精神状态检查量表(mini-mental state examination, MMSE)评定;如果有认知障碍,可以进一步采用更系统的评定(详见第二章第三节)。

(四)言语功能与吞咽障碍评定

1.言语功能

言语功能包括失语症和构音障碍(详见本章第八节)。

(1)失语症:常见有运动性失语、感觉性失语、命名性失语、传导性失语、皮质性失语等。可用汉语失语症检查法、波士顿失语症检查法或西方失语症检查法评定。

(2)构音障碍:表现为发音异常和构音不清楚,早期常伴有吞咽功能障碍。一般采用Frenchay构音障碍测试评定。

2.吞咽障碍

功能性吞咽障碍或神经性吞咽障碍(详见本章第九节)。

可采用临床吞咽检查法、透视录像吞咽检查法以及内窥镜下吞咽检查法评定。

(五)心理精神评定

脑卒中患者的心理精神障碍主要表现为抑郁症或焦虑症。临床上多采用汉密尔顿抑郁量表(Hamilton depress scale, HAMD)、汉密尔顿焦虑量表(Hamilton anxiety scale, HAMA)或症状自评量表(symptom checklist 90, SCL-90)。

(六)日常生活活动能力评定

日常生活活动能力障碍表现在穿衣、梳洗、进食、洗澡及大小便处理等方面的能力减退。常用Barthel指数(BI)或改良Barthel指数(MBI)评定(详见第二章第三节)。

(七)生存质量评定

一般急性期不作评定,多在出院前或随访中进行。常用量表包括WHO生存质量评定量表(WHOQOL-100量表)及其简表(QOL-BREF)、健康状况调查问卷(SF-36)等。

(八)ICF评定

ICF是WHO于2001年推出的一个旨在以功能为目标的新的健康相关分类系统,弥补了现有临床使用的疾病分类系统(international classification of diseases, ICD)中的不足,体现了以人为本,围绕身体结构和功能、活动与参与、环境及个体因素等多个维度来评估个体的功能及其健康状况。目前已有专用的脑卒中核心组合(core set)或普适性的康复组合(rehabilitation set)(详见第一章第四节)。

四、康复治疗

(一)康复治疗的时机

1.传统观念中康复介入比较晚

受传统观念的影响,国内临床上发生脑卒中后往往是先关注救命治病,后给予康复,改善功能。因此,早期康复一直是脑卒中治疗的薄弱环节,大量的脑卒中患者不能得到及时的早期康复,导致了脑卒中患者虽然病死率下降,但致残(失能)率增高的现象。即使是卫生部脑卒中筛查与防治工程指导委员会制定的《中国脑卒中康复治疗指南》(2011)中提到的脑卒中早期康复介入时间,也是要求在生命体征稳定,病情不再进展后的48~72小时。这样,康复真正介入的时间并非发病后的早期,而是病情稳定后的早期。这种将康复介入的时间与患者的病情轻重混在一起考虑的处理原则,制约了脑卒中后的早期康复。因此,有必要重新认识脑卒中后早期康复介入的时间。

2.当前强调脑卒中后早期介入康复

20世纪90年代初,国际上就开始强调脑卒中后康复的早期介入。2013年,《美国心脏病学会关于急性缺血性脑卒中早期处理指南》中就提到,对那些没有严重并发症或脑水肿的脑卒中患者,在发病24小时内就应该开始床上和床边活动(bed mobilization)。

早期介入康复,能够有效降低患者的失能(残疾)程度,提高患者的日常生活能力,使其尽早回归社会,是脑卒中治疗的重要内容。早期康复是脑卒中急性期治疗的重要组成部分。欧美国家关于脑卒中的康复治疗正在形成一个新的概念,超早期活动(very early mobilization)或称超早期康复(very early and intense mobilization)。即患者处于昏迷状态或在重症监护室内也可以开始康复治疗,如保持良好的肢体位置、预防各种并发症(肺部感染、压疮、深静脉血栓形成)、肢体的被动活动等都可以介入。

3.循证医学证据支持脑卒中康复介入

2016年,国际脑卒中顶级杂志《卒中》(Stroke)发表了美国心脏协会/美国卒中协会(AHA/ASA)的首部脑卒中康复治疗指南,其核心在于强调康复治疗需要由多学科协作下的专业化团队来进行,所有的脑卒中患者需要进行全面的评估,在急性期就开始康复训练。

其中,Ⅰ类证据A级推荐意见概要如下。

(1)急性期后患者应接受有组织的、多学科协作的专业化治疗及早期康复治疗;

(2)患者住院期间应接受正式的预防摔倒的项目训练,对平衡功能较差、害怕摔倒或有摔倒风险的患者应接受平衡功能训练;

(3)对不能安全吞咽的患者应在卒中后7天内接受肠内营养治疗;

(4)患者应接受更多的认知功能训练以及活动,失语患者应进行语言和言语治疗;

(5)对于肢体痉挛的患者,局部肌肉注射肉毒毒素可以帮助改善主动或被动活动的范围,改善患者的穿衣和卫生情况;

(6)给予患者辅助设备或矫形器以改善平衡功能,对所有行走障碍的患者推荐强化、重

复性的活动任务训练。对于可矫正的步态障碍(如足下垂)推荐使用踝-足矫形器;

(7)对伴有上肢功能障碍患者进行任务特异性训练时,应保持一定的频率,并遵循重复和难度循序渐进的原则;

(8)所有脑卒中患者均应接受日常生活活动(ADL)能力的训练;

(9)制定适合患者的慢性期训练方案以增强心肺功能,降低卒中复发风险;

(10)在完成院内正式的卒中康复治疗方案后,推荐患者在家或在社区进行相关的运动训练,条件合适的患者应给予社区康复或居家康复治疗方案。

(二)康复治疗指征

所有脑卒中患者都是康复治疗的对象,没有绝对的禁忌证。对于那些生命体征不稳定,如发热(体温>38℃)、血压波动大、症状继续进展的患者,可以采取预防性康复治疗,如保持良好的体位、定时翻身、预防各种并发症等,适当延缓需要肢体参与活动的治疗。

(三)康复治疗目的和原则

1.康复治疗目的

(1)总的目的:①改善功能,最大限度地恢复或改善患者的运动、认知、言语等功能;②提高生活自理能力,尽可能恢复或改善患者的日常生活活动能力,提高患者的生活自理能力;③提高生存质量,使患者重返社会。

(2)急性期治疗目的:预防压疮、呼吸道和泌尿道感染、深静脉血栓形成、关节挛缩和变形;积极诱发肢体的随意运动,防止出现异常运动模式。

(3)恢复期治疗目的:促进运动功能的恢复,改善肢体的选择性运动,抑制不正常的联合反应,改善步行能力,提高手的精细功能,预防可能出现的肩关节半脱位、肩手综合征、关节僵硬等。

2.治疗原则

(1)早期介入:对病情不稳定或昏迷患者,主要是被动性康复,以预防各种由于不活动产生的并发症。如保持良好的体位、预防肺部感染和深静脉血栓形成、肢体的被动活动等;对生命体征稳定、症状无进展、意识清醒的患者,主要是主动性康复,如床上的主被动活动、尽早离床活动等,以促进功能尽快恢复。

(2)综合治疗:除了基本的药物治疗外,主要是针对患者存在的功能障碍采取物理治疗、作业治疗、言语训练、心理咨询、康复护理、康复生物工程,以及中医治疗(包括针灸、中药)。

(3)循序渐进:治疗项目由少到多,治疗时间逐渐增加,治疗强度逐渐加大,治疗中外界给予患者的帮助逐渐减少,患者的主动参与逐渐增多。

(4)持之以恒:康复从发病开始即介入,直至患者的功能达到最大限度的恢复。

(四)急性期康复治疗方法

1.预防并发症

可采取定时翻身(一般每2小时翻身一次)或使用翻身床、交替充气床垫等措施来预防压疮;保持呼吸道通畅,预防呼吸道感染;经常活动肢体,预防深部静脉血栓形成;按摩瘫痪的肢体促进血液淋巴回流,减轻肢体水肿,预防关节挛缩、变形;被动活动瘫痪的肢体以维持肌张力和关节活动度;抗痉挛体位预防异常模式及其发展。

2.早期床上活动

从被动活动、自主助力活动开始,逐渐过渡到主动活动。

(1)被动活动:可以由医护人员、护理人员和家属,或智能肢体活动设备完成瘫痪肢体的被动活动。

(2)自主助力活动:瘫痪侧肢体完成一部分活动,健侧肢体或他人帮助完成完整的活动。先在医护人员指导下完成,当患者能较好掌握动作要领后由患者自己完成。

(3)主动活动:训练患者学会正确地控制肢体的运动、主动翻身,从仰卧位到床边坐位的体位转换。

3.早期离床活动

只要病情容许,鼓励患者早期离床,进入治疗室接受系统康复治疗。如使用电动起立斜床、悬吊床、体位转移训练、站立及行走训练等。

4.物理因子治疗

对瘫痪肢体可以有选择性的采取各种物理因子治疗,如超短波、中频电刺激、低频电刺激(特别是功能性电刺激)、脉冲磁、压力治疗、生物反馈治疗等。

5.作业治疗

针对性选择各种"作业(task)活动"提高患者上肢功能和生活自理能力。

6.言语治疗

对有言语障碍的患者给予言语治疗。

7.支具治疗

发病早期或在下肢软瘫期,卧位时可以用足托来固定瘫痪的踝足,使踝关节保持在中立位,避免以后发生足下垂。当患者能行走时,如果存在足下垂,可以通过足托帮助患者行走时保持踝关节在中立位,有助于纠正异常步态。

8.中　医

针灸、按摩等方法,具体方法参阅有关书籍。

(五)长期康复治疗

发病1个月后,进入恢复期(包括新分期中的亚急性期)。由于脑的可塑性潜力巨大,恢复期并没有时间界定。但一般认为,脑卒中患者2年之内是功能恢复的理想时期,2年后的恢复程度会明显减慢,但仍有改善的潜力。通常可根据肢体肌张力的表现将恢复期的康复治疗分为迟缓性瘫痪和痉挛性瘫痪两种情况。

1.迟缓性瘫痪

康复措施主要是提高肢体的肌张力,诱发肢体的随意运动。可以通过体位转移训练(包括床上坐起及坐位平衡能力训练、床-椅转移训练、坐-站转移训练和站立训练);给予不同的物理因子治疗(如中频、低频电刺激、压力治疗等);中医针灸与手法治疗等。

2.痉挛性瘫痪

此期主要是痉挛影响了肢体的活动,导致患者生活自理功能受限。因此,治疗重点是缓解肌肉痉挛,降低肌张力,控制异常的运动模式,促进分离运动的出现。虽然治疗方法与迟缓性瘫痪相同(如物理因子、中医针灸等),但治疗的侧重点是抑制痉挛,促进功能的恢复。

(六)健康宣教

2020年3月国际著名杂志《循环》(Circulation)发表了美国心脏协会(AHA)的最新统计报告,通过分析7种增加心脏病和卒中风险的关键健康因素和行为来衡量心血管健康状况,简称为"7项简单生活"(life's Simple 7),包括对心血管健康有利的核心健康行为(戒烟、适当的体力活动、平衡饮食和控制体重)和健康因素(胆固醇、血压和血糖的控制)。

2020年国家脑卒中防治工程委员会发布的《中国卒中报告2019》明确指出,国人脑卒中幸存患者中最普遍的危险因素是高血压(63.0%～84.2%)和吸烟(31.7%～47.6%),其次是血脂异常和糖尿病,心房颤动比例相对较低(2.7%～7.4%)。国家相关疾病的流行病学调查数据,目前我国15岁及以上人群现在吸烟率为26.6%,18岁及以上人群高血压患病率为25.2%。居民不健康生活方式流行,脑血管病危险因素普遍暴露,中国卒中疾病负担有爆发式增长的态势,并呈现出低收入群体快速增长、性别和地域差异明显以及年轻化趋势。因此,我国脑卒中防治面临巨大挑战,防治力度亟待进一步加强。

五、总　结

脑卒中后康复的效果与病变的部位、范围、程度、患者的年龄、治疗的早晚、合并症以及患者对康复治疗的积极性等因素有关。脑卒中患者康复的最终目标是回归社会,提高患者的生活质量。当脑卒中患者病情稳定,功能恢复到一定程度后,回到家庭和社区,应继续进行家庭康复和社区康复。患者在家庭处于一个自己熟悉、舒适的环境中,有家人关心,有朋友交往,患者进一步感受到生活的乐趣,显示出自我价值,从而增强自信心。如此,康复才能融入到患者的生活中,实现全生命周期的康复。

(燕铁斌)

第二节　颅脑损伤康复

一、概　述

(一)定义与分类

1.定　义

颅脑损伤(traumatic brain injury,TBI)是致伤外力作用于头部所导致的颅骨、脑膜、脑血管和脑组织的机械形变引起的暂时性或永久性神经功能障碍。

2.分　类

按伤后脑组织与外界相通与否,可将颅脑损伤分为闭合性损伤和开放性损伤。撞击可造成头加速减速运动,致脑组织受剪力作用发生应变,使轴突、毛细血管和小血管损伤引起弥漫性脑损伤。若按损伤病理机制,则可将颅脑创伤分为原发性损伤和继发性损伤。前者指在头部受到撞击后即刻发生的损伤,如脑震荡、脑挫裂伤;后者是在原发性损伤的基础上,由各种细胞因子,化学因子介导的细胞毒性反应,神经炎症等导致颅内压增高或脑受到压迫而出现的一系列病变,如脑缺血、缺氧等。

(二)流行病学

颅脑损伤是威胁人类健康的主要疾病之一,主要见于交通事故、工伤、运动损伤、跌倒和头部撞击等,发病率仅次于四肢创伤,但其病死率居全身各部位创伤之首。据统计在我国每年有100多万人遭受颅脑损伤,超过10万人死于颅脑损伤。近年来,随着救治水平的提高,颅脑损伤的病死率有所下降,但是存活的患者中大多遗留不同程度的后遗症,包括躯体和认知方面的障碍,其严重程度与损伤的严重性、脑损伤的性质和临床合并症有关。躯体障碍包括运动功能障碍,精神和认知功能障碍包括记忆丧失、智力损害、情感和行为的障碍、个性的改变等,对患者的日常生活、再就业教育及参与社会能力等造成很大障碍。

二、颅脑损伤所致功能障碍的恢复

脑震荡后遗症包括头痛、头晕、疲劳、轻度恶心、呕吐等,并有逆行性遗忘,神经系统检查无阳性体征。单纯脑震荡有短暂的意识丧失,一般不超过6~12小时,无明显的结构变化,没有永久性的脑损伤,也不遗留神经功能障碍,患者几天后即可恢复正常的活动。

脑挫伤常常伴有擦伤和压伤,软脑膜尚完整;脑裂伤是软脑膜、血管和脑组织同时有裂伤。脑挫裂伤的继发性改变即脑水肿和血管形成,具有更为重要的临床意义。脑挫裂伤后立即发生意识障碍,意识障碍的程度和持续时间与脑挫裂伤的程度、范围直接相关,绝大多数在半小时以上,重者可长期持续昏迷,同时伴有阳性神经系统体征。额叶、颞叶的挫伤可能是脑在不平的骨面上移动所致,神经功能障碍的发生率和病死率均比脑震荡高。

颅内血肿是一种较为常见的致命的继发性损伤,其严重性在于可引起颅内压增高而导致脑疝,依部位不同分为硬膜外血肿、硬膜下血肿及脑内血肿等,早期及时处理,可在很大程度上改善预后。

　　存活下来的脑外伤患者中40%常有不同程度的神经功能障碍,如意识、认知、运动、感觉、言语等原发性功能障碍,且脑外伤多数病情重、卧床时间长,如不及时康复,常产生不同程度的继发性功能障碍,如关节挛缩、肌肉萎缩、直立性低血压、肩关节半脱位、足下垂等废用性综合征均可导致残疾。康复治疗的目的是使受损的功能障碍程度能够最大限度地降低,残余的功能能够最大限度地提高及代偿,防止继发性功能障碍的发生。

三、康复评定

(一)创伤严重程度

　　人类维持清醒的意识水平状态,主要是依靠各种感觉冲动经特异性上行投射系统传导,经脑干网状结构及上行网状激活系统上传冲动激活大脑皮质。当颅脑损伤导致上行网状激活系统和大脑皮质广泛损害时,患者可出现不同程度的意识障碍。根据患者的觉醒程度及临床表现将意识障碍分为嗜睡、昏睡及昏迷(浅昏迷、中度昏迷、深度昏迷)状态。意识障碍的程度和持续时间不仅是脑功能受损严重程度的标志,同时长时间意识障碍可引起多种并发症,在处理好病因的同时,要采取有效的康复措施对意识障碍患者进行促醒治疗。

　　脑损伤的程度主要通过意识障碍的程度反映,昏迷的深度和持续时间是判断TBI严重程度的指标。格拉斯哥昏迷量表(GCS)评分是最早、最广泛应用于意识障碍程度的评价量表。该方法检查颅脑损伤患者的睁眼反应、言语反应和运动反应3项指标。这3项反应的计分后,再累积得分,作为判断伤情轻重的依据。GCS能简单、客观、定量评定昏迷及其深度,而且对预后也有估测意义。总分15分,得分≤8分提示意识障碍严重,预后不良;得分≥13分提示预后相对良好。近年来,更能反映昏迷患者神经功能变化的全面无反应性量表(full outline of unresponsiveness,FOUR)亦广泛应用于临床。敏感的电生理技术(脑电图和诱发电位)、量化的神经生化标志物技术(血清神经元特异性烯醇酶和S100B蛋白)、无创经颅多普勒(TCD)技术、传统的颅内压监测(ICP)以及神经影像技术(CT和MRI)等均可为判断意识障碍患者预后提供客观依据。但在重型颅脑损伤病房,患者往往应用诸多复杂临床监测与治疗仪器。因此,适合于床旁的评价方法应用更多。

　　在重度脑损伤患者中,持续性植物状态占10%,是大脑广泛性缺血性损害而脑干功能仍然保留的结果。中华医学会急诊医学分会《制定我国持续性植物状态诊断标准专家讨论会会议纪要》提出的植物状态(vegetative state,VS)诊断标准应包括:①认知功能丧失,无意识活动,不能执行指令;②保持自主呼吸和血压;③有睡眠-觉醒周期;④不能理解和表达言语;⑤能自动睁眼或在刺激下睁眼;⑥可有无目的性眼球跟踪运动;⑦下丘脑及脑干功能基本保存。植物状态持续1个月以上则可以诊断为持续植物状态(persistent vegetative state,PVS)。

(二)认知功能障碍

认知功能主要涉及记忆、注意、理解、思维、推理、智力和心理活动等,属于大脑皮质的高级活动的范畴。认知功能障碍包括意识改变、记忆障碍、听力理解异常、空间辨别障碍、失用症、失认症、忽略症、体象障碍、皮质和智能障等(详见第二章第三节)。

(三)行为障碍

主要根据自然的原始的观测进行判断,如攻击、冲动、丧失自制力、无积极性及严重的强迫观念、癔症等,记录频率、严重程度及持续时间等。行为规范评价则是对每个个体进行的唯一的个体化的可实施目标的评估,预先对一些行为如攻击性、叛逆、易怒等进行确定,其等级通过专家、家庭、患者及其他人一起完善。激越行为量表就覆盖了冲动、暴力、彷徨等条目的等级量表。神经行为量表则包括了去抑制、躁动、敌对/不合作等。

(四)言语障碍

优势半球损伤的颅脑损伤患者,多有失语症的发生,不仅影响了患者交流沟通能力,而且影响了康复措施的实施。对颅脑损伤言语障碍患者采取有效的评估及康复手段,可以提高患者的交流能力,减轻社会及家庭的负担。脑损伤患者言语障碍的特点是:①言语错乱,在失定向阶段主要为错乱性言语,表现为失定向,对人物、时间、地点等不能辨认,答非所问,但没有明显的词汇和语法错误,不配合检查,且意识不到自己回答的问题是否正确;②构音障碍;③命名障碍亦常见,而且持续很久;④失语,除非直接伤及言语中枢,真正的失语较少见,在失语者中约有50%为命名性失语。另外对复杂资料理解差(详见第二章第三节)。我国学者在学习西方经验基础上,开发出了适合中文语境的汉语失语成套测验和汉语标准失语症检查(详见本章第八节)。

(五)运动障碍

颅脑损伤常合并有不同程度的运动障碍,主要表现为与脑损伤部位相关的神经源性瘫痪,运动障碍可以多种多样。肌力下降、关节活动受限影响运动功能,肌张力异常会影响运动控制,还有平衡与协调障碍、共济失调、眼震、运动反应迟钝等。一般用Brunnstrom运动功能评定表来评估功能恢复的进展程度,不足之处是不够量化,此外也有使用Fugl-Meyer评定法的。

(六)日常生活活动能力

由于脑损伤患者多有认知障碍,所以在评定日常生活活动能力时,宜采用包含有认知项目的评定,如独立生活能力评定(详见第二章第三节)。

(七)颅脑损伤预后

颅脑损伤的结局预测可采用格拉斯哥预后分级量表(Glasgow outcome scale,GOS)。GOS预后分为5级。

Ⅰ级:死亡。

Ⅱ级:持续性植物状态,患者无意识但有睡眠-觉醒周期。

Ⅲ级：严重残疾,患者清醒但不能独立。

Ⅳ级：轻度残疾,患者残疾,但能独立。

Ⅴ级：恢复良好,但仍有缺陷。

其中恢复良好和轻度残疾常归类为良好的结果,与其他三个不良结果相区别。

四、康复治疗

脑外伤的康复治疗一般可分为急性期康复治疗及恢复期康复治疗。目前我国颅脑损伤更多注重急性期的药物及手术治疗,早期康复治疗的理念、时机、方法亟待加强和规范。TBI患者的康复应是全面康复,从急诊外科手术、ICU阶段开始,一直到康复中心、社区康复和患者家庭康复治疗,从机构康复到社区康复、家庭康复的过渡。目前国际上一致强调脑外伤的康复治疗应从急性期就开始介入,这是关系到脑外伤的康复治疗的效果好与差的关键。

(一)脑外伤的急性期康复治疗

脑外伤急性期康复涉及多学科、多部门的合作,可以以多学科联合查房或会诊的形式在神经外科和重症医学科病房开展。在患者入院病情平稳后尽早进行评定、确定康复目标,制定康复计划并实施。康复治疗计划的制定需要充分考虑患者的专科情况及全身情况,排除相应的禁忌证,尽可能减少不良事件的发生。急性期主要针对脑外伤后意识障碍、认知障碍、心肺功能障碍、言语障碍、吞咽障碍、运动障碍、日常生活能力障碍、心理情绪障碍及其并发症。

1.康复目标

稳定病情,保护脑功能,提高患者的觉醒能力,预防并发症,促进功能康复。

2.介入时机

急性期康复需要神经外科、康复医学科、重症医学科及急诊科等多学科协作,在有明确适应证和无禁忌证的前提下介入康复干预。

3.适应证和禁忌证

原则上脑外伤导致患者在组织器官、日常生活能力、社会参与三个ICF框架层面上的任何受损或受限,均应为康复治疗的适应证。具体包括脑外伤直接导致的神经功能受损和脑外伤间接引起的其他器官功能受损。另外,需要注意的是,不同康复治疗方法的适应证是不同的。在脑外伤后急性期,康复治疗可能使病情加重的任何情况均应为脑外伤后康复治疗的禁忌证,主要包括导致颅内压力显著增高或降低、诱发自主神经不稳定伴肌张力发作、加剧血流动力学不稳定、导致体内炎症扩散、骨骼稳定性受损及损伤前合并的基础疾病等,但具体哪些情况是禁忌证尚无非常具体的限定。

4.终止康复治疗时机

对于原本已经接受康复治疗的脑外伤急性期患者,如果康复治疗有可能导致脑外伤相关的疾病加重或损伤前的基础疾病加重则需要终止康复治疗。但康复治疗的终止和重新启动可能是动态变化的,随着导致康复治疗需要终止的问题的解决,则需要考虑重新启动康复治疗。

5.康复治疗

(1)药物和外科手术治疗:目的是控制颅内压、维持脑灌注、保护脑功能等。

(2)营养支持疗法:给予高蛋白、高热量饮食,避免低蛋白血症的发生,提高机体的免疫力,促进创伤的恢复及神经组织的修复和功能重建。所提供的热量宜根据功能状态和消化功能情况逐步增加,蛋白质供应量为每天每千克体重1g以上,可从静脉输入高营养物质,同时保持水和电解质平衡。当患者逐渐恢复主动进食功能时,应训练患者的吞咽和咀嚼能力。

(3)认知治疗与促醒:昏迷是一种丧失意识的状态,既不能被唤醒也没有注意力,眼睛闭合,因而缺乏睡眠-觉醒周期,对指令没有运动反应,也没有语言。昏迷存在于损伤的早期阶段,通常持续不超过3~4周。植物状态是患者没有认知的体征,但可回到清醒状态,语言刺激时眼睛可睁开,尽管有睡眠-觉醒周期、正常的血压和正常的呼吸,但不能进行语言交流及产生有组织的、分离的运动反应。重度颅脑损伤的恢复首先从昏迷和无意识开始,功能恢复的大致顺序为自发睁眼→觉醒周期性变化→逐渐能听从命令→开始说话。可以应用各种神经肌肉促进和刺激方法加速其恢复的进程,帮助患者苏醒、恢复意识。正中神经电刺激(median nerve electrical stimulation,MNES)治疗是通过数字频率合成技术,将有效的治疗电流通过体表电极,无创地由周围神经引入中枢神经系统,增强脑电活动,使脑干网状上行系统及大脑皮质保持兴奋状态,同时神经电刺激信号可通过脑干网状结构和纹状体到达脑血管舒张中枢,引起脑血管扩张,提高脑病灶的局部血流量,从而起到改善昏迷患者意识水平的作用。另外,深部脑电刺激(deep brain stimulation,DBS)和脊髓电刺激(spinal cord stimulation,SCS)技术,具有微创、可调控的特点,对意识障碍的促醒治疗取得肯定的治疗效果。急性期的早期认知训练是安全可行的。脑外伤患者觉醒程度足够时,应使用系列高信效度的量表进行系列、全面的认知功能测评,涵盖注意力、记忆力和执行功能领域。

(4)高压氧疗法(hyperbaric oxygen,HBO):颅脑损伤后及时改善脑循环,保持脑血流量相对稳定,防止灌注不足或过多,将有利于减轻继发性损害,促进脑功能恢复。HBO可提高血氧张力,增加血氧含量;增加脑组织、脑脊液的氧含量和储氧量;提高血氧弥散能力,增加有效弥散距离;减少脑皮质血流,降低脑耗氧量,增强脑缺血的代偿反应,改善脑缺氧所致的脑功能障碍,促进脑功能的恢复;收缩脑血管,减轻脑水肿,降低颅内压,改变血脑屏障的通透性;改善脑电活动,促进觉醒状态。HBO越早开始效果越好。

(5)物理治疗:对弛缓性瘫痪患者,可利用低频脉冲电刺激疗法增强肌张力、兴奋支配肌肉的运动或感觉神经,以增强肢体运动功能。一旦患者生命体征稳定、意识清醒,应尽早助其进行深呼吸、肢体主动运动、床上活动和坐位、站位练习,循序渐进。体位管理要求定时翻身、变换体位,预防压疮、肿胀,可根据实际情况选择佩戴相应的康复辅具,有利于防止挛缩或关节畸形,并维持良好的肌肉、关节的弹性与功能,为患者的恢复打下基础。狭义的痉挛状态是指上运动神经元及其调控系统损伤所致的速度依赖性牵张反射亢进,主要表现为肌肉被动牵伸阻力增高。脑外伤后痉挛状态的发病率缺乏充分资料,但痉挛状态可产生疼痛、肌腱挛缩和关节畸形,并可加重运动障碍,降低脑损伤患者的日常活动能力,严重影响生活质量。因此,需要让患者处于感觉舒适、对抗痉挛模式、防止挛缩的体位。还可以应用起立床对患者进行训练,逐渐递增起立床的角度,使患者逐渐适应,预防体位性低血压。站立姿势不仅能树立患者的康复信心,而且有利于预防骨质疏松、尿路感染等各种并发症,对保持脏器的良好功能也非常重要,如肠蠕动、膀胱排空、改善通气等。

（6）作业治疗:脑外伤患者急性期存在日常生活活动能力受限,康复治疗师应根据每位患者损伤的部位及程度、个人兴趣爱好、教育工作背景以及需要解决的实际问题,制定个体化的作业治疗方案。急性期主要是功能性作业治疗,如上肢的运动功能及手指精细活动训练;转移活动的训练,如床上移动、翻身、坐起、床椅转移等;另外,穿衣、如厕、进食、梳洗等能力的训练,也可以在辅助性装置和用具的帮助下以最大限度地提高日常生活活动能力。

（7）言语吞咽治疗:脑外伤急性期患者应尽早接受吞咽、言语和构音评定。吞咽障碍急性期干预以高质量口腔护理、补偿和调整策略为重点,可辅以电刺激、生物反馈等治疗。急性期言语语言干预重点在于提高复杂认知和低中水平言语交流能力。

(二)恢复期康复治疗

脑外伤患者一旦经过神经外科的积极处理,严密监护后,病情稳定,颅内压维持在2.7kPa（20mmHg）以内,持续在24小时以上,患者即可转至康复病房进入恢复期的全面康复。脑是高级神经中枢,是学习的重要器官。脑外伤部位之多发性及复杂性,除了会导致肢体的运动问题外,还牵涉到认知、行为、协调及综合的问题,以致患者出现学习困难。随着损伤的修复,经过训练,仍可以学习新的东西。康复治疗也是学习的过程。全面康复的目的是把存在的各种不同的功能障碍尽可能改善到最佳水平,让脑外伤患者能回归社会。

1.康复目标

减少患者的定向障碍和言语错乱,提高记忆、注意、思维、组织和学习能力;最大限度地恢复感觉、运动、认知、语言功能和生活自理能力,提高生存质量。

2.康复治疗

TBI是一种弥漫性、多部位的损伤,因此在躯体运动、认知、行为和人格方面的残损,因损伤方式、范围和严重程度的差异而有很多不同。而认知和行为的相互作用,更增加其复杂性。恢复期康复治疗根据意识水平及认知水平设计康复治疗的流程。前者可分为昏迷阶段及昏迷后阶段;后者根据认知水平特点采取相应的不同康复措施。

（1）昏迷阶段治疗:目的在于促进觉醒及诱发运动,保持良好肢位、维持关节活动范围。治疗的刺激应是有控制的、形式多样的,刺激和静止平衡,一个时间内的刺激有效时长为15～30分钟,一个时间内刺激方式是1～2种形式,避免过度刺激。

（2）昏迷后阶段治疗:脑外伤患者大多数有不同程度的运动障碍,如偏瘫、四肢瘫、共济失调、锥体外系运动障碍,因此一旦进入昏迷后阶段,就应在认知治疗的基础上进行针对性的运动治疗。常用的方法有Bobath、Brunnstrom、PNF、神经肌肉电刺激、生物反馈、功能性电刺激等,并进行运动平衡、协调训练、力量及耐力训练、转移训练、步行训练、日常生活能力训练等。认知功能训练是提高智能的训练,应贯穿于治疗的全过程。

认知障碍是颅脑损伤后常见的症状之一,2/3的重型TBI患者清醒后存在不同程度的认知障碍,严重影响日常生活能力和康复效果。因此,早期筛查出颅脑创伤后认知障碍的患者并有针对性的进行认知干预,对改善患者生存质量意义重大。TBI患者常见的认知功能障碍有注意、记忆、感知觉、执行功能障碍、偏侧忽略、失认和失用等,但主要是记忆和注意的改变。常用的康复方法包括记忆训练、注意训练、思维训练等有针对性的训练。

知觉障碍的治疗常用功能训练法、转换训练法和感觉运动法,尤以前者最为常用。

TBI患者的行为障碍是多种多样的。行为异常的治疗目的是设法消除不正常、不为社会所接受的行为,促进其亲社会行为。行为障碍的治疗方法包括:①创造适合行为治疗的环境,稳定、限制的住所与结构化的环境,是改变不良行为的关键;②一些药物对患者的运动控制、运动速度、认知能力和情感都有一定影响,多应用对改善行为和抑制伤后癫痫发作有效而副作用少的药物,如卡马西平、乙酰唑胺、氯巴占等;③对所有恰当的行为给予鼓励,拒绝奖励目前仍在继续的不恰当行为,在每次不恰当行为发生后的短时间内,杜绝一切奖励性刺激,在不恰当行为发生后应用预先声明的惩罚,在极严重或顽固的不良行为发生之后,给患者以其厌恶的刺激。

TBI患者经过临床处理和正规的早期和恢复期的康复治疗后,各种功能已有不同程度的改善,大多可回到社区或家庭,进行回归家庭、社会的治疗。但部分患者仍遗留不同程度的功能障碍。此时,应使患者学会应付功能不全状况,学会用新的方法代偿功能不全,增强患者在各种环境中的独立和适应能力,回归社会。康复治疗主要包括:①日常生活活动能力训练,利用家庭或社区环境继续加强日常生活活动能力的训练,强化患者自我照料生活的能力,逐步与外界直接接触,学习乘坐交通工具、购物、看电影等;②职业训练,不少患者在功能康复后尚需重返工作岗位,部分可能要变换工作,应尽可能对患者进行有关工作技能的训练;③矫形器和辅助器具的应用,有些患者需要应用矫形器改善功能,使用各种助行工具,自理生活困难时,可能需要各种自助具等。

五、总 结

创伤性颅脑损伤后可能出现暂时性或永久性神经功能障碍,甚至死亡。TBI的预后与很多因素相关,如年龄、病因、病情的严重程度、损伤的部位、性质和范围,其他器官组织的损伤情况、并发症、伤后是否救治得当、残疾情况、精神心理状况等。长期预后,年龄是独立的主要预后影响因素之一,随着年龄的增长,结局不良的比例上升,良好结局的比例下降。此外,环境因素对预后的影响需要引起高度重视。虽然治疗不断进步,但TBI仍然面临巨大的社会和经济问题,患者一般存在不同程度的功能障碍、行为障碍、精神障碍等,同时可能由功能损失引起社交活动受限、生活质量降低。康复应及早并积极介入创伤性颅脑损伤患者的急性期康复、住院康复、出院后康复及最终的社会融合过程,以改善患者生理、心理和社会功能,并提高患者及其家庭的生活质量。

(杨小锋)

第三节 帕金森病康复

一、概 述

(一)定义与分类

1.定 义

帕金森病(Parkinson disease's,PD)又称震颤麻痹(paralysis agitans)。1817年,由英国医师詹姆斯·帕金森(James Parkinson)首先描述,是一种常见的中老年神经系统退行性疾病,主要病理变化以黑质多巴胺能神经元进行性退变和路易小体形成,其主要生化改变为纹状体区多巴胺递质降低、多巴胺与乙酰胆碱递质失平衡,临床症状包括静止性震颤、肌强直、运动迟缓、姿势平衡障碍的运动症状,以及睡眠障碍、嗅觉减退、自主神经功能障碍、认知和精神障碍等非运动症状(见表3-3-1)。本病起病缓慢,逐渐进展,随着疾病的进展,运动和非运动症状会逐渐加重。

表 3-3-1 帕金森病相关的运动和非运动症状

运动症状	非运动症状
震颤:静止性震颤(static tremor),拇指与示指呈"搓丸样"动作	睡眠障碍:快速动眼期睡眠行为异常,白天嗜睡,夜间失眠,部分不宁腿综合征
肌强直(rigidity):伸肌和屈肌的张力同时增高,呈"铅管样"或"齿轮样"肌强直,躯干、四肢和颈部肌强直常呈现一种特殊的前倾前屈姿势	感觉障碍:嗅觉减退或缺失、肢体麻木、疼痛,疲劳
运动迟缓(bradykinesia):运动减少、动作迟缓、笨拙,面具脸,写字过小症,起床、翻身困难	自主神经功能异常:便秘、多汗、皮脂溢、直立性低血压、排尿障碍和性功能减退
姿势平衡障碍(postural balance instability):平衡功能减退、姿势反射消失,联带运动减少,步距小,行动慢,"慌张步态"、"冻结步态"	精神认知障碍:抑郁、焦虑、认知障碍、乃至痴呆,以及幻觉(多见幻视)

2.分 类

PD是一个通称,是用来描述源于基底节区多巴胺系统破坏而引起的一组功能障碍。遗传学及环境因素的影响已获确认。PD的分类以特发性PD为主,占比超3/4,包括迟发性、早发性、青年发病和少年发病;继发性PD则可能源自许多已经确定的特定病因,如病毒、中毒、药物、血管疾病及基底节肿瘤等;帕金森叠加综合征则是指一组病因不清,症状类似帕金森病,但症状和病变的范围都要比帕金森病广泛的神经系统的变性疾病。

(二)流行病学

流行病学调查研究显示,PD患病率随年龄增加而升高,两性之间无明显差别,男性稍高于女性。我国65岁以上的老年人群患病率为1000/10万,估计全国每年新发患者人数达10

万以上,现有帕金森病患者人数约 200 万。本病起病缓慢,逐渐进展,致残率较高,国外报道发病 1~5 年后,致残率为 25%;5~9 年时达 66%;10~14 年时超过 80%。

二、帕金森病的功能障碍

PD 患者因病理生理因素导致一系列不同严重程度的功能障碍,并进行性发展,最终丧失日常生活能力。PD 患者的功能障碍可分为原发性功能障碍及继发性功能障碍,前者包括运动功能障碍、高级功能障碍和自主神经障碍;后者主要是少动、强直继发引起的功能障碍,并在肌肉萎缩无力、缺乏柔韧性及挛缩、畸形、骨质疏松、心肺功能改变、周围循环障碍、营养状态不良、压疮和体位性低血压等方面对 PD 患者的日常生活能力及康复治疗造成一定的影响。在 ICF 框架下,则可以进一步将功能障碍细分为身体功能与结构、个体完成任务或动作能力和参与家庭及社会活动能力三个维度。其中,身体功能与结构包括运动功能障碍(即躯体运动功能障碍、言语功能障碍和吞咽功能障碍)和非运动功能障碍。在 ICF 中,功能障碍和疾病被认为是健康状况和环境因素相互作用的结果,继而导致活动功能受限或参与局限。所以,为维持 PD 患者的日常生活能力、保证其生活质量,必须在药物治疗的同时,配合康复治疗,以预防继发性功能障碍,维持一定的生活能力,提高生活质量。

三、康复评定

在对帕金森病患者进行康复治疗前,应了解患者临床特点和分级,以及用药前后的症状变化,必须对患者的状况做全面综合的评估,确定患者现有的各种功能障碍,制定客观的康复治疗目标及措施,指导患者进行康复治疗。评定的范围包括身体功能、日常生活活动能力、认知功能、心理状况以及针对帕金森病患者严重程度的综合评定。

(一)疾病严重程度的评定

应用赫雅(Hoehn-Yahr,HY)分期量表可对疾病严重程度进行粗略分期。该量表根据 PD 患者的症状和严重程度分为 1~5 期,其中 PD 早期指 HY 1~2 期,中期指 HY 3~4 期,晚期指 HY 5 期。应用 MDS 统一帕金森病评定量表(MDS unified-Parkinson disease rating scale,MDS-UPDRS),可对疾病严重程度进行全面和详细的评定,内容包括日常生活非运动症状、日常生活运动症状、运动功能检查和运动并发症四大部分。

(二)运动功能障碍的评定

运动功能障碍可分为原发性功能障碍和继发性功能障碍两大类。原发性障碍是指由疾病本身所致,主要表现为运动功能障碍及脑高级功能障碍和自主神经失调;继发性障碍通常由活动减少甚至不动(主要为废用综合征)及强直或 PD 药物副作用等因素引起的功能障碍,包括肌肉萎缩无力、缺乏柔韧性及挛缩、畸形、骨质疏松、心肺功能改变、周围循环障碍、营养状态不良、压疮、体位性低血压等(详见第二章第三节)。

1.躯体运动功能障碍的评定

(1)原发性功能障碍的评定:在"开"期和"关"期分别进行。主要应用 MDS-UPDRS 第三部分运动功能检查分量表（MDS-UPDRS Ⅲ）相应的条目，对运动迟缓、僵硬、姿势平衡障碍、步态异常和手功能活动障碍等进行评定。此外，姿势平衡障碍还可选择改良的帕金森病活动量表（modified Parkinson activity scale，M-PAS）和 Berg 平衡量表（BBS）、简易平衡评定系统测试（mini-BES Test）、功能性前伸试验（FRT）、5 次坐立试验（five times sit to stand performance，FTSTS）、起立-行走计时试验（TUG）进行评定，也可用动静态平衡测试系统等进行检测；步态障碍可选择 10 米步行试验（10-metre walk test，10MWT）、6 分钟步行试验（6MWT）、新冻结步态问卷（new freezing of gait questionnaire，NFOG-Q）进行评定，也可应用三维步态分析进行定量评定；手功能活动障碍还可选择简易上肢功能检查（simple test for evaluating hand function，STEF）和九孔柱测试（nine-hole peg test，NHPT）。

（2）继发性功能障碍的评定：躯干核心肌群及四肢近端大肌群，可用徒手肌力检查法进行肌力评定，或采用等速和等长肌力测试仪进行定量评定；关节活动度（ROM）受限可用目测法和量角器测定；体力下降可选择 6MWT、Borg 主观体力感觉等级量表和 FTSTS 评定。

2.言语障碍的评定

主要表现为运动过弱型构音障碍。可使用改良 Frenchay 构音障碍评定法（modified frenchay dysarthria assessment，mFDA）进行评定（详见本章第八节）。

3.吞咽障碍及流涎的评定

吞咽困难主要表现为咀嚼和吞咽启动缓慢，重点评估口腔期和咽期。常用洼田饮水试验或反复唾液吞咽测试进行快速筛查。筛查阳性者，应使用电视 X 线透视吞咽功能检查（video-fluoroscopic swallowing study，VFSS）或纤维光学内窥镜吞咽功能检查（fiberoptic endoscopic examination of swallowing，FEES）进行更直观可靠的检查。流涎则可选择流涎严重程度和频率量表（Drooling Severity and Frequency Scale，DSFS）和帕金森病流涎临床量表（sialorrhea clini-cal scale for Parkinson's disease，SCS-PD）评定流涎的严重程度。

（三）非运动功能障碍的评定

通常应用 PD 非运动症状问卷（non-Motor symptoms questionnaire，NMS Quest）进行筛查，应用 PD 非运动症状评定量表（non-Motor symptom scale，NMSS）进行整体评定。必要时可选用特异性评定量表对各种功能障碍做进一步评定。

（四）日常生活活动能力评定

日常生活活动能力（ADL）评定常用改良 Barthel 指数（MBI）对基本生活活动能力（BADL）如洗漱、洗澡、穿衣、如厕、转移、大小便控制、进食等进行评定；常选用功能独立性评定量表（FIM）对 BADL 及认知功能进行评定；常用功能性活动问卷（functional activities questionaire，FAQ）对工具性生活活动能力（IADL）如乘车、购物、烹饪、家务等进行评定。

（五）参与能力和生活质量评定

可选择 39 项帕金森病生活质量问卷（Parkinson's disease questionnaire，PDQ-39）和健康状况调查问卷（SF-36）进行健康相关生活质量评定。

四、康复治疗

康复治疗的目的是在药物治疗的基础上,加强自我管理和参与,最大限度地延缓疾病进展,改善各种功能障碍,提高功能独立性和整体适应性,尽可能减少继发性障碍和各种并发症,改善 ADL,最终改善 PD 患者的生活质量。

治疗原则包括综合治疗、多学科治疗、全程管理。对运动症状和非运动症状采取综合治疗,包括药物治疗、手术治疗、肉毒毒素治疗、运动疗法、作业治疗、言语吞咽治疗、心理治疗及照护护理等。其中,药物治疗为首选方式,且是整个治疗过程中的主要治疗手段,手术治疗是药物治疗不佳时的有效补充手段,肉毒毒素注射主要治疗局部痉挛和肌张力障碍;运动疗法等康复治疗与照护护理适用于 PD 治疗的全程。临床治疗的同时需要注意并发症的防治。正在探索的治疗方法有细胞移植及基因治疗。

(一)康复治疗目标

1.近期目标

促进所有关节充分运动,功能范围以满足患者功能性活动的需要;预防挛缩和纠正不良姿势,增强姿势稳定性;预防或减轻废用性萎缩及肌无力;增强姿势、平衡反应、安全意识,防止跌倒等意外发生;改善患者运动幅度、速度和灵活性,促进运动的启动过程及协调功能,改善步态;维持或增强肺活量及说话能力;维持或改善患者耐力;教会患者和家属节省能量和工作简化技术;改善或维持患者的独立生活能力和生活质量;改善或调整患者心理状况及生活方式。

2.远期目标

预防和减少继发性损伤的障碍,如肌肉萎缩、骨质疏松、心肺功能下降、肺炎、周围血液循环障碍、压疮等并发症的发生;教会患者代偿策略;维持患者日常生活活动能力,提高生活质量;帮助患者和家属调整心理状态。

(二)物理治疗

主要针对 PD 四大运动症状即震颤、肌强直、运动迟缓和姿势平衡障碍的康复,以及由此产生的继发性功能障碍的预防。采用包括水疗、热疗、离子导入治疗、神经肌肉电刺激治疗、肌电生物反馈等在内的物理因子治疗,和松弛训练、维持和改善关节活动度训练、姿势训练、平衡协调训练、步态训练、呼吸功能训练、面肌训练等在内的运动训练及针对帕金森病设计的 PD 医疗体操。原则包括:①抑制异常运动模式,学会正常的运动模式;②充分利用视、听反馈;③让患者积极主动地参与治疗;④避免疲劳;⑤避免抗阻运动。

(三)作业治疗

手的功能训练对患者日常生活活动十分重要,包括旋前旋后训练、抓放训练、手精细运动训练等。此外,由于患者肌张力增高、肢体震颤、平衡功能障碍等,日常生活活动能力将不同程度地受到影响,并将随着病情的进展而逐渐加重。因此,日常生活活动能力的训练分为两个阶段:①早期应尽可能通过调整维持患者粗大和精细协调活动、肌力、身体姿势和心理状态实现日常活动自理,保留患者自己的习惯、兴趣和爱好,与家人、社会正常交往;②中晚期应最大限度地维持其原有的功能和活动能力,加强日常活动的监督和安全性防护,提供简单、容易操作、省力的方法完成各种活动。

(四)构音障碍训练

帕金森病患者多为运动过弱型构音障碍,主要表现音量、音质改变,声音发颤或嗓音嘶哑。随着病情进展逐渐出现音量降低,清晰度下降,语调单一,没有重读和轻声,且缺乏情绪的变化。语速变化多,有时缓慢,有时短促或增快。治疗方法包括呼吸训练、放松训练、构音改善的训练、克服鼻音化的训练及韵律训练等。

(五)吞咽训练

帕金森病患者在口腔准备期、口腔期、咽期、食管期均有障碍。吞咽训练的目的在于恢复或提高患者吞咽能力,改善身体的营养状况,增加进食乐趣,体验酸甜苦辣不同的味道;改善因不能经口进食所产生的恐惧与抑郁情绪,增加进食的安全,降低食物误咽和误吸入肺的风险,减少吸入性肺炎的发生。由于帕金森病是进展性疾病,治疗方法要随着病程做相应的调整。治疗方法包括舌的灵活性训练,舌肌力量训练,头、颈及肩关节活动范围训练,这些训练可帮助患者加快吞咽启动。

(六)心理治疗

有40%~50%的帕金森病患者会产生抑郁情绪和依赖倾向,治疗时要针对不同的文化层次、社会背景、性格特点进行评估,分析患者的心理活动,耐心听取其想法,找出存在的心理问题,改善负性认知和不良情绪。

(七)认知训练

早期帕金森病患者认知改变表现为执行功能下降、视空间障碍、记忆力下降、定势转换能力下降;晚期严重影响患者的生活质量,甚至可发生痴呆。其认知训练主要涉及记忆力训练和智力障碍康复训练。

(八)中医治疗

帕金森病归于中医颤证。中医根据病程、病情和证候的特点,有针对性地辨证施治。尤其对非运动症状有独特的疗效。主要有中药、针灸、推拿及传统运动疗法等手段。

(九)康复预防

1.一级预防

帕金森病的一级预防要做到无病防病。

(1)对有帕金森病家族史及有关基因携带者,环境中与甲基苯骈三氮唑(MPTP)分子结构相类似的工业或农业毒素化学物品接触者,均应视为高危人群。对于这些高危人群须密切监护随访,定期体检,并加强健康教育,重视自我防护。

(2)加大对工农业生产环境保护的力度,减少有害气体、污水、污物的排放,对接触这些有毒素物质的作业人员应加强劳动防护,定期体检。

（3）重视关爱，增强体质，延缓衰老，对预防帕金森病能起到一定的积极作用。

2.二级预防

帕金森病的二级预防要做到早发现、早诊断、早治疗。

3.三级预防

帕金森病的三级预防是延缓病情发展，防止残疾，改善生活质量。

（1）在进行药物治疗的同时，积极进行康复治疗、针灸、推拿、中医药物或手术等综合治疗，减少药物使用的剂量，延缓病情发展。

（2）重视心理疏导和精神关爱，保证充足睡眠，避免情绪紧张激动，以减少肌震颤加重的诱发因素。

（3）积极鼓励患者主动运动，如吃饭、穿衣、洗漱等。有语言障碍者，可对着镜子大声地练习发音。加强关节、肌肉活动等维持性训练，尽可能保持肢体运动功能，注意防止跌倒及肢体畸形残疾。

（4）长期卧床者，应加强生活护理，注意清洁卫生，勤翻身拍背，防止坠积性肺炎、压疮、感染、等并发症。注意饮食营养，必要时给予鼻饲或胃造瘘，保持大小便通畅。增强体质，提高免疫功能，降低病死率。

五、总　结

帕金森病是一种慢性进展性病变，无论药物或手术，还是康复治疗都只能改善症状，不能阻止病情的发展，更无法治愈。不同患者之间的症状可有区别，对治疗的敏感性也存在差异，不同患者对治疗的需求不同，同一患者在不同病情阶段对治疗的需求也不尽相同。因此，帕金森病的治疗没有绝对的固定模式。康复与运动疗法对帕金森病运动和非运动症状改善乃至对延缓病程的进展可能都有一定的帮助，特别是帕金森病患者多存在步态障碍、姿势平衡障碍、语言和（或）吞咽障碍等轴性症状，这些症状对于药物疗效甚微，但是可以从康复和运动疗法中获益。因此，康复治疗应用于帕金森病患者的全病程，并根据疾病严重程度及存在的各种功能障碍类型和程度制定个体化康复目标和针对性康复治疗措施。

（倪朝民）

第四节 多发性硬化康复

一、概 述

(一)定义与分类

1.定 义

多发性硬化(multiple sclerosis,MS)是一种免疫介导的中枢神经系统慢性、局灶性、炎性脱髓鞘疾病,以亚急性起病多见,急性和隐匿起病少见,病变主要累及白质,最常见部位为脑室周围、近皮质、视神经、脊髓、脑干和小脑。由于MS患者大脑、脑干、小脑、脊髓可同时或相继受累,故其临床症状和体征多种多样,主要为病灶的空间多发性(dissemination of lesions in space,DIS)和时间多发性(dissemination of lesions in time,DIT)。常见症状包括视力下降、复视、肢体感觉障碍、肢体运动障碍、共济失调、膀胱或直肠功能障碍等。绝大多数患者在临床上表现为空间和时间多发性。空间多发性是指病变部位的多发;时间多发性是指缓解-复发的病程,少数病例在整个病程中呈现单病灶征象。

2.临床分型

(1)复发缓解型MS(relapsing remitting multiple sclerosis,RRMS):此型疾病表现为明显的复发和环节过程,每次发作后均基本恢复,不留或仅留下轻微后遗症。MS患者80%~85%最初病程中表现为本类型。

(2)继发进展型MS(secondary progressive multiple sclerosis,SPMS):约50%的RRMS患者在患病10~15年后疾病不再有复发缓解,呈缓慢进行性加重过程。

(3)原发进展型MS(primary progressive multiple sclerosis,PPMS):此型病程大于1年,疾病呈缓慢进行性加重,无缓解复发过程。约10%的MS患者表现为本类型。

(4)其他类型:临床上尚有较为少见的良性型MS(benign MS)和恶化型MS(malignant MS)作为补充,其与前面通用临床病程分型存在一定交叉。良性型MS患者在发病后15年内几乎不遗留任何神经系统残留症状及体征,日常生活和工作无明显影响,目前尚无法做早期预测;恶化型MS,又名爆发型MS(fulminant MS)或马尔堡变异型MS(Marburg variant MS),爆发起病,短时间内迅速达到高峰,神经功能严重受损甚至死亡。

(二)流行病学

多发性硬化起病年龄多在20~40岁,男女患病之比约为1:2。MS发病率随纬度增高而呈增加趋势,离赤道越远发病率越高,南北半球皆然。提示日照减少和维生素D缺乏可能会增加罹患MS的风险。MS高危地区包括美国北部、加拿大、英国等国家,患病率为40/10万或更高;赤道国家发病率小于1/10万;亚洲和非洲国家发病率较低,约为5/10万,我国属于低发病区,与日本相似。

二、多发性硬化所致功能障碍及恢复

MS是一种严重、终身、进行性、致残性的中枢神经系统自身免疫性疾病。MRI研究提示MS既是一种白质病变,也是灰质病变,病因和发病机制至今尚未完全明确,其中免疫发病机制是到目前为止研究最多、被广泛认可的MS发病机制。MS的特征性病理改变是中枢神经系统白质内多发性脱髓鞘斑块,多位于侧脑室周围,伴反应性胶质增生,最终导致中枢神经系统髓鞘脱失、少突胶质细胞损伤、部分可有轴突及神经细胞受损。因此,MS临床分型不同,病程差异较大,预后迥异。大多数患者预后较好,经过系统科学的综合康复治疗能够减轻功能障碍程度,改善残存功能,减缓复发,提高生存质量,患者可存活20～30年;尽管康复治疗能改善部分患者的症状,仍有部分患者病情不断进展和加重,甚至数年内死亡。由于该病可呈急性、亚急性或慢性发病,具有多病灶及病程中复发缓解的特点,确诊周期长,诊断相对困难,症状多变且易受温度、疲劳和疾病修饰治疗(disease modifying therapy,DMT)的副作用等外界因素的影响,功能障碍复杂程度较高。主要的功能障碍包括运动障碍、感觉异常、视觉障碍、精神症状及认知障碍等。

1.运动障碍

一般下肢比上肢明显,以肢体无力最多见,可为偏瘫、截瘫或四肢瘫,其中以不对称瘫痪最常见。30%～40%的患者有不同程度的共济运动障碍。

2.感觉异常

浅感觉障碍表现为肢体、躯干或面部针刺感、烧灼感、触电感、麻木感、束带感。疼痛感可能与脊神经根部的脱髓鞘病灶有关,具有显著特征性,也可有深感觉障碍。

3.视觉障碍

视觉障碍常为急性视神经炎或球后视神经炎,多为急性起病的单眼视力下降,有时双眼同时受累。也可出现眼肌麻痹及复视。另外,眼球震颤也是本病的特征之一,多为水平或水平加旋转。

4.精神症状及认知障碍

如抑郁、欣快、情绪不稳定、病理性哭笑等,或有注意力不集中、记忆力减退、反应迟钝、言语不畅等。

5.自主神经功能障碍

膀胱功能障碍是MS的主要痛苦之一,如尿频、尿急、尿失禁、尿潴留等。也可出现便秘或便秘与腹泻交替出现、性欲减退,亦可见半身多汗和流涎。

6.其他症状

可伴有周围神经损害和多种自身免疫性疾病,如风湿病、类风湿综合征等。

三、康复评定

(一)康复评定目的

MS具有病灶多发性和病程复发-缓解的特点,由此决定了其功能障碍的复杂性。通过康复评定可以全面了解患者功能障碍的情况，从而为康复治疗计划的制定和修订提供依据。

（二）康复评定内容

1.身体结构和功能障碍评定

参照MS残疾简易记录（minimal record of disability for MS,MRDMS）。MRDMS为MS国际联盟协会在1985年制定，评定分为功能系统评定和残疾状态评定两部分内容，其残疾部分是根据扩展的残疾状态量表（expanded disability status scale,EDSS）制定，对MS的功能障碍和个人能力障碍进行了详细的评定。功能系统（functional systems,FS）分8个系统，各系统分不同等级。残疾状态量表评分为0~10分，得分为4分或更低，表示残疾程度最低，没有行走限制；得分为6分或更高，表示使用辅助设备行走；得分为8分或更高，表示活动已基本受限于床或椅子上。另外，MS患者因神经功能损伤还可以使用其他特定量表，如认知功能、感觉功能、吞咽功能、泌尿生殖功能及营养状态评定等。

2.活动能力评定

可用日常生活能力量表（BADL）、工作性日常生活能力量表（IADL）和MS生活影响量表（multiple sclerosis life impact scale,MSIS-29）等。

3.参与能力评定

可使用环境状态量表（environmental status scale,ESS），社会经济学量表（socioeconomic scale,SES）对MS患者进行社会能力评定。

四、康复治疗

MS康复结局主要取决于病情严重程度，以及是否采取了科学、系统的康复治疗措施，功能障碍的恢复主要考虑原发症状（由疾病本身引起的运动障碍、感觉异常、眼部症状、认知障碍和以情感改变为主的精神障碍障碍及括约肌功能障碍等）和继发症状（由原发症状所引起的压疮、泌尿系统感染、肺部感染等），以及认知、疲劳、睡眠模式等方面问题。但需要注意的是，过于关注孤立症状的康复治疗往往不太可能有效。

（一）临床治疗

MS急性期治疗以减轻恶化期症状、缩短病程、改善残疾程度和防治并发症为主要目标，主张短期、大剂量激素冲击疗法，辅以免疫抑制剂、免疫球蛋白、血浆置换等；缓解期以控制疾病进展为主要目标，推荐使用疾病修饰治疗（DMT），以减少复发、减少脑和脊髓病灶数、延缓残疾累积及提高生存质量为主。针对可能出现或已经出现的各种功能障碍，应尽早康复，如疲劳控制、行为和环境调适以及辅具应用、锻炼计划、痉挛处理、认知补偿、疼痛干预、震颤和共济失调的作业治疗、就业调整等以最大限度地改善高患者的功能及舒适程度。

（二）康复治疗

1.康复治疗原则

越早康复，临床症状越容易改善。MS常累及多个系统，症状表现多样复杂，治疗前应在治疗小组共同参与下，全面系统评估后制定合理的康复治方案。在康复治疗中应以患者的功能需要为中心进行训练,进行与日常生活和工作联系密切的活动与作业,最大限度地提高患者的生活质量。鼓励患者积极主动参与,加强心理疏导。

2.康复治疗方法

(1)维持关节活动范围:维持关节活动范围和防止畸形的出现是早期康复治疗的重点之一,根据患者病情采取主动或被动运动方法。对关节活动已受限,出现挛缩者可应用关节松动技术和牵伸技术,也可利用支具或矫形器使关节维持在理想的活动范围。

(2)肌力训练:可以采用抗阻运动和有氧耐力训练,训练的强度、类型和频率应视患者具体的身体情况而定。高肌张力患者避免抗阻训练以免诱发痉挛加重。另外,由于患者易疲劳和不耐热,运动期间应保持环境温度适中,适时休息1~5分钟,避免体温过高。

(3)痉挛状态:是MS的主要症状之一,是上运动神经元损伤后脊髓和脑干反射亢进而导致的肌张力异常增高状态。痉挛状态要在综合各方面因素基础上选择物理治疗、作业治疗、口服药物或药物注射。口服巴氯芬是通常的一线口服药物。作为辅助疗法,物理治疗和作业治疗在早期阶段都是有帮助的。

(4)疲劳:是MS患者最常见和导致衰弱的症状之一,包括周围型疲劳和中枢型疲劳,前者与易疲劳性有关,休息可缓解;后者为主观性疲劳,与兴奋性和注意力障碍有关,伴动力下降和对休息的渴望。疲劳虽是与客观神经功能缺损类似的致残症状,但与疾病进程无关,因此尽早诊断MS相关疲劳并尽快开始适当治疗的意义重大。因此,应采用基于疲劳控制和能量管理的活动策略,通过行为和环境的调适以及辅具应用,合理安排锻炼计划,减少痉挛,增进功能,改善体能。

(5)震颤和共济失调:静止性震颤选用苯海索,意向性震颤选用盐酸阿罗洛尔等药物治疗。可通过运动疗法改善患者肢体近端的稳定性,方法有抗重力运动、姿势镜视觉反馈训练、肢体近端负重加强本体感觉反馈和PNF训练。另外,辅助器具的使用能改善因震颤和共济失调造成的不便,如用长把柄的餐具和带固定器的盘子有助于独立进餐,合适的项圈对控制头的震颤有一定作用,加重的助行器有助于行走等。

(6)感觉障碍:半数以上的MS患者会出现感觉障碍。浅感觉丧失的患者通过感觉刺激治疗,如在体表进行刷、擦、拍打和冷热刺激等,增加肢体的感觉反应;本体感觉丧失的患者通过感觉反馈治疗,或借助视听反馈来改善和补偿感觉的丧失。同时,感觉障碍区域的皮肤应保持局部清洁和干燥,加强营养,定时变换体位和检查皮肤,防止压疮形成。

(7)疼痛:MS所致疼痛可分为神经性疼痛、感觉迟钝性疼痛、痉挛性疼痛、与过劳有关的骨骼-肌肉疼痛。神经性疼痛多见于发作性三叉神经痛,可用卡马西平等药物治疗;感觉迟钝性疼痛可用三环类抗抑郁药如阿米替林可缓解疼痛;痉挛性疼痛可口服巴氯芬。此外,物理因子治疗如经皮电刺激或针灸治疗也可缓解部分患者的疼痛。

(8)膀胱直肠功能障碍:膀胱功能障碍可以采取药物治疗、物理因子治疗或配合膀胱功能训练改善功能,必要时采取间歇导尿。直肠功能障碍表现为无力性便秘,腹泻少见。通过饮食调节、培养定时排便习惯、口服润肠通便药物等肠道训练有助于防止粪便嵌塞和排便不畅,严重便秘者宜间断灌肠。

(9)构音障碍和吞咽障碍:因受累部位不同,构音障碍和吞咽困难可以单独出现,也可以伴随出现。构音障碍的康复过程按呼吸、喉、腭和腭咽区、舌体、舌尖、唇和下颌运动的顺序逐一进行治疗和训练。吞咽障碍的治疗应根据筛查和评定的结果,经过口咽活动度训练、增强吞咽反射训练、声带内收训练、增强喉提升训练、咽收缩训练及体位、头位调整等行为学方法的特殊手法如声门上吞咽、门德尔松(Mendelsohn)手法等促进食团的控制和传递。对咽门、软腭、舌后部的热或冷刺激有助于吞咽功能恢复。针刺、低频电刺激也有助于改善症状,球囊导管扩张术对环咽肌痉挛引起吞咽障碍者有效。严重吞咽困难不能进食者,需鼻饲或胃造瘘。同时需要加强饮食管理,包括调整进食方式、调整食物性状、心理支持和护理干预等。

(10)视觉功能障碍:视神经炎用大剂量甲泼尼龙治疗,能加速视力恢复,降低MS复发率;巴氯芬对周期性变化的眼震有效;很多视觉装置如棱镜稳定视网膜图像可减轻振动幻视。受损的眼外肌注入肉毒杆菌毒素可使获得性眼震幅度降低。

(11)认知障碍:MS患者认知障碍对康复结局的影响远较躯体障碍更重要,多见于脑内有大面积病灶或慢性进行性病程的患者,可单独出现并不与躯体症状或体征伴行,多表现在记忆力、注意力、概念理解、执行能力、信息处理速度和空间技能等方面障碍。康复治疗以代偿、代替和直接训练为主导。

(12)精神与情绪障碍:可出现行为异常、人格改变和精神异常,亦可出现欣快感,但以抑郁多见。MS抑郁综合征的发生率为40%,常见于优势侧大脑半球损害,MS功能障碍使患者日常生活和社会工作能力降低,缺乏社会的关心与支持,同时类固醇类药物、抗痉挛药物等因素也可引起抑郁。抑郁可使MS症状加重、病程延长,并使自杀倾向增高。抗抑郁药辅助心理治疗,可使症状缓解;MS患者也可出现病理性的哭笑及情绪不稳定,可使用小剂量的阿米替林治疗。

(13)社会心理和职业障碍:MS本身及伴发症状长期迁延不愈,给患者带来社会、心理和就业等方面的问题,需要社会工作者、心理工作者、亲友及全社会的支持和帮助,提供适当的就业机会,减轻患者的心理压力。

五、总 结

让患者正确认识疾病,认识自我,了解多发性硬化的疾病演变过程。由于本病目前尚无根治方法,每一次发作都会使患者病情加重,功能障碍进一步恶化,因此关键是预防再发。指导患者注意预防感染,避免洗澡水过热、高温暴晒,保持心情愉快,不吸烟,作息规律,适量运动,补充维生素D等,以低脂、高蛋白、高维生素、易消化、无刺激的饮食为主。康复方面需要加强宣教,使患者充分认识到康复治疗的重要性,早期积极地配合康复治疗,以改善各种功能障碍,克服生理和心理的各种困难,多参与家庭活动和各种社会活动。

(蒋松鹤)

第五节　脊髓损伤康复

一、概　述

(一)定义与分类

1.定　义

脊髓损伤(spinal cord injury,SCI)是指外伤或疾病因素造成的脊髓结构、功能的损害,引起受损平面以下的运动、感觉和自主神经功能障碍。脊髓损伤平面决定了脊髓损伤的症状和严重程度。颈段脊髓($C_1 \sim T_1$)损伤导致双上肢、双下肢和躯干的部分或完全的损伤称为四肢瘫,胸腰段脊髓(T_1以下)损伤使躯干和下肢的感觉与运动丧失控制称为截瘫。脊髓损伤不单单造成肌肉骨骼系统损伤,甚至患者的心肺系统、消化系统、泌尿生殖系统和感觉系统均会产生一系列改变,除此之外,脊髓损伤患者的社会心理状态同样受到严重影响。

2.分　类

脊髓损伤可分为原发性损伤与继发性损伤。原发性损伤是指外界因素直接或间接作用于脊髓所造成的第一次脊髓损伤,骨折碎片、移位、椎间盘和韧带对神经元的直接压迫损伤了中枢和周围神经系统,通常是不完全的,即在损伤平面以下尚存一定功能;继发性损伤则是由于原发性损伤诱发的神经退行性变、血管损伤、神经炎症反应等改变,是脊髓的进一步自毁性损害过程,其后果远甚于原发性损害。

(二)流行病学

脊髓损伤的原因很多,但可以简要分为外伤性和非外伤性两大类,前者是脊髓损伤最为常见的原因,损伤发生率从高到低依次是交通事故、跌倒、暴力袭击和运动损伤,但在不同的国家和人群中存在差异。外伤性脊髓损伤,在欧美国家约50%是由交通事故引起的,而在我国20世纪80年代之前主要为高处坠落或砸伤、交通事故,20世纪90年代以后交通事故导致的脊髓损伤逐年增高。非外伤性损伤包括先天性和发展性、退行性CNS疾病、基因和代谢性、感染性、炎症性、缺血性、损伤后遗症、风湿性和退行性、毒性、肿瘤性等,如表3-5-1所示,发病率很难统计,如果将其全部统计在内,脊髓损伤的发病率可能增加四倍以上。

脊髓损伤主要发生在青年和老年群体中,呈双峰型。在60岁以上的人群中,跌倒是脊髓损伤的最常见原因,并且老年人的脊髓损伤通常与椎管狭窄有关,如低处跌倒和低速交通事故,受创伤程度反而相对年轻人轻。在儿童中,30%的脊髓损伤与运动有关,其他特殊病因包括分娩损伤、虐待、安全带损伤等。70%～80%的脊髓损伤发生在男性群体中,5岁以后,男性的发病率高于女性,16～20岁达峰值,65岁以后差距再次缩小。

表3-5-1　脊髓损伤的非外伤性原因

病因	障碍
先天性和发展性	脑瘫、闭锁障碍、脊髓纵裂、脊柱裂
退行性CNS疾病	肌萎缩性侧索硬化症、弗里赖希(Friedreich)共济失调、遗传性痉挛性截瘫、小儿神经轴索营养不良、佩利措伊斯-梅茨巴赫病、海绵状白质脑病(卡纳万病,Canavan病)、脊髓性肌萎缩症
基因和代谢性	β-甲基巴豆酰甘氨酸尿、神经节苷脂贮积病、肾上腺脊髓神经病变、无β脂蛋白血症、维生素B$_{12}$缺乏症
感染性	病毒(单纯疱疹病毒、水痘-带状疱疹病毒、巨细胞病毒、人T细胞白血病病毒-1、艾滋病毒、脊髓灰质炎病毒);细菌(波特氏病、分枝杆菌);真菌(隐球菌spp);寄生虫(刚地弓形虫、曼氏血吸虫)
炎症性	多发性硬化、横贯性脊髓炎
缺血性	主动脉夹层、心脏骤停、低血压、动脉粥样硬化、血栓形成、栓塞、医源性、动静脉畸形
损伤后遗症	迟发性功能丧失、脊髓空洞症
风湿性和退行性	峡部裂、狭窄、椎间盘病、佩吉特(Paget病)、类风湿性关节炎、后纵韧带骨化症
毒性	氨甲蝶呤、阿糖胞苷、辐射
肿瘤性	原发性和转移性

二、脊髓损伤对机体功能的影响

脊髓损伤对机体功能的影响如图3-5-1所示。脊髓损伤的主要临床特征包括了脊髓休克、运动障碍(四肢瘫或截瘫)、感觉障碍、体温控制障碍、痉挛、排便功能障碍、性功能障碍。不完全性脊髓损伤还有中央索综合征、半切综合征、前束综合征、后束综合征、脊髓圆锥综合征、马尾综合征和脊髓震荡等。

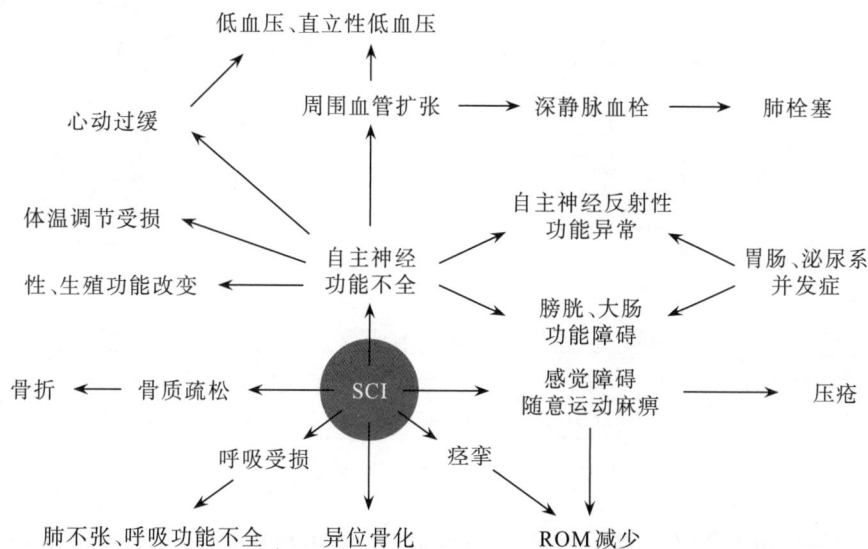

图3-5-1　脊髓损伤对机体功能的影响

三、康复评定

(一)损伤平面的评定

1.损伤平面的评定

脊髓神经解剖结构的节段性特点决定了脊髓损伤的节段性表现。神经平面是指保持身体双侧正常运动和感觉功能的最低脊髓节段,即该平面以上感觉和运动功能完全正常。运动水平(motor level,ML)为脊髓损伤后,保持运动功能(肌力3级或以上)的最低脊髓节段(肌节)。感觉水平(sensory level,SL)为脊髓损伤后,保持正常感觉功能(痛温觉、触压觉以及本体感觉)的最低脊髓节段(皮节)。脊髓损伤的神经平面主要以运动损伤平面为依据,但$T_2 \sim L_1$节段的运动损伤平面难以确定,以感觉损伤平面来确定。运动损伤平面和感觉损伤平面主要通过徒手肌力测试关键肌及关键感觉点的痛觉(针刺)和轻触觉来确定。由于身体两侧的损伤水平可能不一致,评定时需同时检查身体两侧的运动损伤平面和感觉损伤平面,并将结果(右-运动,左-运动;右-感觉,左-感觉)记录在标准化的流程图上(见图3-5-2)。

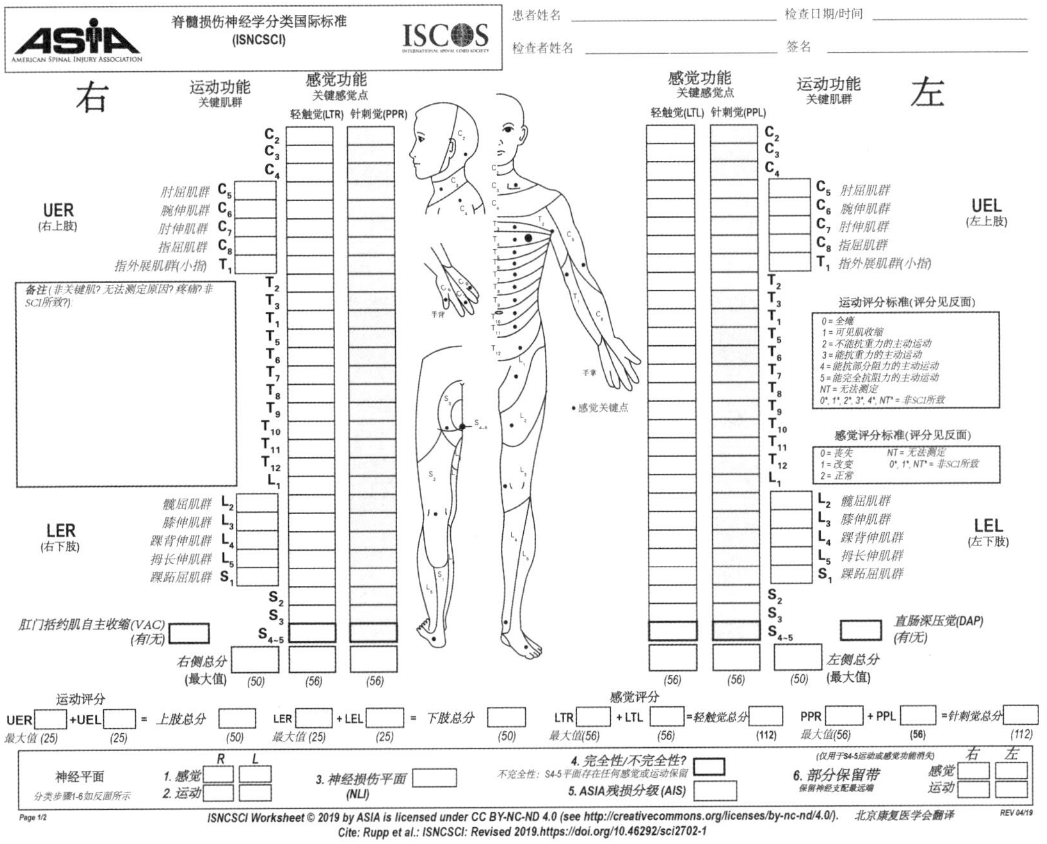

图3-5-2 脊髓损伤神经学分类国际标准

美国脊髓损伤协会(American Spinal Injury Association,ASIA)在1982年首次提出脊髓损伤神经功能分类标准,并被美国脊髓损伤委员会和国际脊髓学会(International Spinal Cord

Society,ISCoS)共同推荐为国际标准。脊髓损伤神经学分类国际标准(International Standards for Neurological Classification of Spinal Cord Injury,ISNCSCI)不断修订,其检查表也进行多次修订。2019年4月15日ASIA发表该检查表的最新修订版本。

2.运动平面

运动水平评定通过对10组关键肌肉功能的检测(见表3-5-2)来完成,检查顺序需从上至下,参照国际标准化培训e-学习项目(InSTeP)培训项目,0~3级肌力检查使用标准体位,以减少肌肉代偿;在检查4或5级肌力时应使用特殊体位。对于疼痛、截肢、大于50%关节活动度的关节挛缩等原因导致的肌群无法检查详细说明。运动积分是将肌力作为分值,将各关键肌的分值相加,上下肢运动评分分开计算,各50分,正常者运动平面总分为100分。

表3-5-2 人体10组关键肌肉

平面	关键肌	平面	关键肌
C_5	肘屈肌群(肱二头肌、肱肌)	L_2	髋屈肌群(髂腰肌)
C_6	腕伸肌群(桡侧腕长伸肌、桡侧腕短伸肌)	L_3	膝伸肌群(股四头肌)
C_7	肘伸肌群(肱三头肌)	L_4	踝背伸肌群(胫前肌)
C_8	指屈肌群(指深屈肌)	L_5	踇长伸肌群(足踇长伸肌)
T_1	指外展肌群(小指展肌)	S_1	踝跖屈肌群(腓肠肌和比目鱼肌)

3.感觉平面

感觉水平评定采用轻触觉和针刺觉检查,身体左右两侧各28个皮节的感觉关键点(见表3-5-3),感觉正常(与面颊部感觉一致)计2分,异常(减退或过敏)计1分,消失为0分。每侧每点每种感觉最高计2分,每种感觉一侧最高为56分,左右两侧最高共计112分。两种感觉得分之和最高可达224分。分数越高越接近正常感觉。

表3-5-3 人体28个关键感觉点

平面	关键感觉点	平面	关键感觉点
C_2	枕骨粗隆外侧1cm或耳后3cm	T_8	锁骨中线第8肋间(T_6~T_{10}的中点)
C_3	锁骨中线锁骨上窝(锁骨后方)	T_9	锁骨中线第9肋间(T_8~T_{10}的中点)
C_4	肩锁关节的顶部	T_{10}	锁骨中线第10肋间(脐水平)
C_5	肘前窝的桡侧,肘横纹近端	T_{11}	锁骨中线第11肋间((T_{10}~T_{12}的中点)
C_6	拇指近节背侧皮肤	T_{12}	锁骨中线腹股沟韧带中点
C_7	中指近节背侧皮肤	L_1	T_{12}与L_2连线中点
C_8	小指近节背侧皮肤	L_2	大腿前内侧,腹股沟韧带中点(T_{12})和股骨内侧髁连线中点
T_1	肘前窝的尺侧,肱骨内上髁近端	L_3	膝上股骨内髁处
T_2	腋窝的顶部	L_4	内踝
T_3	锁骨中线第3肋间	L_5	足背第3跖趾关节
T_4	锁骨中线第4肋间(乳线)	S_1	足跟外侧
T_5	锁骨中线第5肋间(T_4~T_6的中点)	S_2	腘窝中点
T_6	锁骨中线第6肋间(剑突水平)	S_3	坐骨结节或臀皱襞(作为一个平面)
T_7	锁骨中线第7肋间(T_6~T_8的中点)	S_{4-5}	肛周1cm范围内,皮肤黏膜交界处外侧

4.特殊节段损伤平面确定

对于采用 MMT 肌力评分法无法评估的肌节,如 $C_{1\sim4}$、$T_2\sim L_1$、$S_{2\sim5}$,其运动平面参考感觉平面。这些节段的感觉功能正常其上的运动功能正常,则认为该节段的运动功能也正常。

5.肛门自主收缩(voluntary annal contraction,VAC)

除却关键肌肉的检查外,还要检查肛门括约肌,由 $S_{2\sim4}$ 阴部神经的躯体运动部分控制。检查时以肛门指检的方法感受肛门括约肌收缩的情况,嘱患者挤压指检手指,评定结果记为存在或缺失。根据是否存在肛门自主收缩,将脊髓损伤患者分为完全性和不完全性的损伤。

6.脊髓休克(spinal shock,SS)

脊髓休克不同于脊髓震荡。脊髓震荡(concussion of spinal cord)是脊髓损伤中最轻的一种,是最后诊断(回顾性诊断),与脑震荡的含义相同,表现为不完全截瘫,损伤平面以下保留有感觉、运动或反射,三者之一或更多,肛门反射都存在,电生理检查常可引出诱发电位。脊髓休克是脊髓损伤后临床病理生理的一个发展变化阶段,指当脊髓遭受严重损伤(常为脊髓横断或完全性脊髓损伤)后,损伤平面以下脊髓的功能包括感觉、运动和反射(包括阴茎海绵体和肛门反射)丧失,即抑制状态,主要见于颈髓损伤和胸髓损伤。脊髓震荡是引发脊髓休克的因素之一,是比脊髓震荡更严重的脊髓损伤,也可以引发脊髓休克。如无器质性损伤(脊髓震荡),则患者在数日至数周内可完全恢复,不残留神经系统后遗症;如有器质性损伤(脊髓挫裂伤或断裂伤),则患者在脊髓休克期过后,将残留轻重不同的截瘫症状。临床上常将肛门反射、球海绵体反射的再出现认为是脊髓休克期结束的标志。但需注意的是极少数正常人不出现该反射,圆锥损伤时也不出现该反射。具体检查方法是用戴手套的示指插入患者肛门,另一手刺激龟头(女性刺激阴蒂),阳性时手指可以明显感觉到肛门外括约肌的收缩。脊髓休克结束的另一指征是损伤平面以下出现感觉、运动或肌肉张力升高与痉挛。

7.部分保留带(zone of partial preservation,ZPP)

ZPP 仅适用于骶段 $S_{4\sim5}$ 中运动功能(无 VAC)或感觉功能消失(DAP、LT 和 PP 感觉消失)的损伤,指的是感觉和运动平面以下仍部分保留神经功能的皮节和肌节。如果骶段保留感觉功能,那么感觉 ZPP 不适用,因此在工作表的区块中记为"NA"。相应地,如果存在 VAC,则运动 ZPP 不适用,记录为"NA"。

DAP:肛门深部压觉。

LT:轻触觉。

PP:针刺觉。

(二)损伤程度的评定

脊髓损伤患者的评定常缺乏及时性,损伤72小时内的神经系统体格检查可提供较为准确的评定,将对临床治疗非常重要。评估时应该仔细检查整个神经系统,评估内容应包括精神状态、颅神经、运动、感觉和自主系统、协调和步态等。对脊髓损伤严重程度的诊断是确定治疗方案和判断患者预后的重要依据。除了认真仔细的临床神经系统检查外,神经影像技术和神经电生理技术均可提供一定的临床应用价值。

根据损伤程度将脊髓损伤分为完全损伤和不完全损伤,在大多数情况下,身体两侧受到的影响是一样的。ASIA残损分级(AIS)(修改自FranKel),将脊髓功能损害分为五个等级(见表3-5-4)。

表3-5-4 ASIA脊髓功能损害分级(impairment scale,AIS)

等级及程度	功能状况
A 完全性损害	在骶段(S_{4-5}),无任何感觉、运动功能保留
B 不完全损害	在神经平面以下包括骶段(S_{4-5})存在感觉功能,但无运动功能保留
C 不完全损害	在神经平面以下存在运动功能,大部分肌的肌力小于3级
D 不完全损害	在神经平面以下存在运动功能,大部分肌的肌力大于或等于3级
E 正常	感觉和运动功能正常

(三)肌张力的评定

脊髓损伤患者多伴有不同程度的肌张力增高,临床上常采用改良Ashworth量表进行痉挛评定(详见第二章第三节)。通过牵伸痉挛肌进行全关节活动范围内的被动运动,根据感受到的阻力将肌张力分为5个等级,分别为0~4级。

(四)关节活动度的评定

随着肌张力的增高,痉挛的出现,以及长期卧床,脊髓损伤的患者往往容易出现受累肢体关节活动受限,甚至关节挛缩,严重影响关节功能。量角器测量法是最常用的关节活动度测量方法,针对伴有痉挛的患者,要求手法缓慢、均匀,不能做快速运动(详见第二章第三节)。

(五)ADL能力评定

截瘫患者可采用改良Barthel指数(MBI),从进食、洗澡、修饰、穿衣、大小便控制、如厕、转移、行走、上下楼梯等10个项目对患者的日常生活活动能力(ADL)进行评估,满分100分。四肢瘫患者可用四肢瘫功能指数(quadriplegic index of function,QIF)来评定。QIF评定的内容有转移、梳洗、洗澡、进食、穿脱衣服、轮椅活动、床上活动、膀胱功能、直肠功能、护理知识等10项,评分采用0~4的5级制,经权重处理后得出总分。也可以采用功能独立性评定(FIM)标准对脊髓损伤患者的生活自理能力(进食、梳洗、洗澡、穿衣、穿裤、如厕)、括约肌控制能力(二便)、活动能力(床椅转移、如厕、盆浴或淋浴)、行动能力(步行/轮椅、上下楼梯)、理解交流能力(理解、表达)、社会认识能力(社会交往、解决问题、记忆)等6类18项进行评估,每项7分,总分126分(详见第二章第三节)。

(六)其 他

脊髓损伤患者还需进行神经源性膀胱与神经源性肠道的评定、性功能障碍的评定、心肺功能的评定及心理障碍的评定。

(七)功能恢复的预测

脊髓损伤患者功能预后与神经损伤程度、损伤平面、临床处置、康复干预、有无合并症和并发症、年龄、身体状况、心理因素、家庭支持、财力支持等多种因素有关。通常以损伤平面作为参考基值来预估患者可能完成的日常生活活动能力和运动/转移能力(见表3-5-5),同时兼顾患者完成这些运动时也会受到的诸如个体年龄与身体素质、损伤情况与恢复阶段、患者的主动性与周围环境或能够获取的帮助的影响。其他如脊髓休克、反射恢复情况、影像及电生理诊断检查等均有帮助判断患者的预后情况。

表3-5-5　损伤平面与功能恢复的关系

损伤平面	功能恢复预测
$C_{1\sim3}$	不能步行,完全依赖轮椅
C_4	不能步行,大部分依赖轮椅
C_5	不能步行,中度依赖轮椅
C_6	不能步行,小部分依赖轮椅
$C_7\sim T_1$	使用轮椅基本独立
$T_{2\sim5}$	使用轮椅完全独立
$T_{6\sim12}$	使用矫形器/拐杖,可进行治疗性步行
$L_{1\sim3}$	使用矫形器/拐杖,可进行家庭功能性步行
$L_4\sim S_1$	使用矫形器/拐杖,可进行社区功能性步行

针对$T_{6\sim12}$损伤的患者,可进行治疗性步行;针对$L_{1\sim3}$损伤的患者,可进行家庭功能性步行;针对$L_4\sim S_1$损伤的患者,可进行社区功能性步行。

四、康复治疗

脊髓损伤的康复在重症监护室即可开始,此阶段的主要目的是预防早期医疗并发症,对患者进行康复教育,并在临床允许的情况下开始早期活动以加速康复进程。一旦患者病情稳定,就应转到专业的脊髓康复单元进行系统的治疗。

(一)早期综合康复治疗

脊髓损伤的早期救治包括院前急救、制动和转移,遵循ABC抢救原则,确保生命体征平稳。在脊髓损伤的急性期(脊柱外科住院时),患者可能需要一段时间的卧床休息和制动,待病情基本稳定后,进行全面体格检查和神经系统检查,并开始早期康复治疗。早期康复治疗的主要目标是尽早开展物理治疗和早期活动,预防并发症。主要康复治疗方法包括心理教育、正确的体位摆放、关节被动运动、体位变换、早期坐起训练、站立训练、呼吸及排痰训练、二便的处理以及遵从临床处理原则。

(二)运动疗法

针对患者的病情稳定性、骨折类型、术后恢复以及可能发生的其他损伤的状况,给予残余功能强化和代偿性功能重建。完全性脊髓损伤患者的肌力训练重点是肩和肩胛带肌肉,特别是背阔肌、上肢肌肉和腹肌;不完全脊髓损伤患者,应对肌力残留的肌肉进行统一训练,目标是使肌力达到3级以上。术后未完全愈合的患者,脊柱还不稳定,肌肉的强力收缩可能会导致骨折的不稳定,因此早期主要以被动运动为主,其他还包括姿势复位、体位管理、翻身训练、膀胱训练、呼吸道管理,以及心肺训练等。被动运动可促进血液循环,保持关节和软组织的最大活动范围,手法按摩通过由远及近的方式对四肢各部位进行按摩,防止肌肉萎缩、关节强直,缓解痉挛状态,改善局部血液循环,促进淋巴回流。通过腹部按摩,促进胃肠蠕动,帮助消化,促进排尿。阻抗训练和结合神经肌肉电刺激的功能训练可用于减轻肌肉萎缩,增加肌肉力量,截瘫或四肢瘫患者的下肢或髋部应用阻力时也需要注意提供保护和支持。此外,耐力训练和日常生活能力训练也是骨骼肌强化治疗手段。在床架、支架、拐杖等器械的辅助下,加强锻炼,使患者可以起坐、站立,甚至步行。

(三)物理因子治疗

物理因子治疗可以改善脊髓损伤患者的特殊损伤,如肌肉萎缩、心血管健康、关节活动度、肌肉伸展性、骨量丢失、疼痛和痉挛等,提高患者在没有护理人员帮助下进行活动的能力。如低中频电刺激、经颅磁刺激和经皮电刺激等可促进神经恢复,缓解脊髓损伤神经痛;短波、超短波和微波疗法可对深部组织进行热疗,缓解继发性肌肉痉挛和萎缩;石蜡疗法、超声波疗法、碘离子导入疗法可治疗继发性关节挛缩;盆底电刺激或盆底电刺激结合生物反馈治疗可改善膀胱功能;低温治疗(32~34℃)能显著降低中枢神经系统的基础代谢率,减少炎症细胞的活化,促进神经功能恢复。功能性电刺激是比较有代表性及潜力的物理因子治疗方法,包括表面电极和植入式两种,通过电流刺激脊椎、周围神经或神经肌肉连接来诱发肌肉收缩。电刺激可增强肌肉的有氧代谢,释放更多的活性酶;亦可增加肌肉的横切面积和提高肌原纤维所占的百分比,从而增强肌力;还可增快肌肉的收缩速度和增强肌肉的耐力。此外,尚可在中枢神经系统与肌肉之间开放更多的通道加强其控制运动的能力。

(四)针对呼吸功能的治疗

四肢瘫和高位截瘫患者可能存在限制性通气功能障碍,以神经肌肉力量下降为主要发病机制,且肺功能相关指标出现显著下降为其主要表现。给予脊髓损伤患者呼吸肌运动训练、膈肌起搏治疗以及药物治疗,可使患者的呼吸肌强度得到改善,但整体疗效仍有待研究。

(五)作业疗法

脊髓损伤患者的功能恢复需要系统性作业治疗的参与,由急性期循序渐进过渡到恢复期直至患者回归家庭或社区。不同阶段和功能水平的患者作业疗法包括不同体位和辅具辅助的功能性活动练习,具体有垫上训练、坐位训练、转移训练、步行训练(治疗性步行、家庭功能性步行、社区功能性步行)、轮椅训练、矫形器的使用,及日常生活活动能力的训练等。

(六)心理治疗及其他

脊髓损伤患者精神创伤可能会远甚于肉体创伤,康复的目的是帮助患者重新回到尽可能正常的生活、工作中去。因此,脊髓损伤康复还应要强调患者在心理社会方面的适应,包括提供必要的社会支持和帮助,重塑形象,重新规划未来,帮助患者在社会中找到自己的位置。根据患者的条件和恢复情况,可进行职业康复训练及文体训练。

（七）新型治疗

通过硬膜外或经皮刺激增强脊髓兴奋性，也可以用大脑刺激的方法来调节脊髓功能。

经颅直流电刺激和经颅磁场刺激则是目前应用于增强脊髓损伤患者脊柱和大脑之间的神经可塑性的两种主要方法。

脑-机接口和康复机器人是脊髓损伤的现代治疗研究的热门，通过解码大脑神经信号来刺激周围神经或肌肉群，控制外置设备，完成某些动作，可大大提高患者的生存质量。

此外，细胞移植治疗被认为具有潜在的临床治疗价值。施万细胞（SCs）包裹在有髓神经纤维上，能分泌神经营养因子，促进受损神经元的存活及其轴突的再生，参与周围神经系统中神经纤维的构成。研究发现SCs移植到脊髓损伤后的大鼠中能促进轴突的髓鞘化并增加移植物及其周围组织脊髓固有轴突的数量。由于嗅鞘细胞（OECs）在中枢神经系统中的迁移作用，OECs被认为是增强脊髓损伤后轴突再生和功能恢复最有前途的移植细胞之一。间充质干细胞（MSCs）是治疗脊髓损伤应用最广泛也是研究最多的细胞类型。MSCs具有分化成不同类型细胞的能力，如软骨、骨、脂肪和神经组织可能应用于修复神经组织损伤。

（八）并发症的处理

脊髓损伤后对并发症的处理也很重要，肺部感染、深静脉血栓、痉挛、关节挛缩、异位骨化都非常常见，但脊髓损伤后最严重的并发症当属压疮并发败血症、尿路感染并发肾功能不全，最危急的情况是自主神经过反射。

五、总　结

脊髓损伤对身体多系统脏器功能都有深远的影响，严重影响患者的行走能力，妨碍患者日常工作、生活和回归社会角色。近年来，随着神经科学研究和临床实践的进步，脊髓损伤患者的预期寿命显著延长，病死率也明显下降，患者的功能和生活质量也得以提高。针对脊髓损伤的康复是治疗策略的重要组成部分，并且是我们目前可用的能最大限度地发挥功能潜力的有效手段。在临床实践过程中，应使用标准化的检查评估方法，根据患者的具体情况和目标进行个性化制定和调整，康复干预可根据患者的实际情况采用代偿策略或强化残存功能、努力康复损伤为首选方法。关注治疗方案的可行性、可负担性和持久性，综合应用康复技术，帮助不同类型脊髓损伤患者过上高效、健康、高质量的生活。

（李建军、王绪化）

第六节　周围神经病损康复

一、概　述

(一)定义与分类

1.定　义

周围神经(peripheral nerve),是指脑和脊髓以外的所有神经,包括神经节、神经丛、神经干和神经末梢。根据连于中枢的部位不同,分为连于脑的脑神经(不包括视、嗅神经)和连于脊髓的脊神经;脑神经有12对,脊神经有31对。根据分布的对象不同,可分为躯体神经和内脏神经;周围神经多为混合型神经,含有感觉纤维、运动纤维和自主神经纤维。

2.分　类

周围神经病损一般可分为周围神经损伤和神经病两大类。周围神经损伤(peripheral nerve injury)是周围神经丛、神经干或其分支受外力作用发生的损伤,如挤压伤、牵拉伤、挫伤、撕裂伤、切割伤、火器伤、医源性损伤等,主要病理变化是损伤远端神经纤维发生瓦勒变性(Wallerian degeneration);神经病(neuropathy)是指周围神经的某些部位由炎症、中毒、缺血、营养缺乏、代谢障等引起的病变,旧称神经炎,轴突变性(axonal degeneration)是其常见的病理改变之一,与瓦勒变性基本相似;若髓鞘破坏而轴突相对完整,则是节段性脱髓鞘(segmental demyelination)的表现。

(二)周围神经损伤的程度

按Seddon方法可分为神经失用、神经轴突断裂、神经断裂。

(1)神经失用:多由挤压和药物损害引起,神经轴突和神经膜均完整,传导功能暂时丧失,一般6个月可自行恢复。

(2)神经轴突断裂:多由挤压和牵拉伤引起,神经外膜、神经束膜、神经内膜和施万细胞完整,神经轴突部分或完全断裂,出现瓦勒变性,运动和感觉功能部分或完全丧失,可自行恢复,但轴突需自损伤部位向远端再生,再生速度为1~2mm/d,故需时较长。

(3)神经断裂:多由严重的拉伤和切割伤导致,神经连续性中断,致运动和感觉功能完全丧失,必须手术修复,术后神经功能可恢复或恢复不完全。

按Sunderland方法可分为5度。

(1)一度损伤:传导阻滞,神经纤维的连续性保持完整,无瓦勒变性。

(2)二度损伤:轴突中断,但神经内膜管保持完整,损伤远端发生瓦勒变性。

(3)三度损伤:神经纤维(包括轴突和鞘管)横断,而神经束膜保持完整。

(4)四度损伤:神经束遭到严重破坏或断裂,但神经干通过神经外膜组织保持连续。

(5)五度损伤:整个神经干完全断裂,需手术才能恢复。

二、周围神经病损的临床表现及功能障碍

常见的周围神经病损有臂丛神经损伤、桡神经损伤、正中神经损伤、尺神经损伤、坐骨神经损伤、腓总神经损伤、胫神经损伤、腕管综合征、糖尿病性周围神经病、三叉神经痛、特发性面神经麻痹(又称 Bell 麻痹)、肋间神经痛、坐骨神经痛、格林-巴利综合征(Guillain-Barre syndrome, GBS)等。主要临床表现及功能障碍有运动障碍、感觉障碍、反射障碍、自主神经功能障碍。

(1)运动障碍:出现迟缓性瘫痪、肌张力降低、肌肉萎缩。

(2)感觉障碍:表现为感觉减退或消失、感觉过敏,主观有麻木感、自发疼痛等。

(3)反射障碍:腱仅射减弱或消失。

(4)自主神经功能障碍:皮肤发红或发绀,皮温低,无汗、少汗或多汗,指(趾)甲粗糙变脆等。

三、康复评定

通过详细的病史采集和体格检查,可初步判断神经受损的部位和程度。为了进一步确定神经受损的性质,做出预后判断,确定康复目标,制定康复计划,评价康复疗效,还必须进行一系列康复评定(详见第二章第三节)。

(一)运动功能评定

(1)观察畸形、肌肉萎缩、肿胀的程度及范围,必要时用尺测量或容积仪测量对比。

(2)肌力和关节活动范围测定。

(3)耐力、速度、肌张力等评价。

(4)运动功能恢复等级评定。英国医学研究理事会将神经损伤后的运动功能恢复情况分为六级,简单易行,是评定运动功能恢复最常用的方法。

表 3-6-1 周围神经病损运动功能恢复评定

恢复等级	评定标准
0级(M_0)	肌肉无收缩
1级(M_1)	近端肌肉可见收缩
2级(M_2)	近、远端肌肉均可见收缩
3级(M_3)	所有重要肌肉能抗阻力收缩
4级(M_4)	能进行所有运动,包括独立的或协同的运动
5级(M_5)	完全正常

(二)感觉功能评定

周围神经病损后感觉消失区往往比实际损伤小,且感觉消失区边缘存在感觉减退区。感觉功能评定包括浅感觉检查、深感觉检查、复合感觉检查等,此外还可以做 Von Frey 单丝压觉试验。周围神经病损后感觉功能恢复的评定可参考英国医学研究理事会的分级评定表(见表 3-6-2)。

表3-6-2　周围神经病损感觉功能恢复评定

恢复等级	评定标准
0级(S_0)	感觉无恢复
1级(S_1)	支配区皮肤深感觉恢复
2级(S_2)	支配区浅感觉和触觉部分恢复
3级(S_3)	皮肤痛觉和触觉恢复,且感觉过敏消失
4级(S_3^+)	感觉达到S_3水平外,二点辨别觉部分恢复
5级(S_4)	完全恢复

(三)反射检查

反射检查时需患者充分合作,并进行双侧对比。常用的反射有肱二头肌反射、肱三头肌反射、肱桡肌肉反射、膝反射、踝反射等。

(四)自主神经检查

常用发汗试验包括碘淀粉试验(Minor试验)、茚三酮试验等。

(五)神经干叩击试验

神经干叩击试验(Tinel征)对神经损伤的诊断和神经再生进程的判断有较大意义。周围神经损伤后,近侧断端可出现再生,再生的神经纤维开始成枝芽状,无髓鞘,外界的叩击和加压可诱发其分布性疼痛、放射痛和过电感等过敏现象,即Tinel征阳性。

(六)日常生活活动能力评定

ADL反映了人们在家庭(或医疗机构内)内和在社区中的最基本能力,是康复医学中最基本和最重要的内容。ADL分类包括基本或躯体ADL(BADL或PADL)、工具性日常生活活动能力(IADL)。常用的标准化的PADL评定方法有Barthel指数、Katz指数、PULSES、修订的Kenny自理评定等;常用的IADL评定有功能性活动问卷(FAQ)、快速残疾评定量表(rapid disability rating scale,RDRS)等。

(七)电生理学评定

对周围神经病损,电生理学检查具有重要的诊断和功能评定的价值,常用方法有针极肌电图检查、神经传导速度测定、体感诱发电位检查。

1.针极肌电图检查

对周围神经病损有重要的评定价值,可判断失神经的范围与程度,以及神经再生的情况。由于神经损伤后的变性、坏死需经过一定时间,失神经表现在伤后3周左右才出现,故最好在病损3周后进行针极肌电图检查。

2.神经传导速度测定

一般也在损伤3周后进行,是对周围神经病损最有用的检查方法,可以确定传导速度、动作电位波幅和末梢潜伏时、感觉神经电位波幅和潜伏时等。既可用于感觉神经也可用于运动神经的功能评定,以及确定受损部位。正常情况下,四肢周围神经的传导速度一般为

40～70m/s。神经损伤时,传导速度减慢。

3.体感诱发电位检查

体感诱发电位(SEP)具有灵敏度高,对病变进行定量估计、对传导通路进行定位测定等优点。对常规肌电图难以查出的病变,SEP是有用的补充,如周围神经靠近中枢部位的损伤。

四、康复治疗

康复治疗的目的是早期防治各种并发症(炎症、水肿等),晚期促进受损神经再生,保持肌肉质量,迎接神经支配,以促进运动和感觉功能的恢复,防治肢体发生痉挛畸形,最终改善患者的日常生活和工作能力,提高生活质量。康复治疗应早期介入,介入越早效果越好。治疗时根据疾病的不同时期进行有针对性的处理。

(一)早 期

早期一般为发病后5～10天。首先需去除病因,减少对神经的损伤,预防关节挛缩的发生,为神经再生做好准备。由于肢体的感觉缺失,易激发外伤,故应注意保护受累部位,如戴手套、穿袜等。若出现外伤、感染,则应选择多种物理治疗,如紫外线治疗等,减轻水肿、炎症和感染,促进伤口早期愈合。针对受累肢体各关节的具体措施如下。

1.关节功能位保持

应用矫形器、石膏托甚至毛巾等,将受累肢体各关节保持在功能位。如垂腕时将腕关节固定于背伸20°～30°的功能位,足下垂时将踝关节固定于背伸90°的功能位等。

2.关节的主、被动运动

由于存在肿胀、疼痛、不良肢位、肌力不平衡等因素,周围神经损伤常易出现关节挛缩和畸形,故受累肢体各关节应早期做全范围各轴向的被动运动,每天至少2次,以保持受累关节正常活动范围。若受损程度较轻,则应进行主动运动。

3.肿胀的处理

水肿与病损后血液循环障碍、组织液渗出增多有关。可采取抬高患肢、弹力绷带包扎、做轻柔的向心性按摩与受累肢体的被动活动、冰敷等措施。

4.为神经再生创造条件

早期应用超短波、微波、红外线等温热疗法,既有利于改善局部血液循环,促进水肿和炎症吸收,又有利于神经再生。有条件时可用水疗、高压氧治疗等。

(二)恢复期

早期炎症水肿消退后,即进入恢复期,但早期的治疗措施仍可有选择的继续使用。此期的重点是促进神经再生、保护肌肉治疗、增强肌力和促进感觉功能恢复。具体措施如下。

1.神经肌肉电刺激疗法

周围神经病损后,肌肉瘫痪,可采用神经肌肉电刺激疗法以保持肌肉治疗,迎接神经再支配。失神经支配后的1个月内肌肉萎缩最快,宜及早进行神经肌肉电刺激治疗,失神经后数月仍有必要施用神经肌肉电刺激治疗。通常选用三角波电流进行电刺激,此外还可选用指数波形、调制中频电流、温热等进行治疗。

2.肌力训练

受累神经支配的肌肉肌力为0~1级时,进行被动运动、肌肉生物反馈等治疗;受累神经支配的肌肉肌力为2~3级时,进行助力运动、主动运动及器械性运动,但应注意运动量不宜过大,以免肌肉疲劳,随着肌力的增强,逐渐减少助力;受累神经支配的肌肉肌力为3~4级时,可进行抗阻练习,以争取最大肌力恢复,同时进行速度、耐力、灵敏度、协调性、平衡性的专门训练。

3.ADL训练

在进行肌力训练时应注意结合功能性活动和日常生活活动训练。如上肢练习洗脸、梳头、穿衣、伸手取物等动作,下肢练习踏自行车、踢球等动作。治疗中不断增加训练的难度和时间,以增强身体的灵活性和耐力。

4.作业治疗

根据功能障碍的部位及程度、肌力及耐力的检测结果,进行有关的作业治疗。上肢周围神经损伤患者可进行木工、编制、泥塑、打字、修配仪器、套圈、拧螺丝等动作,下肢周围神经损伤患者可进行踏自行车、缝纫机等练习。

5.感觉训练

先进行触觉训练,选用软物(如橡皮擦)摩擦手指掌侧皮肤,然后震动觉训练。后期训练涉及多种物体大小、形状、质地和材料的鉴别,可将一系列不同大小、不同形状、不同质地、不同材料的物体放在布袋中让患者用手触摸辨认,如钥匙、螺钉、回形针、扣子、硬币、橡皮块等。训练的原则是由大物体到小物体、由简单物体到复杂物体、由粗糙质地到纤细质地、由单一类物体到混合类物体。

6.促进神经再生

可选用神经生长因子、维生素 B_1、维生素 B_6、维生素 B_{12} 等药物,以及超短波、微波、红外线等物理因子治疗,有利于损伤神经的再生。

7.手术治疗

对保守治疗无效而又有手术指征的周围神经病损患者应及时进行手术治疗。闭合性神经损伤一般观察3个月,如没有神经再生及好转的迹象,需考虑行手术治疗,如神经探查术、神经松解术、神经移植术、神经缝合术等。

8.高压氧治疗

可以通过改善缺血缺氧。抑制局部炎症性水肿等,促进周围神经再生。

9.中医中药

包括针灸,中医康复等,另外一些活血通络中药对周围神经修复与康复有良好作用。

10.其　他

针对周围神经痛,可给予普瑞巴林、加巴喷丁等对症处理。对伴有心理方面问题的患者,可进行心理疏导等。

五、总　结

　　周围神经病损的康复应包括药物治疗、手术治疗及康复专项治疗,一般药物治疗主要用于病损早期,手术治疗用于保守治疗无效而又适合或需要手术治疗的损伤。康复专项治疗不论在周围神经病损的早期、恢复期,还是在手术治疗前后均应尽早介入。因此,康复治疗在周围神经病损的处理中具有十分重要的作用。周围神经病损后,应仔细全面地采集病史、进行全身体格检查、功能检查与评定,以了解周围神经病损的程度,作出预后判断,确定康复目标,制定康复计划并评定康复效果。康复治疗主要是防治并发症,促进受损神经再生,保持肌质量,迎接神经再支配,促进运动功能与感觉功能的恢复,解除心理障碍。治疗时,应根据不同时期、不同病情进行针对性处理,最终恢复患者的生活和工作能力,提升生活质量。

（潘树义）

第七节 脑性瘫痪康复

一、概 述

(一)定义与分型

1.定 义

脑性瘫痪(cerebral palsy,CP)简称脑瘫,由发育不成熟的大脑(产前、产时或产后)、先天性发育缺陷(畸形、宫内感染)或获得性(早产、低出生体重、窒息、缺氧缺血性脑病、核黄疸、外伤、感染)等非进行性脑损伤所致,是一组持续存在的中枢性运动和姿势发育障碍、活动受限综合征。主要表现为运动障碍,伴或不伴有感知觉和智力缺陷。脑瘫的脑部病理改变主要是脑白质损伤、脑部发育异常、颅内出血、脑部缺氧引起的脑损伤等。

脑瘫高危儿主要指在胎儿期、分娩时、新生儿期受到高危因素的损伤(尤其是中枢神经系统),已发生或可能将会发生中枢性运动功能损害为主要特征的早期婴儿。脑瘫高危儿还不足以诊断脑性瘫痪,也可能临床表现正常。

2.临床分型

脑瘫通常是复杂的多重运动障碍的综合征,但根据受累部位的分布和运动障碍体征的分类更占主导地位。根据神经病理学特点及运动障碍体征,可将脑瘫分为痉挛型(70%~80%,根据受累部位分单瘫、偏瘫性脑瘫、双瘫和四肢瘫脑瘫)、不随意运动型(10%~20%)、共济失调型(5%)、混合型四大类型。根据严重程度(粗大运动、精细运动、智商、言语及独立性)可将脑瘫分为轻、中、重三级。

(二)流行病学

脑瘫是儿童最常见的身体残疾,国外报道目前脑瘫的患病率为0.14%~0.32%,我国1~6岁脑瘫患病率为0.246%。

二、脑瘫所致功能障碍的恢复

在脑瘫的功能障碍中,运动障碍常伴有感觉、知觉、认知、交流和行为障碍,以及癫痫和继发性肌肉、骨骼问题。中枢性运动障碍在婴幼儿脑发育早期(不成熟期)即发生,呈持久性和非进行性,但并非一成不变的,轻症可逐渐缓解,重症可逐渐加重,最后可致肌肉、关节的继发性损伤。脑瘫患儿常有各式卧、坐、站立及运动的模式和姿势异常。反射发育异常主要表现有原始反射延缓消失和立直反射(如保护性伸展反射)及平衡反应的延迟出现或不出现,可有病理反射阳性。在肌张力及肌力异常方面,大多数脑瘫患儿的肌力是降低的,痉挛性脑瘫肌张力增高、不随意运动型脑瘫肌张力变化(在兴奋或运动时增高,安静时减低)。

脑瘫的预后与多因素相关,包括康复介入的时机、合并症的发生、中枢神经系统损伤的程度及脑瘫分级。目前,对于脑瘫粗大运动功能的预后主要根据粗大运动功能分级系统

（GMFCS）来判断：Ⅰ级，在11岁左右运动发育达到高峰期，长大可以跑步和上下楼梯；Ⅱ级，运动发育也在11岁左右达到高峰期，最终预后可以独自行走，上下楼梯时需要扶扶手；Ⅲ级，运动发育在8岁左右达到高峰期，需要通过使用拐杖、助行器等帮助步行，但不能独立步行；Ⅳ级，只能通过电动轮椅来代步，运动发育在7岁左右达到高峰期；Ⅴ级，运动发育在6岁9个月左右达到高峰期，生活完全需要别人帮助，无法进行日常活动。

三、康复评定

（一）直接及合并症的相关检查及评估

头颅影像学检查（MRI、CT和B超）是脑瘫诊断有力的支持，MRI在病因学诊断上优于CT。70%脑瘫儿童有其他伴随症状或共患病，包括智力障碍、癫痫、语言障碍、视觉障碍、听力障碍，以及吞咽障碍等。因此，可采用脑电图（EEG）检查帮助判断脑发育情况；用肌电图检查区分肌源性或神经源性瘫痪；脑干听、视觉诱发电位评估听觉损害和视觉损害情况；对有智力发育、语言、营养、生长和吞咽等障碍者进行智商/发育商及语言量表测试等相关检查；肌张力增高的脑瘫儿童根据需要行髋关节超声或X片检查；根据临床特点需要排除遗传代谢病时，可合理选择血糖、乳酸、血氨、丙酮酸、同型半胱氨酸、血尿代谢筛查等，必要时行遗传学检查。

（二）运动功能分级

粗大运动功能分级系统（gross motor function classification system，GMFCS）是根据脑瘫儿童运动功能受限随年龄变化的规律所设计的一套分级系统，是目前临床应用于脑瘫最常见的评估系统，GMFCS将脑瘫儿童根据年龄段分为5组（0~2岁、2~4岁、4~6岁、6~12岁、12~18岁），每个年龄组根据脑瘫儿童运动功能从高至低分为5个级别（Ⅰ级、Ⅱ级、Ⅲ级、Ⅳ级、Ⅴ级）。

手功能分级系统（manual ability classification system，MACS）是针对脑瘫儿童在日常生活中操作物品的能力进行分级的系统，有5个级别，Ⅰ级为最高，Ⅴ级为最低，适用于4~18岁脑瘫儿童。幼儿版手功能分级系统（mini-MACS）在MACS的基础上，依照幼儿特性对每个级别的分级描述进行了改良，建立了适用于1~4岁脑瘫儿童的手功能分级系统。

交流功能分级系统（communication function classification system，CFCS）用于评价2~18岁脑瘫儿童沟通能力，分为Ⅰ~Ⅴ级别，随着级别增高，沟通能力逐步下降，CFCS以儿童沟通的有效程度和沟通方式来进行分级。

（三）整体功能评定

脑瘫的整体功能评定包括肌张力评定、肌力评定、关节活动度评定、吞咽功能评定、精神状态评定（焦虑、抑郁评定）及社会能力及参与能力评定。社会能力及参与能力评定常采用日常生活活动能力（ADL）评定和婴儿-初中学生社会生活能力量表（S-M量表）评定，前者可采用MBI，后者适用于6月龄~12岁患儿，全量表共132个项目，包括独立生活能力、运动能力、作业能力、交往能力、参加集体活动和自我管理能力等六方面的行为能力。其他还包括《国际功能、残疾和健康分类（儿童和青少年版）》(international classification of functioning，disability and health：children and youth version，ICF-CY)评定，如关节挛缩、脊柱侧弯、关节脱位、畸形、上下肢长短等评定。

（四）高危儿的评定

高危儿在婴儿期表现出临床异常，但还不足以诊断脑瘫，也可能临床表现正常。他们发生功能障碍后遗症或发育落后的风险较没有高危因素的婴儿高。因此，需要对这一特殊群体进行早期监测、随访管理，必要时给予早期干预。对于高危儿的评定，目前最具预测效度的方法为全身运动评估(general movements，GMs)，由奥地利神经发育学家HFR Prechtl创建，是一种观察胎儿至4~5月龄婴儿自发运动以预测其神经发育结局的评估方法。GMs对于脑瘫的预测具有较高的敏感度和特异度，脑瘫高危儿应在纠正月龄4月龄内接受两次GMs评估（第1次在纠正1月龄内，第2次在纠正3月龄左右）。哈默史密斯(Hammersmith)婴幼儿神经系统检查(Hammersmith infant neurological examination，HINE)则是应用于2~24月龄婴儿的一种简单、可量化的神经系统检查方法，结合异常MRI检查比单独临床评估更为准确，可在6个月矫正年龄之前进行早期诊断。

四、康复治疗

康复治疗是脑瘫主要治疗方法，不同年龄段脑瘫儿童处于生长发育的不同阶段，其运动功能障碍程度及环境状况亦不尽相同。因此，不同年龄段脑瘫儿童康复治疗目标的制定及康复策略的选择有所不同。脑瘫的康复治疗应遵循以下原则：①早期发现异常表现，早期干预；②遵循综合康复治疗原则；③将专业康复治疗融入脑瘫患儿日常生活活动中；④提倡康复训练与游戏相结合；⑤遵循循证医学原则；⑥集中式康复与社区康复相结合。

（一）物理治疗

脑瘫的物理治疗包括运动疗法和物理因子治疗。运动疗法是根据运动学、神经生理学和神经发育学理论，借助器具或徒手的方法对脑瘫患儿实施的治疗，常用的有Bobath疗法、Rood技术、Vojita技术、PNF技术等神经生理学治疗技术和运动学习(motor learning)方法的治疗，还包括针对性的肌力训练、软组织牵伸训练、关节活动度训练、平衡功能训练、核心稳定性训练和步行功能性训练等运动学治疗方法。运动疗法推荐主动性、目标导向性训练方法，被动的训练方案不推荐。常用的物理因子治疗手段包括了生物反馈治疗、电疗、超声波治疗、冷热疗和水疗等。

（二）作业治疗

目前常用的作业疗法包括限制诱导疗法、镜像疗法和双手强化训练。此外，还要对脑瘫患儿的日常生活活动能力进行训练，主要包括患儿日常生活所需的活动，如转移、步行、进食、修饰、穿衣及鞋袜、洗澡、如厕等。

（三）言语-语言治疗

脑瘫儿童的脑损伤可直接损害语言脑区，而合并的视觉、听觉等感觉系统异常、智能异常、口运动异常等,使得言语的输入、输出和中枢处理过程不同程度地受损,限制了正常模式的语言发育。言语-语言治疗是对各种病因所致的构音障碍、语言发育迟缓、吞咽障碍、认知、交流障碍进行评估、诊断、治疗和研究。

(四)心理康复

脑瘫儿童如共患认知障碍、行为异常和心理疾病等应进行相应的治疗。定期评定心理状态,对儿童进行心理疏导,增强战胜疾病的信心,避免心理行为问题影响生活质量。必要时联合精神科医师共同制定治疗方案。

(五)康复工程

康复工程主要涉及矫形支具,矫形支具主要是通过力的作用矫正肢体的畸形或防止畸形加重,预防废用性肌肉萎缩,减少肌肉痉挛,限制关节保持在功能位;从而达到提高关节稳定性,促进运动功能恢复,改善体位及运动姿势的目的;也有一部分儿童已经失去正常的功能,需要用辅具起到代偿的功能的作用。

(六)引导式教育

引导式教育(conductive education)是综合、多途径、多手段的一种治疗方式,以适当的目的为媒介,提供意识指令性诱导,通过复杂的引导者与功能障碍者之间教与学的整体互动,使脑瘫患儿的运动、智力、语言、社会交往、性格、情绪、意志、手功能、日常生活能力和文化知识等达到全面的提高。若能和其他方法结合则康复疗效更佳。

(七)中医康复

如推拿、针灸、水疗、药浴等传统康复治疗手段,都有舒经活络、增强体质等相应的治疗作用,且副作用少,可以在一定程度上改善脑瘫儿童的功能、降低残疾率。

(八)新型康复技术

随着医疗技术的发展,新技术层出不穷,外骨骼机器人、脑机接口和虚拟现实等技术为脑瘫的治疗提供了新的思路。

(九)家庭康复

随着康复理念的普及,患者及其家属已经意识到康复的重要性和必要性。在康复需求快速增长的同时,还有如医疗费用、精力等问题使一些患者不能得到及时或全面的康复服务,此时家庭康复是最合适的选择。脑瘫儿童的康复治疗是一个长期的过程,且对于家庭而言,经济压力大,并且需要家长参与,而家庭康复可以随时进行,并融入患儿的衣、食、住、行中,能够达到综合性训练的要求。

(十)药物及手术治疗

药物治疗主要以对脑瘫合并症及并发症对症治疗为主,包括抗痉挛药物、抗癫痫药、营养治疗、抗骨质疏松治疗等相应药物。为解除痉挛、预防和矫正畸形,为康复训练提供便利条件,严格掌握手术适应证下,可对部分痉挛性脑瘫和以痉挛为主的混合型脑瘫采用选择性脊神经后根切断术(selective posterior rhizotomy,SPR)、周围神经选择性部分切断术

（selective peripheral neurotomy，SPN）、颈动脉鞘交感神经网剥脱术、骨关节与肌肉肌腱矫形术等。

五、总　结

脑瘫患者因中枢神经的器质性损伤，影响和阻碍了正常运动过程的发育，会出现言语、认知、运动功能障碍和姿势异常，因此积极的康复治疗在改善脑瘫儿童功能障碍上占有着不可或缺的地位，康复治疗以最大限度地改善脑瘫儿童功能并提高其生活质量为目标，尽可能减少继发性残损的发生，为家庭及社会减轻压力，使患者能更好的回归家庭及社会。

（李海峰）

第八节 神经源性言语与语言障碍康复

一、概　述

(一)定　义

1.言语与语言

言语(speech)与语言(language)是两个不同却有关联的概念。语言包含了言语,言语是对语言的具体运用。言语是指人们掌握和使用语言的活动,具有交流功能、符号功能、概括功能,即音声语言(口语)形成的机械过程,即说话的能力。语言是一种特殊的社会现象,是人类最重要的交际工具和思维工具,是音义结合的符号系统。语言以语音为物质外壳,由词汇和语法两部分组成并能表达出人类思想的符号系统。人们通过运用这些符号达到交流的目的,是人类区别于其他动物的重要特征之一。其表现形式包括口语、书面语和姿势语(如手势、表情及手语)。

2.言语与语言障碍

言语障碍是指口语形成障碍,包括发音困难或不清、嗓音产生困难、气流中断或言语韵律异常等导致的交流障碍。代表性言语障碍为构音障碍,临床上多见于脑卒中、脑外伤、脑瘫等疾病所致的运动性构音障碍(dysarthria)。语言障碍是指口语和非口语的应用过程出现障碍。表现为在形成语言的各个环节,如听、说、读、写各个部分单独或多个部分受损导致的交流障碍。代表性语言障碍为脑卒中和脑外伤所致的失语症(aphasia)。

广义上的言语与语言障碍是指各种原因导致的沟通功能障碍,包括失语症、各种原因导致的构音障碍、言语失用症、脑外伤所致的交流障碍等。本节将重点介绍最常见的两种神经源性言语与语言障碍,即运动性构音障碍和失语症。

(二)分类与功能障碍表现

1.构音障碍的分类与表现

构音障碍根据病因分为器质性构音障碍、功能性构音障碍和运动性构音障碍,其中运动性构音障碍是最常见的神经源性言语与语言障碍。器质性构音障碍是先天和(或)后天的结构异常所致的构音障碍,如唇腭裂所致的构音障碍。功能性构音障碍是指发音错误表现为固定状态,但找不到明显病因,多见于儿童。运动性构音障碍是由于神经病变、与言语有关的肌肉麻痹、收缩力减弱或运动不协调。运动性构音障碍根据神经解剖和言语声学特点可分为弛缓型构音障碍、痉挛型构音障碍、共济失调型构音障碍、运动过弱型构音障碍、运动过强型构音障碍、混合型构音障碍(见表3-8-1)。

表 3-8-1　运动性构音障碍的分类

根据神经解剖和言语声特点分类	病灶	神经肌肉症状	言语表现
弛缓型	周围神经系统或下运动神经元损伤	肌力下降,肌张力低下	鼻音重,关节活动不精确,发音含糊,气息音
痉挛型	锥体或锥体外系	肌力下降,肌张力增高	声音粗糙,关节活动不精确,费力,不自然中断,鼻音过重
共济失调型	小脑	运动慢,震颤	发音延长,速度慢,关节活动不精确,不规则的中断
运动过弱型	基底节或皮质下结构	运动慢,范围受限	语速较慢、语量较少,关节活动减少
运动过强型	基底节或皮质下结构	运动快,不能保持,不随意运动	声音粗糙,费力,肌张力障碍使声音中断,不随意的言语运动
混合型	上下运动神经元	根据运动神经元受损的水平表现各异	混合的,例如粗糙且带有气息音

2.失语症的分类与表现

失语症常影响患者的口语表达能力,一般根据患者谈话的特点将失语的口语分为流畅性和非流畅性,二者的鉴别见表 3-8-2。

表 3-8-2　流畅性与非流畅性言语的鉴别

项目	非流畅性	流畅性
说话量	减少,<50词/min	正常或多
费力程度	费力	不费力,正常
语句长度	短,电报式	可说长句子
韵律	异常	正常
信息量	多:仅有实词,突出名词	少:空洞、缺乏实词、虚词多

失语症患者的受损的语言能力包括表达能力和理解能力。迄今为止,对失语症的分类仍未取得完全一致的意见。一般认为,大脑某一部位的损害,会造成一组完全或不完全的语言临床症状较高频率的出现,如果损伤较局限,多表现为典型的失语症状,如果范围较广,会呈现出非典型的失语症状。临床上常根据病灶以及语言表达、复述、理解能力的受损特点,对失语症进行分类,包括运动性失语、感觉性失语、传导性失语、完全性失语、经皮质运动性失语、经皮质感觉性失语、命名性失语、交叉性失语和原发性进行性失语(见表 3-8-3)。

表3-8-3 失语症的分类

根据病灶以及语言表达、复述、理解能力的受损特点分类	病灶	表达及理解障碍的表现
运动性失语	左侧额下回后部皮质及深部机构	表达:非流利性,费力,命名困难,语量少; 理解:有障碍,但比表达好
感觉性失语	左侧颞上回区或顶下皮质累及角回	表达:流利,韵律正常,语义错乱,新词,无意义语。患者不能意识到自己的错误; 理解:常是严重受损,对口语能力理解差
传导性失语	左侧颞上区域或顶叶缘上回	表达:流利,命名困难,语言错乱,自我修正,复述困难 理解:口语听理解能力相对完整保留
完全性失语	额颞顶部	表达:口语表达差,但可有刻板语; 理解:对口语及书面语理解都差
经皮质运动性失语	大脑前动脉闭塞所致左侧额叶Broca区上部及前部	表达:与运动性失语相似,非流利,言语发音困难; 理解:通常是完好的
经皮质感觉性失语	Wernicke区后部及下部	表达:与感觉性失语相似,但可以复述及模仿; 理解:对口语及书面语的理解有较为严重的受损
命名性失语	左侧颞顶区	表达:主要的障碍为找词困难和命名困难,言语;中断,迂回,通常预后较好 理解:口语理解可完全正常或轻度缺陷;书面理解的或有缺陷
交叉性失语	发生率低,右侧半球病变引起失语	表达:左侧半球的镜像失语,一些患者伴有与右侧病变相一致的视觉空间障碍 理解:听理解轻度障碍,且较少见;书面语言比口语易受影响,阅读理解轻度障碍
原发性进行性失语	起病隐匿	表达及理解:最初的症状有找词困难,与急性失语相似,但随着痴呆或其他认知障碍的发展可出现表达和理解障碍的迟发性加重,复杂语句的理解执行能力损害突出

二、相关风险因素及预后

神经源性言语与语言障碍患者,因不能有效地接收外界信息和表达自我意愿造成的交流障碍,对患者心理、生存质量等造成不同程度的影响。此外,患者不同的个性特征,也会影响语言功能的恢复。因此,言语与语言障碍本身与患者的个性特征之间存在相互影响的关系。

1.心 理

患者交流能力的下降,使得家庭、社会角色的发生重大的改变而易造成心理负担。患者的心理障碍多属于情感性障碍和心境障碍,其主要的临床表现为抑郁心境、体验障碍、焦虑综合征、认知功能障碍、意志行为障碍等。心理状态的改变会导致一系列的变化,临床上常可发现患者的行为、性格、生活习惯的改变。

2.焦虑、抑郁

焦虑与抑郁是神经源性言语与语言障碍患者最为突出的心理障碍。焦虑的心理症状包括担忧、紧张、烦躁、害怕、恐慌,可伴有注意力不集中、记忆障碍等。抑郁的症状可从患者的表情、姿势、行为举止中反映出来。如低头、呆坐、唉声叹气、目光呆滞、默默流泪、双唇紧闭、面色苍白等。有些患者情绪不稳定,会因小事而暴怒摔砸或打骂他人、自残甚至自杀等。

3.个　性

语言障碍患者的个体化差异,对语言障碍的恢复有着不同的影响。

(1)原发病、病灶部位和大小:病灶小者、单一病者预后较好,对生存质量影响较少。

(2)合并症的有无:无合并症者恢复较好。

(3)发病年龄:年轻患者较年老患者恢复快,预后较好。

(4)智力:智商高者比低者预后好。

(5)性格:外向性格者预后好。

(6)治疗的积极性和对恢复的期望:积极治疗者预后好,迫切要求恢复者预后好。

三、康复评定

(一)构音障碍的评估

构音障碍的评估从收集有关构音障碍的性质和发生的信息开始,由言语语言病理学家或语言治疗师完成。构音障碍累及言语过程的一个或多个系统,包括呼吸系统、发声系统(喉)、共鸣系统(腭咽)、构音系统(唇、舌)。因此评估的内容包括言语/口腔运动检查,以评估呼吸(呼吸机制)、发声(喉部机制)、共鸣(软腭、咽)和发音(嘴唇、脸颊、下巴、牙齿)。评估过程中,使用非语音和语音相关的任务来评估每个结构的完整性和功能。常用的评估方法有量表检查,如Frenchay构音障碍量表、构音障碍检查(中康版)。

为明确构音障碍的类型和受损系统对言语的影响,言语语言病理学家使用一系列的量化评估,如清晰度测试,包括词语清晰度和言语清晰度。这些评估可以量化构音障碍在音素产生上的影响,同时可以量化它对患者日常环境中交流能力的影响。

此外,也可以采用呼吸功能工具性评价,如声音强度和语句持续时间等声学评价。包括通过说话者产生的声门下压来评估呼吸性能;用内窥镜和频闪检查喉的结构和功能,内镜还可以观察到腭咽运动的机制;通过6450型鼻音仪评估口腔和鼻腔的声音输出并计算输出比率来测量语音产生中的鼻音。

(二)失语症的评估

失语症的评估最主要的内容是以不同类型的语言任务为样本,评价患者语言的理解能力和表达能力。例如对听理解能力的测试可以从图像词匹配评估的单个单词理解任务开始,然后进行更困难的任务,如顺序命令。语言表达能力的检查可从简单的复述、命名至图片描述。此外还包含其他语言能力,如文字的理解能力、书写能力等的评估。

目前国内外常用一些标准化的评估方法,如西方失语量表(western aphasia battery,WAB)、波士顿命名测试(the Boston naming test,BNT)、日本标准失语症检查(standard language test of aphasia,SLTA)、Token测验、汉语标准失语症检查(Chinese rehabilitation research center aphasia examination,CRRCAE)、汉语失语成套测验(aphasia battery of Chinese,ABC),临床上经常使用上述评估方法或其他的评估方法,评估患者受损的语言能力以及指导治疗。

此外,失语症的评估还应包含失语症严重程度的评定。目前,国际上多采用波士顿诊断性失语检查法中的失语症严重程度分级。其中,0~1级为重度,2~3级为中度,4~5级为轻度(见表3-8-4)。

表3-8-4 失语症严重程度分级

分级	内容
0级	无有意义的言语
1级	言语交流中有不连续的言语表达,但大部分需要听者去推测、询问和猜测;可交流的信息范围有限,听者在言语交流中感到困难
2级	在听者的帮助下,可能进行熟悉话题的交谈,但对陌生话题常常不能表达出自己的思想,使患者与检查者都感到进行言语交流有困难
3级	在仅需少量帮助下或无帮助下,患者可以讨论几乎所有的日常问题,但由于言语和(或)理解能力的减弱,使某些谈话出现困难或不大可能
4级	言语流利,但可观察到有理解障碍,但思想和言语表达尚无明显限制
5级	有极少的可分辨出言语障碍,患者主观上可能感到有点儿困难,但听者不一定能明显觉察到

四、康复治疗

(一)构音障碍治疗

1.治疗原则

(1)针对言语表现进行治疗:治疗的侧重应是针对异常言语表现,而不是按构音障碍的类型进行治疗。

(2)按评定结果选择治疗顺序:一般情况下,按呼吸、喉、腭和腭咽区、舌体、舌尖、唇、下颌运动逐个的进行训练。

(3)选择合适的治疗方法和强度。

(4)个体化治疗:制定个体化的治疗目标与治疗计划。

2.治疗方法

构音障碍的治疗是多方面的,包括直接治疗(如进行非言语的口腔运动训练,交流策略练习,如速率控制和过度发音)和间接治疗(如患者/家属教育和咨询,环境改造,使用腭托等义肢或装置)。具体方法包括行为治疗(呼吸训练、放松训练、发音训练、发音器官的运动训练、语音训练、语言节奏的训练、改善清晰度的训练)、物理治疗(构音相关的神经肌肉电刺

126

激、高压氧治疗等)、使用辅助交流用具、中医治疗。

3.注意事项

构音障碍治疗的注意事项包括:①布置舒适且适合治疗的环境;②要重视患者本人的训练以及治疗的时间;③采用多种方式进行联合治疗;④要让患者对自身的障碍有正确的认识,同时要增强患者的自信心;⑤关注患者的心理状况,必要时请心理医生介入。

(二)失语症的治疗

1.治疗原则

失语症的康复治疗原则包括:①针对性治疗,治疗前应进行评估,掌握患者的失语类型、严重程度,以明确治疗方向;②综合训练,注重口语;③因人实施治疗,循序渐进;④对存在多种语言障碍的患者,要区分轻重缓急;⑤各患者之间的生活习惯、文化程度、兴趣爱好等差异较大,应根据患者情况,及时调整治疗方式和语言环境。

2.治疗方法

治疗方法可分为七大类。

(1)传统法:针对患者听、说、读、写等某一言语技能或行为,利用组织好的作业进行训练的方法,包括认知刺激法(Schuell刺激疗法)、去阻滞法、程序操作法。

(2)实用法:只着重交流能力的改善,目的在于恢复患者现实生活中的交流技能的方法,包括交流效果促进法、扩大性替代性沟通交流技术(augmentative and alternative communication,AAC)。

(3)代偿法:利用对侧大脑半球功能或体外仪器设备来补偿言语功能不足的方法,主要应用于重症失语或经其他语言治疗后效果不显著的患者,如基于镜像神经元技术的视动作疗法、旋律吟诵疗法。

(4)其他疗法:小组训练、计算机辅助治疗、药物治疗、中医治疗、强制诱导语言治疗。

(5)非侵入性脑刺激技术:经颅磁刺激(transcranial magnetic stimulation,TMS)、经颅直流电刺激(transcranial direct current stimulation,tDCS)。

失语症治疗应注意以下事项:①选择合适的训练项目;②布置舒适且合适的治疗环境;③注意反馈的重要性;④确保交流手段有效;⑤重视患者本人的训练;⑥结合自我训练和家庭训练;⑦注意观察患者的异常反应;⑧必须充分理解、尊重患者的人格;⑨要让患者对自身的障碍有正确的认识,同时增强患者的信心,并关注患者的心理状况;⑩重视健康宣教的作用。

五、总 结

神经源性言语与语言障碍是常见功能障碍的其中一种,因其交流能力受损,对患者及其家庭造成沉重的负担。根据其病因、临床表现,给予针对性的评估与治疗,可有效改善其交流能力,具有良好的社会效益。

(窦祖林)

第九节　神经源性吞咽障碍康复

一、概　述

(一)定义与分类

1.定　义

吞咽(deglutition,swallowing)是指将食团从口腔经咽、食管输入胃内过程中所发生的连续复杂的反射活动。

吞咽障碍(dysphagia,deglutition disorders,swallowing disorders)是指食物摄入并由口腔转运至胃的过程中发生障碍,导致不能安全有效地进食并获取足够的营养和水分的症状。

2.分　类

(1)吞咽障碍按有无解剖结构异常分类:可分为神经性源性吞咽障碍和结构性吞咽障碍两类。本节主题主要是神经源性吞咽障碍,即吞咽障碍是由神经性疾病所致。此类型的吞咽障碍解剖结构没有异常,属于口咽、食管运动异常引起的吞咽障碍,多是中枢神经系统疾病、脑神经病变、神经肌肉接头疾病及肌肉病变等病理因素所致。结构性吞咽障碍是口、咽、喉、食管等解剖结构异常引起的吞咽障碍,病因更复杂,不是本节介绍内容。

(2)吞咽障碍按发生的时期分类:根据吞咽的生理过程及分期,即食团经过的解剖部位来将吞咽分为认知期、口腔期、咽期和食管期4个时期的障碍表现分类。认知期(口腔准备期)吞咽障碍和口腔期吞咽障碍临床上常见于大脑皮层受损的患者;咽期吞咽障碍常见于脑干受损的患者;食管期吞咽障碍常见于胃食管动力性病变的患者。

(二)流行病学

很多疾病进展过程中都可出现吞咽障碍,包括自然老化、神经系统疾病、颅脑外伤、退行性变、自身免疫性疾病、全身系统疾病、肿瘤、传染病等。医源性所致吞咽障碍有外科手术、放射治疗、化学治疗等。慢性反流性喉炎治疗上的问题也会影响正常的吞咽功能。退行性疾病、自身免疫性疾病、帕金森病患者常有吞咽障碍,并随着疾病的进展更加严重。由于复杂多变的病因,很难精确的确定各种状况下吞咽障碍的发生率。以脑卒中为例,卒中后吞咽障碍的发生率因卒中后时间长短而异,可从发病后48小时持续到6个月,急性卒中后吞咽障碍发生率高达64%~78%,脑干卒中康复期吞咽障碍发生率达37%~45%。帕金森病患者继发吞咽障碍很常见,可高达50%,如有明显的痴呆,则吞咽障碍的发生率更高。

二、神经源性吞咽障碍的常见表现及预后

吞咽是一系列典型的、复杂的反射运动。大脑皮质吞咽相关中枢参与了吞咽的启动、规划和执行。吞咽反射中枢位于延髓网状结构,由孤束核与疑核及其相互连接的网状结构组成吞咽中枢模式发生器(central pattern generator,CPG)。CPG负责接收脑神经传入的与吞

咽有关的感觉信息(触觉、温度觉和味觉),整合吞咽过程,通过疑核控制运动神经元启动吞咽等。12对颅神经均参与吞咽反射活动,其中与吞咽功能紧密相关的颅神经包括三叉神经(CN-V)、面神经(CN-Ⅶ)、舌咽神经(CN-Ⅸ)、迷走神经(CN-Ⅹ)、副神经(CN-Ⅺ)、舌下神经(CN-Ⅻ)。因此,神经源性吞咽障碍的临床表现是是多方面的,不仅可表现为明显的进食问题,也可表现为一些非特异性症状和体征。

常见的临床表现有口水或食物从口中流出、长时间将食物停留在口腔内不吞咽、食物或水从鼻腔流出(鼻腔反流)、食物粘在口腔或喉部、进食或喝水时出现呛咳;进食习惯改变、不能进食某些食物、需要额外的液体将食物湿化后帮助吞咽;吞咽后声音湿润或沙哑、频繁清嗓;咀嚼困难或疼痛;反复发作的肺炎、不明原因的发热、体重下降。

吞咽障碍会导致许多并发症,如误吸、误吸性肺炎、营养不良和脱水。这些并发症使吞咽障碍严重程度增加,延长患者住院时间,恶化疾病的转归,影响患者的生活质量,甚至导致死亡。因此及时识别吞咽障碍并正确处理显得尤为重要。

由于气管和食管的毗邻关系,食物或口咽分泌物都可通过声门进入气道。误吸是指吞咽过程中食物、口腔内分泌物或胃食管反流物等进入到声门以下的气道,是吞咽障碍最常见的并发症。误吸的发生大大增加了肺部感染、营养不良以及脱水的发生风险。吸入性肺炎与误吸密切相关。当食物、口咽分泌物急性或慢性误吸,或胃内容物反流进入气道后,如患者不能及时咳出,细菌进入肺内繁殖导致呼吸道及肺部感染引发吸入性肺炎。吞咽障碍患者是吸入性肺炎的高危高发人群,因误吸导致的窒息、误吸性肺炎等并发症是该类人群常见的死亡原因之一。吞咽障碍患者吞咽困难、消化不良或进食恐惧常导致营养摄入不足,膳食营养搭配不当,经口摄入不足,导致脱水、电解质紊乱及营养不良,严重影响患者的生活质量和康复效果,也是吞咽障碍的常见并发症。

神经源性吞咽障碍患者的预后与年龄、意识状态、认知障碍、原发病和合并症相关。高龄患者慢性疾病、身体功能的减退以及对治疗中代偿功能的受限等原因会影响康复治疗的效果。意识障碍患者由于丧失了对进食的辨别能力,其气道的主动保护能力下降,增加机会性误吸和窒息的风险。严重认知障碍的患者由于进食的定向障碍会出现拒绝进食行为。原发病的性质也会影响治疗效果,如假性球麻痹的预后要好于延髓麻痹的患者,帕金森病、肌萎缩侧索硬化症、阿尔茨海默病患者其病情常逐渐加重,因此吞咽功能的预后也较差。

三、康复评定

当患者有吞咽困难的症状或体征时,即应开始吞咽评估。评估的目的是明确患者目前的吞咽功能情况,并为患者选择一种安全、有效的摄取营养和水分的途径。吞咽评估应详细描述患者的主诉、病史、临床吞咽评估,包括外周运动和感觉系统的物理检查和直接摄食评估,必要时进行仪器检查,如吞咽造影和喉内镜检查。

(一)筛　查

筛查的目的是及早识别出吞咽障碍的高危人群,并决定是否需要进一步检查。在一些常见疾病和特殊人群如脑卒中、气管切开、老年虚弱等人群中应常规开展吞咽障碍筛查。需强调的是筛查并非用于量化吞咽障碍的风险程度或指导吞咽障碍的管理,也不能取代临床功能评估和仪器检查。常见的筛查方法包括量表法、反复唾液吞咽试验、改良洼田饮水测试等。

(二)临床评估

临床评估包括主诉、病史、营养状况、吞咽相关功能评估(口颜面功能、吞咽相关反射及吞咽功能检查和喉功能评估)、摄食评估五个部分。

1.主　诉

许多情况下,主诉可以指导评估。值得注意的主诉包括感觉食物滞留在喉部或胸部、吞咽启动困难、进食时伴随咳嗽(甚至呛咳)、流涎、清除口腔分泌物困难、体重减轻、饮食习惯的改变、吸入性肺炎。饮水或进食时主诉咳嗽或呛咳,提示渗漏和(或)误吸;食物滞留在喉咙或胸部可能是残留或反流的表现;食物粘在胸部的感觉(胸段吞咽困难)通常与食管或食管下括约肌(LES)功能异常有关;食物黏滞在颈部可能与咽、食管或食管括约肌功能障碍有关;鼻腔反流可能是由于软腭无力或功能不全引起的;口腔异味可能与肿瘤、感染、咀嚼障碍、口腔卫生不良或食物在咽部滞留有关,提示可能存在咽或食管憩室;吞咽时疼痛也是值得警惕的症状,常与食管癌有关;烧心、反酸或食物反流提示胃食管反流病;胃内容物反流或呕吐可导致呼吸道并发症,如吸入性肺炎;体重减轻或饮食习惯的改变也常反映出吞咽的潜在问题。

2.病　史

神经疾病病史可能提示吞咽障碍的病因,如中风、脑外伤、神经肌肉疾病或退行性疾病。使用人工气道也可能导致吞咽障碍。记录过往手术史,特别是涉及头部和颈部的手术。目前使用的药物应该排除其副作用,如中枢神经系统镇静剂(镇静药、阿片类药物和巴比妥类药物)有抑制保护性咳嗽和吞咽反射的不良反应,会导致气道风险,其他影响吞咽的副作用可能包括黏膜干燥、嗜睡、肌力降低、食欲差等。其他还需了解的信息包括是否有肺部感染、营养缺乏、是否有影响行为或意识水平的疾病等。

3.营养状况

在问诊中应了解患者目前摄取营养的方式,如经口、管饲或是胃造瘘,还应注意询问患者的体重、体重指数(BMI)、食物的摄入量等有无变化;实验室指标如血红蛋白、白蛋白、前白蛋白、葡萄糖、尿素氮/肌酐、电解质、维生素和微量元素等也可反映患者营养状况。

4.吞咽相关功能评估

(1)口颜面功能:主要包括面部、口腔观察以及下颌、唇、舌、软腭等与吞咽相关的解剖结构的检查,包括组织结构的完整性、对称性、感觉敏感度、运动功能等。

(2)喉功能评估:评估患者自主咳嗽和清嗓以评价其气道保护的能力。

(3)吞咽相关反射及吞咽动作检查:包括咽反射、呕吐反射、咳嗽反射等,颈部甲状腺切迹上方的触诊可作为吞咽时舌喉复合体上抬的间接测量方法。

5.摄食评估

进食过程的评价是了解吞咽功能的重要检查,进食观察内容包括进食姿势、一口量、吞咽启动情况、喉上抬和口腔残留等,提示渗漏/误吸的症状包括咳嗽、清嗓、吞咽后声音变得湿润或沙哑、血氧饱和度下降、呼吸变化。当患者正常进食有困难时,可尝试代偿策略进行训练,如调整食物黏稠度、进食速度、进食体位、姿势等。如果高度怀疑渗漏或误吸,应进行进一步的仪器检查以明确吞咽障碍的程度以及确定安全、有效的进食策略。需要注意的是,在某些情况下存在隐形误吸(误吸时无症状或体征),因此吞咽障碍高风险人群、反复肺炎或体重异常减轻的患者也应进行仪器检查,以排除隐形误吸。

(三)仪器评估与诊断

仪器检查不仅可以发现吞咽障碍的结构性或功能性异常的病因及其部位和程度,明确有无误吸及其机制,而且是选择有效治疗措施(如进食体位和姿势、食物性状)和观察治疗效果的重要依据。适应证包括频繁呛咳、难以管理分泌物、吞咽后声音变得湿润、呼吸系统并发症、原因不明的体重降低等;相对禁忌证包括不能配合检查和有严重的呼吸功能障碍。

1.吞咽造影检查(video fluorographic swallowing study,VFSS)

也称为改良吞钡试验(modified barium swallow,MBS),吞咽障碍首推的标准评定,在X线透视下,患者进食可经放射成像的液体和食物,直接观察食团的运送过程、吞咽解剖学和生理学。检查时可在侧位或正位进行观察,进食不同性状、不同体积的食物,观察内容主要包括食团控制和推送、吞咽的时序性和协调性、有无渗漏和误吸、上食管括约肌开放、残留情况、食管廓清等,还应观察不同代偿策略的影响,以指导后续治疗(见图3-9-1)。此外,还可根据造影文档对吞咽运动的17项生理成分进行逐一分析,或者借助软件对吞咽过程中时间学和运动学参数进行量化分析。VFSS的局限性包括辐射暴露,转运患者到放射科费时费力。

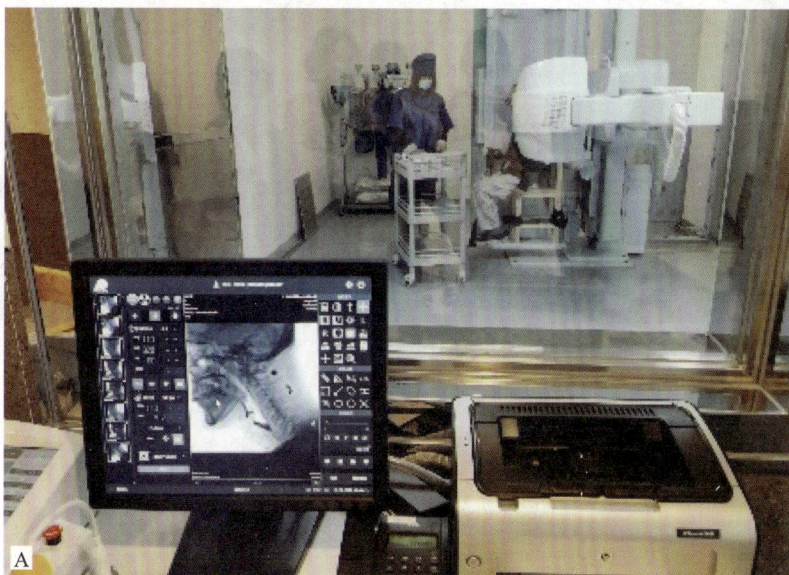

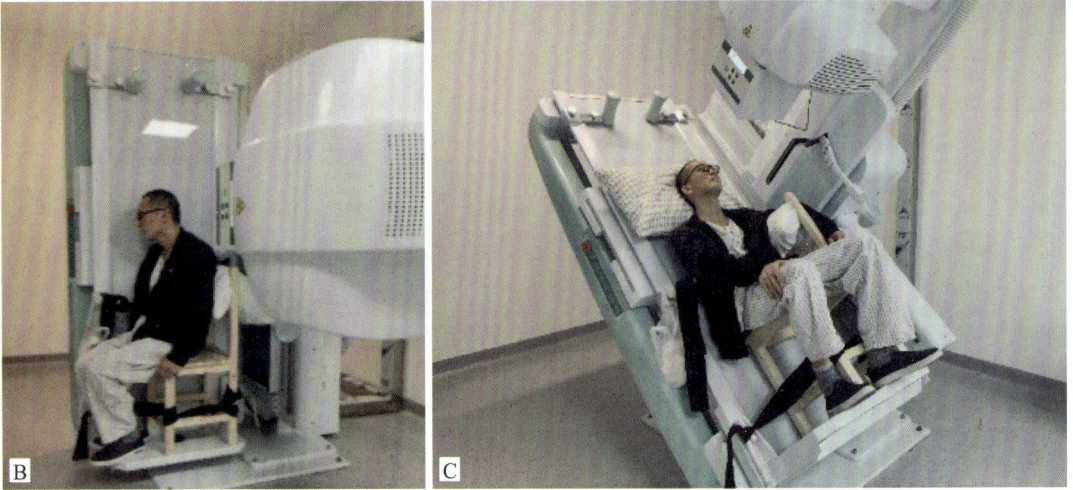

图 3-9-1　吞咽造影检查

A.吞咽造影检查图像;B.侧坐位;C.半坐卧位

2.软管喉镜吞咽功能评估(fiberoptic endoscopic swallow study,FESS)

FESS 设备携带方便,可在床边进行检查。与 VFSS 相比,FEES 提供了可视化的咽喉部的解剖结构、运动情况以及分泌物的积聚情况,如声带、杓状软骨(见图3-9-2)。检查时,患者可以进食任何食物可添加可食用绿色色素而不需要添加钡粉,食团便可清晰成像。但FEES 不能直接观察吞咽的整个过程以及环咽肌的开放,仅能通过吞咽后食团在咽部的残留情况进行间接判断,也无法观察吞咽的时序性和协调性。由于没有辐射暴露,FEES 可以反复多次使用。因此,VFSS 和 FEES 结果可以互为补充。

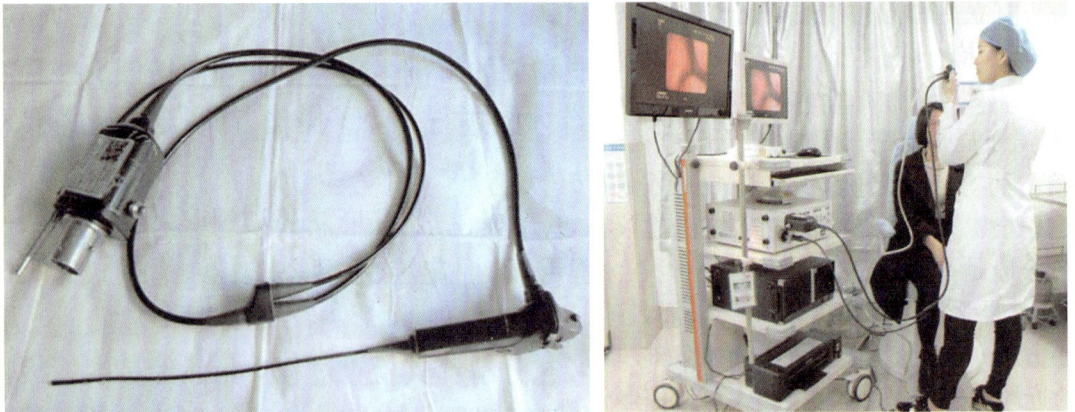

图 3-9-2　软管喉内镜及其检查

3.其他诊断性检查

咽腔测压检查、超声、表面肌电图等高分辨率咽腔测压法可以动态连续的直接反映整个吞咽过程中的咽腔压力的变化,反映出咽部肌肉与食管上括约肌的功能及协调性(见图3-9-3)。超声检查的优点是无辐射暴露、无创性和便携性。颏下放置的探头可评估口腔期食团转运和咽期舌骨位移。但对误吸的检测在可靠性上不足。表面肌电图可以无创记录静息状态和吞咽运动时肌肉活动的生物电信号，是检测下运动神经元功能障碍和中枢运动模式异常的可靠方法，可用于生物反馈训练。但肌电图只能作为其他仪器评估的辅助手段。

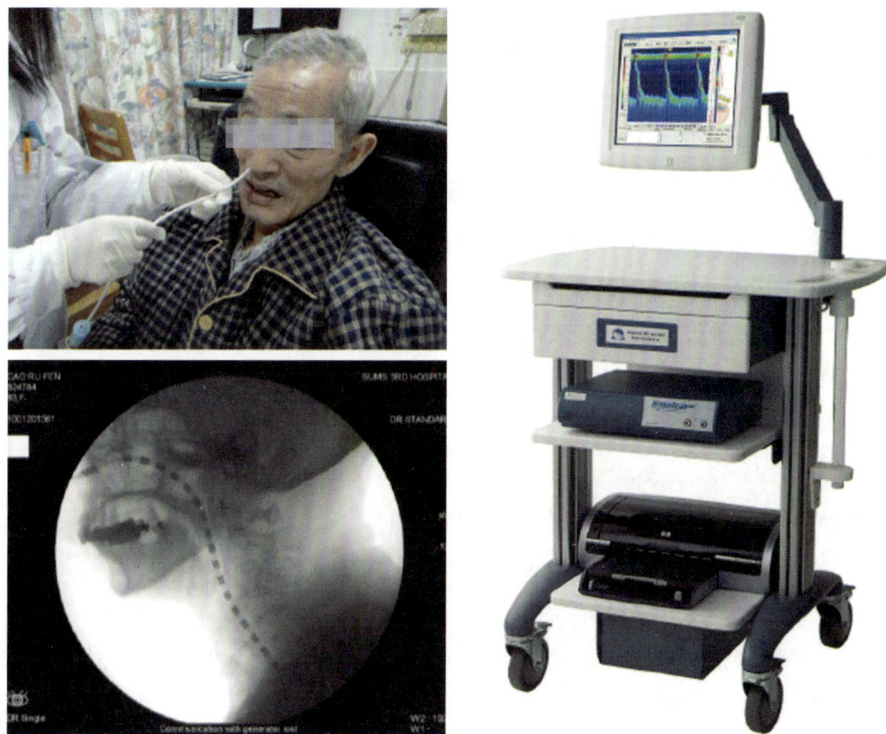

图 3-9-3　高分辨率咽腔测压检查

四、康复治疗

(一)营养管理

吞咽障碍患者的膳食营养管理被认为是康复治疗中首先需要解决的问题。长期禁食会导致肠屏障功能受损。因此，如无禁忌证，推荐使用肠内营养。对于肠内营养不能满足需求或有禁忌证的，可选择部分或全肠道外营养。对于吞咽困难程度较轻，无明显误吸、无大量食物残留的患者，经口进食是首选的营养摄入方式，可以通过选择适宜的食物进行适当加工，使患者易于进食。对于经口进食达不到营养目标的患者可以口服营养补充或通过管饲补足。当每日经口能量不足目标量的60%时，或因意识障碍、认知障碍或吞咽障碍不能经口进食时，应给予持续或间歇管饲喂养。若有严重胃肠功能障碍或肠内营养短期内不能满足60%的营养需求时，应加用部分肠外营养予以补充。

(二)食物选择与调配

吞咽障碍患者食物性状的选择应根据临床和仪器评估的结果确定，可结合受累吞咽器官的部位，因地制宜地选择适当食物进行合理配置。吞咽障碍食品应具备流体食品黏度适当、固态食品不易松散、易变形、密度均匀顺滑等特点。常将固体食物制作成糊状或凝胶状，合适的食物种类包括细泥状、细馅状和软食；将加热的食物加入食物功能调整剂后用搅拌机打碎，制作成凝胶状食物；将稀液体中加入增稠剂以增加内聚性，减缓流速，降低误吸风险。

此外，还应需注意食物营养搭配及患者个人口味喜好来选择合适的食物，通过食物质地和黏稠度调整，结合吞咽姿势、一口量与辅助手法来保障患者安全、有效地进食。

（三）治疗性训练

治疗性训练旨在通过改善生理功能提高吞咽的安全性和有效性。主要包括：①口腔感觉训练，如温度觉、味觉、振动刺激、气脉冲感觉刺激训练；②口腔运动训练，如口颜面运动体操、舌压抗阻反馈训练、用力吞咽法、Mendelsohn手法（延长喉上抬时间和幅度，以增加UES开放时间和幅度）、Shaker训练（患者仰卧位，抬头看脚趾，维持1分钟，以增加食道上括约肌（UES）开放和舌骨上肌群力量）、Masako吞咽训练（用牙齿咬住舌头并吞咽以增加咽后壁向前的运动），因口咽系统具有较好的可塑性，吞咽训练遵循特异性和超负荷的原则；③气道保护手法，如声门上吞咽法和超声门上吞咽法，在吞咽时结合屏气，吞后咳嗽，以促进气道保护。

某些姿势也可能有助于改善功能。渗漏/误吸的患者，将下巴靠近胸部可以增强气道保护。单侧咽部无力伴一侧咽部残留的患者，头转向无力的一侧，使食团通过咽部力量强的那一侧，降低UES压力。

改良导管球囊扩张术主要应用于神经性疾病导致的环咽肌功能障碍，具有诱发吞咽动作、训练吞咽动作协调性、强化吞咽肌群的力量、刺激咽喉部及环咽肌的感觉的作用，该技术安全可靠但应严格掌握适应证，避免误用及滥用（见图3-9-4）。

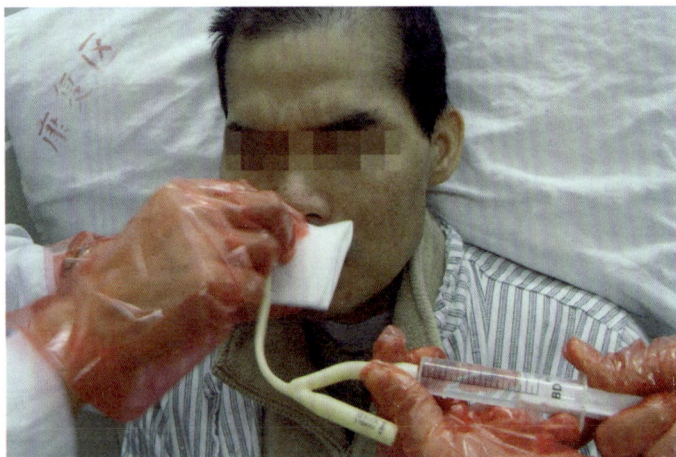

图3-9-4　球囊扩张术

此外，长期留置气切套管对患者语言、吞咽、护理均带来不利影响，佩戴吞咽说话瓣膜可改善吞咽和说话的功能，为顺利拔除气切套管创造了有利条件。

（四）电磁刺激与神经调控治疗

对于周围神经系统完整的患者，表面电刺激可促进吞咽相关肌肉的收缩，以改善吞咽困难患者的喉上抬。此外，低水平的表面电刺激可减少慢性吞咽障碍患者的误吸和残留。

重复经颅磁刺激（repetitive transcranial magnetic stimulation，rTMS）和经颅直流电刺激（transcranial direct current stimulation，tDCS）均可通过改变大脑皮质兴奋性，通过神经调控改善吞咽功能。

对于依从性较好的吞咽障碍患者，表面肌电生物反馈训练还可配合用力吞咽法或Mendelsohn吞咽法，提高患者吞咽肌群的力量和协调性。

五、总　结

进食是生理需求，同时也是一种愉悦的享受。疾病和正常衰老均可造成吞咽障碍，导致食物不能安全、有效地输送到胃内。吞咽障碍常导致误吸、肺炎、营养不良和脱水，这些并发症恶化疾病的转归，影响患者的生活质量，甚至导致死亡。因此，及时识别吞咽障碍并正确处理显得尤为重要。推荐在吞咽障碍高发的常见疾病和特殊人群中常规开展吞咽障碍的筛查。当患者有吞咽困难的症状或体征时，即应开始吞咽评估，并通过评估为患者选择一种安全、有效的摄取营养和水分的途径。

（窦祖林）

第四章　肌肉骨骼系统疾病康复

第一节　颈椎病康复

一、概　述

随着社会老龄化步伐的加快,人们生活方式以及工作习惯的改变,颈椎疾患已成为常见病和多发病,而且发病年龄明显呈低龄化趋势,是影响人类健康的重要疾病。在WHO公布的"全球十大顽症"中,颈椎病名列第二,加强颈椎病的预防和治疗非常必要。

(一)定义与分类

1.定　义

颈椎病(cervical spondylosis)是以退行性病理改变为基础,因颈椎间盘退变、膨出、突出、骨质增生、韧带增厚、变性、钙化等,累及其周围组织结构(神经根、脊髓、椎动脉、交感神经、肌肉、韧带、关节等组织)而引起的一系列症状和体征。

因此,颈椎病的诊断应通过病史、体格检查、影像学及电生理检查来提高颈椎病诊断的科学性和准确性,原则包括以下四点:①患者有颈椎病的临床表现;②影像学检查结果显示颈椎间盘有变性、膨隆、突出征象,相邻的骨关节软组织有软骨退化、韧带钙化、骨质增生、颈椎不稳等退行性改变;③影像学征象和临床表现相一致,可以用影像学结果合理解释患者的临床表现;④当仅有影像学检查显示颈椎退行性改变时,不能诊断为颈椎病。

2.分　类

根据颈椎病累及周围组织结构及临床表现可以分为以下几型。

(1)颈型颈椎病:临床表现为颈肩部酸痛、僵硬、颈部活动受限等,少数患者会出现头痛、头晕等症状,常于晨起、久坐、受寒后发作。X线片表现为颈椎生理曲度变直、反弓等。

(2)神经根型颈椎病:是最为常见的颈椎病类型。因髓核突出、骨赘形成、颈椎不稳等原因,压迫单侧或双侧神经根导致发病。临床表现为受累神经根分布区域的麻木、感觉减退等。该型患者臂丛神经牵拉试验大多为阳性,锥体束征通常为阴性,CT和MRI检查结果提示髓核侧后方突出或脱出,神经根受压。

（3）脊髓型颈椎病：是最严重的颈椎病类型。早期不易被发现，容易漏诊、误诊，致残率较高。椎间盘突出、骨赘形成、后纵韧带和黄韧带骨化引起椎管继发性狭窄，压迫脊髓、缺血，进而出现脊髓损伤和功能障碍。患者常常自觉下肢无力、足底有踏棉花感、走路笨拙等，四肢腱反射活跃或亢进，出现霍夫曼征、踝阵挛、髌阵挛等，严重者还会出现排便功能障碍。MRI检查显示脊髓受压部位和范围，颈髓内可见异常改变信号。

（4）椎动脉型颈椎病：是颈椎或椎间盘退行性改变或横突孔增生狭窄压迫椎动脉引起。常见的临床表现包括头痛、头晕、抬头转颈时可诱发眩晕、恶心、呕吐、视物不清等。动脉血管造影可用于本型颈椎病的早期诊断。

（5）交感型颈椎病：病变累及韧带、颈神经根、椎动脉等，刺激颈交感神经进而引起一系列症状和体征。交感型颈椎病常常与其他类型并存。临床表现有头痛或偏头痛、颈部麻木、眼睑下垂、张眼无力、视物不清等。患者常自觉胸前不适、胸闷和心前区疼痛，心电图检查显示正常。部分患者还伴有上肢发凉，指端潮红，发热，并有疼痛或痛觉过敏等表现。

（6）混合型颈椎病：同时存在两种及以上颈椎病类型的称为混合型颈椎病，通常以某一型的临床症状为主，同时伴有其他类型的部分症状，单一类型的较为少见。

（二）流行病学

颈椎病是常见病、多发病，患病率可高达20%以上。首发年龄多为30～50岁，随着年龄增长，患病率逐渐增加，超过85%的60岁以上人群受到颈椎病的影响，男女患病率无显著差异。随着电脑、手机的广泛使用，低头工作方式人群颈痛的发生率明显增多，颈椎病的患病率也不断上升，且发病年龄有年轻化的趋势。

二、颈椎病的发病机制

颈椎病的病因与发病机制尚未完全清楚，一般认为是多种因素共同作用的结果，椎间盘退变是颈椎病发病的始动因素，机械压迫学说、慢性劳损学说、颈椎不稳学说和血液循环障碍学说是目前公认的发病机制，炎性反应学说和感觉"重塑"现象是近年来的研究热点。

（一）颈椎的退行性变

（1）力学因素：椎间盘退行性变在颈椎病发病中尤为重要。椎间盘的主要生物力学功能是维持椎间隙高度、缓冲压缩力，将相邻椎体的活动限制在生理的无痛范围内。持续性的异常机械负荷，尤其是与工作相关的力学因素、外伤是椎间盘退变的主要致病因素。异常的力学载荷作用于椎间盘影响细胞代谢，破坏维持椎间盘结构的基础，进而导致髓核细胞凋亡，加快椎间盘退行性变。因此，长期的过度负荷和体重超重者更易发生椎间盘退行性变。

（2）营养缺乏：椎间盘退行性变的另一个基本原因是椎间盘细胞缺乏营养。在颈椎体发生退行性改变的同时，椎间盘也发生相应改变。椎间盘软骨终板钙化、血管减少、软骨下终板钙化等都会影响血管床结构和软骨下终板的多孔性，减少椎间盘有氧血液的供应。软骨终板为椎间盘提供营养，其钙化将进一步损害椎间盘的生理功能。

（3）细胞基质成分改变：在生理情况下，椎间盘细胞外基质处于合成代谢与分解代谢的动态平衡,一旦该平衡被破坏将导致髓核的水分及其弹性的丧失,使椎间盘生物力学功能减退,加速椎间盘退变。椎间盘退行性变而导致椎体后缘增生、黄韧带肥厚、椎间盘突出等压迫周围组织,同时椎间关节不稳等因素将进一步加剧颈椎病的发展。

(二)慢性劳损

慢性劳损贯穿颈椎病发生、发展全过程,是临床上多种症状的主导性病因。长期伏案工作、不良的睡眠休息习惯、超负荷锻炼等均易引起颈部软组织慢性劳损。长时间的不良姿势将导致颈肌疲劳、颈部肌力减弱,破坏颈部的静力和动力平衡。颈部的慢性劳损使颈椎间盘前部受压明显,承受的载荷过大,加速椎间盘退变乃至破裂。退变的椎间盘向后突向椎管,压迫椎管内的脊髓和(或)神经根,损伤脊髓、神经根功能,引发颈椎病相关症状。

(三)外　伤

颈椎外伤后无颈椎骨折脱位表现,颈椎结构改变以反弓、后凸为特征,临床症状具有头晕、头痛、恶心、呕吐等颈源性眩晕的特点,这是外伤性颈椎后凸型颈性眩晕。外伤可导致椎动脉和椎静脉之间的动-静脉瘘形成,导致椎-基底动脉供血不足。

(四)颈、咽喉部炎症感染因素

临床流行病学研究显示,慢性咽喉炎症是引起颈椎病的重要危险因素。颈椎和咽喉解剖位置彼此密切相邻,颈椎间盘有丰富的神经纤维和机械刺激感受器。慢性咽喉部炎症沿淋巴、血管扩散到颈部关节中,导致炎症充血、颈肌痉挛、关节脱钙、韧带松弛,破坏颈椎稳定性,在一定外因作用下可发生颈椎错位。

(五)颈椎畸形

发育性椎管狭窄是颈椎病的重要风险因素之一。颈椎病隐裂、颈椎椎体融合、颈肋、第7颈椎横突肥大等引起颈部平衡失调、运动点移动等,进而导致颈椎病。

三、康复评定

颈椎病的康复评定需要综合考虑各方面因素,影像学和神经电生理检查更为评价疾病严重程度提供可靠的依据。颈椎病的康复评定分为基本情况评估和专项评估,从功能与结构、活动、社会参与三个层面立体地、完整地展示颈椎病所致的功能障碍及严重程度。

(一)基本情况评估

1.活动范围评定

颈椎关节活动度是反映颈椎功能的重要指标,良好的颈椎活动度是患者良好生活质量的基本保障,也是评价颈椎病治疗效果、预后的重要评价指标。

2.肌力评定

临床通常采用徒手肌力测试(MMT)来评估易受累的肌肉肌力,包括颈部、四肢肌力,如果仅影响一侧则需与健侧进行对比。

3.感觉和反射的评定

评估感觉异常的部位帮助确定病变的椎体节段。反射的异常有助于鉴别颈椎病的类型及其严重程度。如神经根型颈椎病可出现患侧肱二头肌、肱三头肌腱反射活跃；脊髓型颈椎病可出现腱反射（肱二头肌、膝反射、跟腱反射）亢进、腹壁反射减弱或消失、锥体束征阳性等。

4.日常生活能力评定

颈椎病可导致患者无法完成部分日常生活活动，缺乏自信心，影响与他人的社交、回归家庭和社会。可采用改良Barthel指数（MBI）等基本日常生活活动（BADL）量表评定，以了解患者的生活自理能力，并指导康复治疗。

（二）专项评估

1.颈椎稳定性评定

按照发病原因和临床表现，结合影像学检查将颈椎不稳分为临床不稳和放射学不稳，另外采用表面肌电测评肌肉协调性。颈椎稳定性评估是对颈椎的稳定性进行预见性评估，是制定康复治疗方案前的必要专项评估，对患者的预后也具有重要意义。

2.颈部功能不良指数

颈椎功能障碍指数（neck disability index，NDI）广泛用于评定各种类型颈椎病患者的功能状态和治疗效果，信度、效度较高。

3.日本骨科学会（JOA）评分

日本骨科学会（Japanese Orthopedic Association，JOA）评定法针对脊髓型颈椎病，共17分，分数越低表示功能越差，可用于手术治疗及康复治疗的疗效评估。

四、康复治疗

（一）治疗原则

颈椎病确诊后，选择正确的治疗措施是解决患者痛苦的关键。不同类型的颈痛，治疗原则各有不同。绝大多数颈椎病患者经过规范、专业的非手术治疗可痊愈或部分痊愈或者症状得以缓解，经非手术治疗无效的患者应及时采取手术干预以获得更好的功能预后。患者出现以下情况时，需考虑手术治疗：①临床神经症状和体征恶化会影响日常生活，反复发作且非手术治疗无效；②出现明显脊髓受压的临床表现并进行性加重；③出现反复神经性晕厥、猝倒；④由于椎体前方骨质增生压迫食管出现吞咽困难等。

（二）治疗方法

1.休 息

颈椎病患者急性发作期，经OT良好设计的卧床姿势休息就是行之有效的方法。卧床休息及正确的体位能使颈部肌肉放松，减轻肌肉痉挛和头部重量对椎间盘的压力，减少颈部活动有利于缓解组织充血水肿。颈围、支架等可以限制颈部活动，维持颈部稳定，达到休息目的。由于长时间佩戴颈托可引起颈部肌肉萎缩，症状明显缓解后要尽早摘除颈托。在佩戴颈托期间，应适当锻炼颈部肌肉，预防肌肉萎缩。

2.药　物

药物在治疗颈椎病的过程中起着重要作用,临床常用的药物有非甾体类消炎止痛药、脱水药物、激素类药物、扩张血管药物、解痉类药物、营养神经药物、调节自主神经功能药物、中成药、外用药等。

3.牵引治疗

颈椎牵引治疗常用于颈型颈椎病、神经根型颈椎病,不推荐治疗脊髓型颈椎病,有些情况甚至将牵引列为禁忌。因此,掌握好适应证、禁忌证,颈椎牵引是治疗颈椎病的安全、有效的方法。适当的牵引治疗不仅可以放松颈部肌肉、缓解疼痛,还可以松解粘连、牵伸关节韧带、改善异常的脊柱曲度,增大椎间孔、缓解对神经的刺激和压迫、增大椎间隙、减轻椎间盘压力。根据患者病情,选择恰当的颈椎牵引重量、角度、时间,正确的体位,保证足够的疗程,方能获得最佳的治疗效果。颈椎牵引治疗时应充分考虑患者的个体差异,年老体弱者牵引重量宜轻,牵引时间宜短。牵引过程中要注意观察询问患者的反应,如有不适感应立即停止,查找原因并调整治疗方案。

4.物理因子治疗

简称理疗,以电、光、声、磁、冷、热等为治疗手段,采用非侵入性的方法恢复身体原有功能。颈椎病常用的理疗方法有直流电离子导入疗法、中频电疗法、高频电疗法、传导热疗法、磁疗法、水疗法、光疗法、超声波疗法、生物反馈疗法、冲击波疗法等。应根据患者颈椎病的类型及症状不同,选择合适的理疗方法。

5.手法治疗

手法治疗是治疗颈椎病的重要手段之一,包括西医的手法治疗和传统中医手法治疗。虽然中、西医手法治疗方法名词类似,但内涵不同。手法治疗针对颈椎病病理改变,对脊椎及其小关节施以推动、牵拉、旋转等手法进行被动活动治疗,恢复脊椎的解剖及正常的生物力学关系,改善关节功能、缓解痉挛和减轻疼痛。颈椎病的手法治疗必须由专业医务人员进行,应因分型而异,禁止使用暴力手法。

6.运动疗法

指利用器械、徒手或患者自身的力量,进行躯干、四肢的运动、感觉、平衡等功能的训练,使患者获得全身或局部运动功能、感觉功能恢复的训练方法。颈椎病的运动治疗包含了颈部肌力训练、颈部牵伸、颈椎关节松动技术等方法,需要在明确诊断、评估的情况下,由专业的康复医师制定个体化的治疗方案来实施完成。

7.中医治疗方法

五禽戏、八段锦、太极拳等功法可明显提高患者头颈部肌群力学性能,改善症状和日常生活活动能力,降低失能程度。针灸可显著缓解患者疼痛程度,减轻患者的功能障碍,改善患者心理症状。推拿常用的治疗手法有肌松类、牵伸类、被动整复类。对适合推拿的患者,要根据其病情轻重、病变部位、病程、体质等选择适宜的手法。

8.注射治疗

注射治疗包括痛点封闭法、穴位封闭和神经阻滞疗法,可以在超声引导下进行精准定位注射。封闭疗法的近期疗效较为显著,远期疗效有待进一步研究。

(三)健康宣教

只有从病因和诱因等多方面预防颈椎病,才能真正达到降低发病率、复发率、致残率的目的。除先天畸形和外伤外,颈椎病多是软组织损伤如姿势不良引起颈部各组织病理改变而逐渐引发的,是长期缓慢作用的结果。因此,颈椎病的预防要从日常生活工作的姿势上抓起,使颈椎周围的软组织强壮有力,有利于颈椎及整个脊柱的稳定,防止软组织外伤,则可降低颈椎病的发病率。日常生活、工作中应避免长期低头姿势、颈部放置在生理状态下休息、加强颈部肌肉的锻炼、避免颈部外伤、避免风寒、潮湿注意颈部保暖等。

五、总 结

颈椎病是颈椎退变性疾病,病程迁延,虽然康复治疗可以缓解症状,但容易在劳累、天气变化、咽部感染等诱发因素刺激后复发,给患者造成较大的心理压力,给家庭和社会带来沉重的经济负担。颈椎病的根本治疗原则是恢复颈椎正常的生理曲度,稳定生物力学结构。常用的治疗方法有牵引、针灸推拿治疗、磁场疗法、运动疗法、药物治疗及手术治疗等。由于颈部组织的退行性改变难以逆转,康复治疗只能缓解症状,延缓或消除病变组织的进一步发展。因此,颈椎病发展至晚期则很难治疗,预防颈椎病的发病以及在颈椎病的早期进行有效的干预非常重要。

(方征宇)

第二节　腰痛康复

一、概　述

(一)定义与分类

1.定　义

腰痛(low back pain,LBP),是以腰部疼痛为代表的一组综合征,表现为腰骶臀部的疼痛,伴有或不伴有下肢放射痛的症状,先后使用过"下腰痛""下背痛""腰背痛"等不同名称。

2.分　型

(1)按腰痛的病因分为三种类型:特异性腰痛、非特异性腰痛和根性疼痛。①特异性腰痛,是肿瘤、感染、骨折等具体的病理变化引起的腰痛;②非特异性腰痛引起疼痛的具体病理部位不能十分肯定,涵盖了以往的腰肌劳损、腰肌筋膜炎等急慢性腰部病变;③根性疼痛,是坐骨神经或腰神经根受到压迫、刺激所致,多数由腰椎间盘突出或椎管狭窄引起,是成年人腰痛的最常见病因,占慢性腰痛的26%～42%。特异性腰痛因病理不同而有各自不同的诊断及治疗方法,因此在腰痛的诊断中一般不包括这一类疾患,而只包括非特异性腰痛和根性疼痛。

(2)根据腰痛的持续时间分为两种类型:急性腰痛和慢性腰痛。①急性腰痛病程一般在30天以内,发病突然,疼痛剧烈,随活动加重,经休息后多有缓解,常伴有明显活动受限和功能障碍,经过积极规范治疗,90%以上的急性腰痛在30天内可消退;②慢性腰痛病程大于3个月,部分急性腰痛未经有效治疗,或治愈后没有注意预防,疼痛反复发作及慢性损伤缓慢发生,即转为慢性腰痛,慢性腰痛的治疗费用约占所有腰痛的75%～80%,并且只有不到5%的患者能够完全解除疼痛。慢性腰痛临床常见,多无剧烈疼痛,但更多的影响日常生活活动和情绪。慢性腰痛有明显的职业特点,可因某些诱因出现急性发作。

(二)流行病学

腰痛是骨科疾患中最常见的症状之一,据统计,80%的人一生中都曾有过腰痛的体验。有系统性综述指出腰痛的患病率在12%～33%,年患病率为22%～65%。腰痛往往反复发作、迁延加重。腰痛初始发作后,有44%～78%的患者会出现腰痛的反复发作,有26%～37%的患者甚至可能因腰痛而丧失工作能力。腰痛发病影响因素众多,如性别、年龄、教育和职业等,女性较男性发病率更高。腰痛的严重程度随年龄增长而逐渐加重,60～65岁人群整体发病率增加。体力劳动及伏案工作者都是发生腰痛的高危人群。教育程度较低者腰痛发病率增加,与病程延长和预后不良有关。

二、腰痛的发病原因

腰痛的病因复杂,先天性疾患有脊柱裂、移行椎、椎弓峡部崩裂等;损伤性疾患如急性腰扭伤、慢性腰肌劳损、梨状肌综合征等；退行性疾患有腰椎间盘突出症、小关节炎、腰椎失稳症、腰椎管狭窄症等；炎症性疾患有腰肌筋膜炎、强直性脊柱炎等。腰椎间盘突出症及腰椎管狭窄是成年人腰痛最常见病因。

1.腰椎间盘突出症

腰椎间盘突出症是纤维环破裂和髓核组织突出压迫和刺激相应水平的一侧和双侧神经根所引起的一系列症状体征。突出的部位以 L_4/L_5、L_5/S_1 最为常见。椎间盘突出压迫或刺激神经根常引起根性神经痛。腰痛和一侧神经根性疼痛是腰椎间盘突出症典型的症状。体征有减痛步态、椎旁压痛、脊柱形态改变、直腿抬高试验（straight leg raise,SLR）阳性和神经功能检查异常。典型腰椎间盘突出症依靠临床检查虽容易诊断，但大多情况下，需借助影像学检查方可确诊，主要包括腰椎平片、CT及MRI检查。

2.继发性椎管狭窄

继发性椎管狭窄是后天各种因素如退变、外伤、失稳、新生物、炎症、手术等造成腰椎椎管内径小于正常，并产生一系列症状与体征。大多发生于中年以上的男性。主要症状为长期腰痛、腿痛、间歇性跛行，患者常诉下腰及骶部疼痛，站立行走时重，坐位或侧卧屈髋时轻。行走时出现下肢疼痛麻木，行走距离越远症状越重，休息后症状减轻或消失。检查时多数病例阳性体征较少，重者可见脊柱曲度变直，脊柱后伸时可出现下肢痛麻，较重者可出现受累神经支配区感觉、运动障碍，腱反射减弱或消失。X线平片可见腰椎诸骨退行性改变，椎体后缘骨质增生，小关节肥大，关节间距缩小，中矢径缩小。MRI测量椎管矢状径小于9mm，即可明确诊断。

三、康复评定

（一）腰椎功能评定

腰椎功能评定量表很多，如Oswestry功能障碍指数问卷表（Oswestry disability index,ODI），Quebec腰痛障碍评分量表（Quebec back pain disability scale,QBPDS），日本骨科协会（Japanese orthopaedic association,JOA）评分等。

1.Oswestry功能障碍指数问卷表（ODI）

ODI由10个问题组成，包括疼痛的强度、生活自理、提物、步行、坐位、站立、干扰睡眠、性生活、社会生活、旅游等10个方面的情况，每个问题6个选项，每个问题的最高得分为5分，选择第一个选项得分为0分，依次选择，最后一个选项得分为5分，如果有10个问题都做了问答，记分方法是：实际得分/50（最高可能得分）×100%，如果有一个问题没有回答，则记分方法是：实际得分/45（最高可能得分）×100%，得分越高表明功能障碍越严重。

2.Quebec腰痛障碍评分量表（QBPDS）

QBPDS评定简单易行，是腰痛患者进行分类的常用方法。该方法是按照患者症状的部位、放射痛症状、神经检查的阳性体征、神经根受压、椎管狭窄、手术等情况将腰痛分为11个级别，已经被证实有良好的信度和效度。

3.日本骨科学会（JOA）评分

JOA于1984年制定了腰痛疗效评分标准,该标准主要包括自觉症状、临床检查和日常生活活动三个部分,最高总评分为29分。改善率为100%为治愈,大于60%为显效,25%～60%为有效,小于25%为无效。

（二）疼痛评定

疼痛是腰痛患者的主要症状,对疼痛程度进行评定是一项基本的工作。疼痛是主观感觉,受躯体、精神、环境、认知和行为等多因素影响,所以对疼痛的评定比较复杂,有必要从多方面进行评估和测量,包括疼痛的严重程度、疼痛的治疗效果、患者的精神痛苦、对疼痛的感受程度等。常用的疼痛评定方法为视觉模拟评分法（visual analogue scale,VAS）或简化McGill疼痛评分法（Short-form McGill pain questionnaire,SF-MPQ）。

（三）腰椎活动范围评定

腰痛患者往往伴有腰部僵直或活动受限,同时了解腰椎的活动范围对于手法、牵引等治疗方法的选择也非常重要。腰椎的运动范围较大,运动形式多样,表现为屈曲、伸展、侧弯、旋转等多方向的运动形式,其中尤以腰椎前屈活动度的测量最为重要。

（四）躯干肌力和耐力评定

躯干肌群在维持脊柱功能和稳定性方面起着举足轻重的作用,需对躯干屈伸肌、腹斜肌、腹横肌、髋外展肌、髋屈肌等进行肌力和耐力评估。

（五）特殊检查评定

1.直腿抬高试验（Lasegue征）

正常情况下,人体下肢直腿抬高的幅度因年龄、性别、职业等不同而差异很大,如体操运动员可超过90°,也有人未到达60°即有牵拉不适感。一般以60°为界限,<60°为异常。直腿抬高幅度越小,临床意义越大,阳性率为90%左右。

2.健侧直腿抬高试验

健侧直腿抬高时坐骨神经根牵拉硬膜并进一步牵拉患侧神经根。健侧直腿抬高后患侧肢体出现放射性疼痛为阳性。腰椎间盘突出症较小或位于神经根外侧时,健侧直腿抬高多为阴性。健侧直腿抬高试验阳性更有助于腰椎间盘突出症的诊断。有文献报道,该试验阳性时,近97%的患者患有腰椎间盘突出症。

3.直腿抬高加强试验（Bragard征）

当抬高患者下肢发生疼痛后,略降低患肢,其放射痛消失,医师一手握住患者足部背伸,如患者患肢放射疼痛、麻木加重即为阳性,该试验可区别腘绳肌、髂胫束或膝后关节紧张所造成的直腿抬高受限。

4.压颈试验

患者仰卧,双腿伸直,检查者一手按压胸骨,另一手置于患者后枕部托起头部,使颈椎逐渐前屈,直至下颌靠近胸部,出现腰及患肢疼痛为阳性。

5.胫神经压迫试验

患者仰卧位,髋、膝关节均屈曲90°,然后抬高膝关节逐渐伸直,出现坐骨神经痛后放松膝关节至疼痛消失,然后压迫胫神经再出现放射疼痛为阳性,多见于腰椎间盘突出症,而其他腰部疾病常为阴性,因此有一定鉴别作用。

6.股神经牵拉试验

患者于俯卧位屈膝90°,然后抬高膝关节使髋关节后伸,股神经牵拉出现疼痛为阳性提示 L_4 以上的椎间盘突出。

7.跟臀试验(Ely试验)

患者俯卧位,两下肢伸直尽量被动屈曲膝关节,足跟贴近臀部,正常人可稍感大腿前方紧张、无明显疼痛,若该动作引起腰部或坐骨神经分布区疼痛,或骨盆抬离床面即为阳性。

8.梨状肌紧张试验

患者仰卧位于检查床上,将患肢屈髋屈膝,做内收内旋动作,如坐骨神经有放射性疼痛,再迅速将患肢外展外旋,疼痛随即缓解,即为梨状肌紧张试验阳性。

9.髂骨分离试验

又称骨盆分离试验,患者仰卧,检查者双手掌放于患者两侧髂骨的髂前上棘处,向下外用力,检查者的上肢交叉,以增加向外对骶髂韧带的牵拉,检查时应避免骨盆的运动,以保证腰椎运动最小。检查时若患者主诉臀部疼痛为阳性。

10.骶髂关节扭转试验(Gaenslen试验)

又称床边试验,患者仰卧,患侧臀部置于床边,健侧屈膝屈髋,检查者用手按住膝部以固定骨盆,另一手把患侧腿移至床边外并使之过度后伸,这时骨盆产生较强的旋转应力,若臀部疼痛即为阳性。

(六)影像学检查

主要包括腰椎平片、特殊造影、B超、CT及MRI检查。但各种检查具有各自的特点,它们在一些情况下可互相替代,而在另一些情况下又可互补长短。

(七)电生理评定

观察腰部竖脊肌和下肢肌肉的表面肌电信号可以收集到腰痛患者腰背部肌肉和下肢肌肉的电生理信息,从而对功能状态做出相应的评定。

(八)心理评定

慢性腰痛的发生、发展以及对各种治疗的反应与患者心理状态密切相关,因此有必要对这类患者进行心理评定。WHO建议对慢性腰痛的患者采用Zung抑郁自评量表(SDS)和恐惧-回避信念问卷(fear-avoidance beliefs questionnaire,FABQ)。

(九)国际功能、残疾和健康分类(ICF)的评定

依照ICF框架,从身体功能、身体结构、活动与参与及环境因素四个方面进行综合评定。0=没有问题,1=轻度问题,2=重度问题,9=无法应用(该题目不适用)。

四、康复治疗

(一)治疗原则

不同类型的腰痛,治疗原则各有不同。急性期的首要目的在于良好的疼痛控制,慢性期则主要是应用深入的认知行为干预措施,进行集中的、连续性的稳定功能训练。无论哪种原因引起的腰痛,其治疗的基本原则都是遵循先非手术治疗,无效后再手术治疗这一基本原则。规范、专业的非手术疗法持续3~4周,一般均可显效。保守治疗可分为疼痛为导向的治疗方法(卧床休息、药物治疗、物理因子治疗、手法治疗等)、功能为导向的治疗方法和教育干预。对具有明确手术适应证的病例或呈进行性发展者,需要评估手术的获益并及早进行手术。腰椎手术方式包括非融合与融合手术两类。

(二)治疗方法

1.休 息

急性腰痛患者疼痛较剧烈时,可指导患者短时间卧床休息。姿势治疗可减轻肌肉收缩力与韧带紧张力对椎间盘所造成的挤压,使椎间盘处于休息状态,有利于椎间盘周围静脉回流,消除水肿,促进炎症消退。不主张长期卧床,一般以2~3天为宜,绝对卧床最好不要超过1周。佩戴腰围也可以限制腰椎运动,特别是协助背肌限制一些不必要的前屈运动,以保证损伤组织充分休息。但注意腰围不应该长期使用,以免引起肌肉废用性萎缩。

2.药 物

药物治疗是控制疼痛的第一步。药物种类繁多,且每种药物都有各自的利弊平衡。循证医学证据表明,NSAIDs、扑热息痛、骨骼肌松弛剂可中度缓解急性腰痛。阿片类药物、曲马多、苯二氮䓬类、抗抑郁药、抗癫痫药物、加巴喷丁(用于根性神经痛)可有效缓解疼痛。另外,营养神经药物、活血化瘀药物对于部分腰痛患者也有效。系统性应用皮质类固醇则效果不佳。

3.牵引治疗

腰椎牵引可以缓解腰背部肌肉痉挛,使椎间隙增宽,减轻对神经根的机械刺激,使疼痛缓解或消失,是治疗腰椎间盘突出症腰痛的有效方法。根据牵引重量和牵引的持续时间将腰椎牵引分为慢速牵引和快速牵引。慢速牵引作用时间长、施加的重量小。牵引重量多用体重的50%~70%,每次牵引时间为20~40分钟。快速牵引的牵引重量根据腰部肌肉的抵抗力的大小而改变。牵引时间1~3秒,每次重复2~3次,多数牵引1次即可,若需再次牵引,一般间隔5~7天。

4.物理因子治疗

物理因子治疗在腰痛的保守治疗中是不可缺少的治疗手段,对缓解各类疼痛,改善患处微循环,消除水肿,减轻肌肉及软组织痉挛,促进腰部及肢体功能的恢复起着非常重要的作用。临床常根据患者的症状、体征、病程等特点选用高频电疗、低中频电疗、直流电药物离子导入、光疗、蜡疗、脉冲磁场治疗等。

5.手法治疗

主要作用为缓解疼痛,改善脊柱的活动度。以 Maitland 的脊柱关节松动术和麦肯基(McKenzie)脊柱力学治疗法最为常用。

6.运动疗法

将运动疗法作为腰痛的治疗工具是非常普遍的,也是循证医学强烈推荐采用的方法。如症状不再随时间加重,从症状持续3周时开始是较合理的安排,尤其是针对腰部的运动和牵伸不应在发病初期即刻进行。而对于亚急性或慢性病程的患者,如果没有危险信号,应鼓励尽早开始运动治疗。

7.中医治疗方法

如五禽戏、八段锦、太极拳等功法可明显提高患者腰腹肌群力学性能,改善症状和日常生活活动能力,降低失能程度。针灸可显著缓解患者疼痛程度,减轻患者的腰部功能障碍,改善患者心理症状。推拿常用的治疗手法有肌松类、牵伸类和被动整复类。对适合推拿的患者,要根据其病情轻重、病变部位、病程、体质等选择适宜的手法。

8.注射治疗

对于亚急性或慢性腰痛伴有神经根受压症状或体征,并经腰部 MR/CT 确诊存在腰椎间盘突出,且与临床症状、体征相符,经常规4~6周保守治疗无效患者可考虑注射治疗,可在 X 线透视/CT 或超声引导下行硬膜外阻滞或选择性腰神经根阻滞。

9.认知行为疗法(cognitive behavioral therapy,CBT)

CBT应用行为和语言技巧来从异常行为的根源上鉴定和矫正负面思维,可显著改善临床症状和心理状况。

(三)健康宣教

良好的姿势、减少背负重物、不让腰椎及附近承受过多重力压迫可预防肌肉、韧带、肌腱等软组织受伤。预防腰痛要注意以下事项。

1.健康教育

临床上对健康教育的重视程度仍不足,应在腰痛的急性发作期就开始对患者进行健康教育,告知患者腰痛并不是一种严重的疾病,多数预后良好,指导保持活动,逐渐增加运动量,尽早恢复工作。另外还需给予患者关于最适宜的运动和(或)功能活动的专门建议,以促进患者的主动的自我管理。早期指导患者克服恐惧心理及病态行为,能够减少慢性腰痛的复发。

2.保持正确的体态和姿势

不要长时间维持同一姿势。避免久坐,若需久坐时应使用高背座椅并以靠垫支撑下背,且坐姿端正、维持适当的腰椎前凸角度。久站时,应经常换脚,或者利用脚踏调整重心。平躺时脊椎所受的压力最小;站立时弯腰驼背会增加脊椎压力,鞠躬姿势下脊椎负荷为站立时的5倍。卧床休息时应选用可靠床垫,使腰部自然伸直,可于膝下垫一枕头以使腰椎保持自然放松状态。

3.日常生活中注意保护腰背部

提举地上物品时应两脚分开比肩稍宽,一脚在前,另一脚稍后,膝弯曲蹲下和提举时保持背部平直,物品尽量靠近身体,提举时两腿用力站直;腰背不适时应尽量避免弯腰提重物;避免急速前弯伴旋转、身体过度向后仰等高风险动作;转身时,应尽量整个身体旋转,不要只扭转上半身;适时及适当温度的热疗可改善腰背痛,例如较短时间的温水澡、热敷等;适当运动可以改善及预防腰痛,如游泳、步行、慢跑等。

4.控制体重

肥胖与腰痛发生有密切关系,控制体重对降低腰痛的发生风险有积极作用。

5.重返工作

下述因素与重返工作的时间存在一定的相关性:延迟转介接受治疗(负相关)、社会经济状态(正相关)、工作的体力需要(负相关)等。

五、总　结

腰痛的预后相关方面包括:①伤病本身的特点;②损伤的机制及干预程度;③患者的执行程度;④患者接受到的治疗水平;⑤患者的环境(医疗环境和生活、职业环境)。不同类型、不同分型和不同特点的腰痛患者的预后存在一定差异。急性腰痛的预后较好,大多数情况下是可以自愈的,但容易复发;慢性腰痛则很少可以完全自愈。单纯腰痛比腰痛伴随下肢症状预后好,腰痛伴随膝关节以上下肢症状比伴随膝关节以下区域症状预后好。因此,需要告知患者重新恢复健康有一定的难度,适当采取其他的手段治疗是很有必要的。腰痛的预后也与疼痛类型及抑郁情绪有关,社会心理因素比生物医学方面的因素对患者的预后更为重要。工作、体力活动中恐惧逃避的观念,以及缺乏信心应对疼痛的治疗都与慢性腰痛患者的预后有着非常密切的关系。

（岳寿伟）

第三节　脊柱侧凸康复

一、概　述

（一）定义与分类

1.定　义

脊柱侧凸（scoliosis）是指脊柱的1个或数个节段向侧方弯曲并伴有椎体旋转的三维脊柱畸形。国际脊柱侧凸研究学会（Scoliosis Research Society，SRS）对脊椎侧凸的定义如下，应用Cobb法测量站立正位X线片的脊柱侧方弯曲，如角度＞10°则为脊柱侧凸。

脊柱侧凸中常用术语包括以下。

（1）Cobb角：头侧端椎上缘的垂线与尾侧端椎下缘垂线的交角。

（2）端椎：脊柱侧凸的头端和尾端倾斜度最大的椎体。

（3）稳定椎：端椎下最靠近头侧被骶骨中垂线穿过的椎体。

（4）中立椎：主弯以下最靠近头侧的双侧椎弓根对称的椎体。

2.病因及分型

脊柱侧凸分结构性和非结构性侧凸两大类。

（1）非结构性侧凸：脊柱及支持组织无内在的固有改变，侧方弯曲像或牵引像上畸形可矫正，累及椎体并未固定在旋转位。包括姿势不正、癔症性、神经根刺激如椎间盘突出或肿瘤刺激神经根引起的侧凸，还有双下肢不等长、髋关节挛缩以及某些炎症引起的侧凸，解除病因后脊柱侧凸即能消失。

（2）结构性侧凸：指伴有旋转的、结构固定的侧方弯曲，侧凸不能通过平卧或侧方弯曲自行矫正，或虽矫正但无法维持，X线片可见累及的椎体固定于旋转椎。根据病因可分为特发性脊柱侧凸、先天性脊柱侧凸、神经肌肉型脊柱侧凸、神经纤维瘤病合并脊柱侧凸、间充质病变合并脊柱侧凸、骨软骨营养不良合并脊柱侧凸、代谢性障碍合并脊柱侧凸、脊柱外组织挛缩致脊柱侧凸，及其他如创伤、脊柱滑脱、类风湿、肿瘤等。本节主要讨论最为常见的青少年特发性脊柱侧凸（adolescent idiopathic scoliosis，AIS），约占脊柱侧凸的80%，指发生在10~18岁青少年中的不明原因的脊柱侧向弯曲。

（二）流行病学

国际上AIS患病率为2%~3%，而在我国脊柱侧凸患病率为0.11%~5.2%，差异多为纳入筛查对象的年龄和地区不同。此外，可能还与选用的筛查方法、诊断标准不同有关。2015年，有荟萃分析显示我国中小学生脊柱侧凸的患病率为1.02%。Cobb角≥10°的AIS患病率约为3%，但仅有10%的AIS青少年患者需要治疗。超重或肥胖患者首次就诊时的AIS严重程度更高，可能与多种原因导致发现较晚有关。AIS的患病率男女比例有较大的不同。在少儿期，男女比例相当；在青少年期，女性病例占多数。女性患者发生脊柱侧凸进展（以及因此需要治疗)的风险为男性患者的10倍。

二、脊柱侧凸引起的变化和功能障碍

AIS起病隐匿,在青少年生长发育的任何时间点都可能进展,尤其是在青春期初始阶段,但尚无法绝对准确地预测出哪些侧凸会进展,而哪些不会进展。Cobb角＞30°的脊柱侧凸患者在成年后仍存在进展风险。脊柱侧凸不仅造成身体外观异常、脊柱运动功能障碍或因骨盆倾斜而跛行,而且还因胸廓畸形而造成心、肺功能障碍。除此之外,脊柱侧凸可使脊神经对内脏的调节功能紊乱,可能出现消化不良、腹痛、痛经及发育不良等。严重的脊柱侧凸可压迫脊髓及神经,出现肢体无力、麻木、感觉异常及大小便异常,甚至造成截瘫。AIS患者常伴有背痛、肺活量下降、对自身外观的满意度更小、个体活动受限、学习工作能力和生存质量下降等问题,严重影响青少年的身心健康。因此,在青少年中开展脊柱侧凸的早期筛查,有利于早期发现AIS患者,帮助阻止或减缓其进展,降低手术率。

三、康复评定

(一)病　史

病史问诊时应详细了解患者的一般情况、年龄、性别、背部疼痛史,及畸形出现的时间、家族史、既往史、手术及外伤史,幼儿还应了解母亲妊娠期间的健康状态及服药史等。

(二)临床症状

脊柱侧凸主要表现为身体外观异常、脊柱运动功能障碍、跛行、胸廓畸形所致的心肺功能障碍。除此之外,脊柱侧凸还会引起其他系统临床症状:①脊柱侧凸可导致脊神经的内脏调节功能紊乱,出现消化不良、腹痛、痛经等;②严重脊柱侧凸可压迫脊髓及神经,导致肢体无力、麻木、感觉异常及二便障碍,严重者甚至造成截瘫;③脊柱侧凸患者由于身体畸形及功能障碍,还会出现个体活动受限、工作能力受限、生存质量下降、心理障碍等。

(三)体格检查

主要包括脊柱畸形情况、可能存在的病因及有无并发症等。注意观察双侧肩锁关节、髂前上棘及腰凹的对称性,以及臀沟的偏移程度。对学龄儿童应进行定期筛查,每3个月一次,观察是否有两肩不平、两侧肩胛骨不等高、背部不对称、髋上提和躯干前屈时两侧背部不对称的情况。

(四)影像学检查

X线检查是确定脊柱畸形的类型、严重程度及判断疗效的主要方法。诊断内容应包括畸形的部位、范围、柔韧度及患者的骨成熟度。

特殊影像学检查如CT、MRI、脊髓造影等可辅助检查脊椎、脊髓及神经根病变情况。

(1)侧凸角度测量:最常用方法为Cobb法(见图4-3-1)。

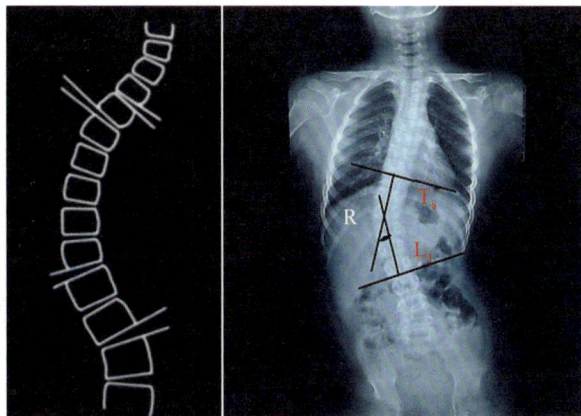

图 4-3-1　Cobb 法脊柱曲度测量，确定上端椎、下端椎做垂线，垂线夹角即为 Cobb 角

（2）脊柱侧凸旋转角度测量：采用 Nash-Moe 法（见图 4-3-2），根据 X 线正位片上两侧椎弓根位置的变化可粗测脊柱的旋转程度，将顶椎凸侧半个椎体平均分为 3 格，根据凸侧椎弓根的位置将其分为 5 度，双侧椎弓根呈卵圆形，位置对称，位于外侧段，无旋转移位为 0 度（阴性）；凸侧椎弓根两侧缘稍变平，轻度内移，但仍在外侧段，凹侧椎弓根向外移位，外缘消失时为Ⅰ度；凸侧椎弓根内移接近中线，凹侧椎弓根基本消失时为Ⅱ度；凸侧椎弓根位于中线时为Ⅲ度；凸侧椎弓根越过中线位于椎体凹侧是为Ⅳ度。CT 也可用于脊柱旋转角度的测量并有助于判断两侧椎弓根及主体发育情况。

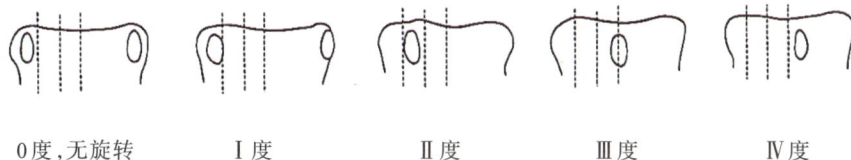

| 0度，无旋转 | Ⅰ度 | Ⅱ度 | Ⅲ度 | Ⅳ度 |

图 4-3-2　椎体旋转测量法

（3）脊柱柔韧度：仰卧位、站立位脊柱侧屈位片（Bending 相 X 线片）可了解脊柱柔韧度，以评估侧弯的矫正程度及脊柱融合所需的长度。

（4）脊柱发育成熟度（Risser 征）：骨成熟度的判定主要依据髂嵴骨骺的发育情况。髂嵴骨化呈阶段性，其骨骺自髂前上棘至髂后上棘循序出现。Risser 0 度为髂嵴骨骺未出现；Ⅰ度为外侧 25% 以内出现；Ⅱ度为 50% 以内出现；Ⅲ度为 75% 以内出现；Ⅳ度为 75% 以上出现，但骨骺未与髂嵴融合；Ⅴ度为全部融合，表示脊柱生长发育已结束（见图 4-3-3）。

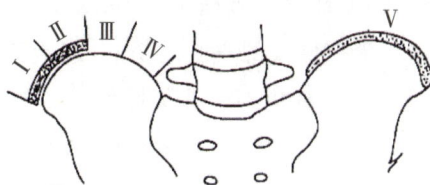

图 4-3-3　Risser 征

(五)肺功能评定

胸廓畸形及僵硬可使肺部产生限制性病变,影响肺功能。常用3种肺功能试验,即静息肺容量、动态肺容量、肺泡通气量。导致肺功能受限的相关因素有:①肌肉功能,如麻痹性侧凸患者的肺活量比 Cobb 角相同的肌肉正常患者明显减少;②胸廓畸形,尤其胸前凸对肺功能影响更大;③胸廓弹性也会影响肺功能。

(六)电生理检查

电生理检查对了解脊柱侧凸患者有人并存的神经、肌肉系统障碍有重要意义,包括肌电图检查、神经传导速度测定、诱发电位检查等。

四、康复治疗

(一)治疗原则

脊柱侧凸的矫治目的是使畸形得到最大限度的矫正,并使之保持在矫正位置上,病情不再继续进展。一般根据年龄、侧凸程度、病情进展情况、有无并发症等选择矫治方案。早期发现、早期矫正是获得良好疗效、避免手术的关键。但不论采用的是哪种治疗,患者通常都要随访至骨骼成熟后1~2年。

AIS的治疗原则为:①Cobb 角<25°应密切观察,若每年进展超过5°且 Cobb 角>25°者,应行支具治疗;②Cobb 角为25°~40°者,需行支具治疗;③每年进展超过5°且 Cobb 角>40°者,应行手术治疗;④Cobb 角>45°者,建议行手术治疗;⑤Cobb 角为40°~45°者,根据患儿发育情况、Cobb 角进展情况、主侧凸部位、患儿及家长的要求等决定是否手术治疗;⑥综合运用各种物理治疗措施,包括运动疗法、姿势疗法、电疗、牵引等,其中以姿势疗法和电疗为主。

(二)治疗方法

1.非手术治疗

常用的非手术治疗方法包括:物理治疗、作业治疗及矫形支具等。

(1)物理治疗:包括运动疗法、电疗、手法与牵引。通过加强凸侧的肌力增强练习,针对性的矫形体操、姿势和护理训练、牵伸和手法,配合矫形器的使用,可使脊柱弯曲度保持稳定和改善。其中,运动疗法的主要目的是加强凸侧肌群肌力,调整脊柱生物力学的平衡,矫正侧弯,提高耐力和呼吸功能。常用的项目有躯干肌群肌力训练、矫正体操、呼吸体操、器械练习及跑步、游泳、健身操等。电刺激凸侧肌肉可辅助矫治脊柱畸形,主要用于15岁以下、骨骼尚未成熟、侧凸角度<30°的特发性脊柱侧凸患者,每天9小时的系统电刺激治疗需一年或更长时间,但长时间的电刺激治疗所致的皮肤灼伤、心理不安、生长发育紊乱等不良反应也不容忽视。手法与牵引主要改善脊柱周围韧带及肌肉的韧性,以增加躯干活动度。

(2)作业治疗:根据 PEO 分析(人-环境-作业活动)和相应的作业表现分析,加强日常坐姿、站姿矫正位的肌肉控制训练,鼓励患者将正确矫正位姿势融入生活中。指导代偿性动作,患者佩戴支具进行系鞋带、捡东西等弯腰活动时会受限,可用下蹲姿势替代弯腰进行功能活动。可以利用沉浸式虚拟现实技术(virtual reality,VR)训练,通过沉浸式的交互游戏和日常动作训练,提高患者的本体感觉和平衡能力,增加训练的体验感和趣味性。同时根据患者的身体高度及侧凸情况等条件对居家及学校环境进行必要的改造。

(3)脊柱矫形器(支具)(见图4-3-4),主要目的是防止侧凸加重,佩戴支具的同时应辅以其他物理治疗、作业治疗方法。

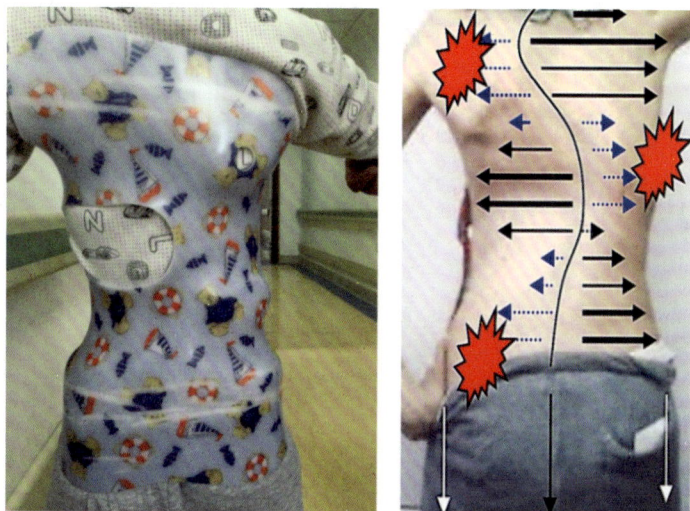

图4-3-4　脊柱矫形器

支具治疗的适应证与禁忌证:①适用于Cobb角在20°～40°,婴儿型和早期少年型、骨骼尚未成熟患者(Risser征为0～Ⅱ度);②节段较长的弯曲,更适于使用支具治疗;③两个结构性弯曲到50°或单个弯曲超过45°时,不宜使用支具治疗;④合并胸椎前凸的脊柱侧凸,为支具治疗的相对禁忌证;⑤患者和家长不合作时不宜使用支具。

支具穿戴的要求和方法:①开始使用支具时,每天需穿戴23小时,剩余的1小时患者可用于洗澡、更换衣物等;②每3～4个月复查X线片,检查畸形进展情况;③支具治疗2年后,若侧凸减少50%以上,可间歇使用支具,每天可取下3～4小时;④若矫形丧失未超过3°～4°时,间歇时间可延长,但每3个月增加不超过3小时;⑤支具治疗方案应个体化,女孩应佩戴至潮后2年、Risser征Ⅳ度,男孩佩戴至Risser征Ⅴ度。

2.手术治疗

主要分两个方面:侧凸矫形和脊柱融合。手术治疗包括前路和后路,有时则需要前后路联合手术。脊柱融合术的目的是保持矫形效果,维持脊柱的稳定。短则4个月,长则12个月可重新参与体育活动,大多数患者在术后约6个月时恢复体育活动。术后脊柱已发生融合的,普通体育活动都可以进行,但脊柱融合后活动度减少,也会使患者更加难以进行诸如体操和舞蹈等活动,此外可能也需要将高冲击或高对抗的运动除外。

五、总 结

青少年特发性脊柱侧凸（AIS）患者的转归一般良好。约2/3的骨骼未成熟患者会在骨骼成熟前发生侧凸进展，增加进展程度的因素包括年龄<12岁、女孩（相对于男孩）、初潮前女孩、初始Cobb角≥20°、胸弯、双弯以及Risser征为0度或Ⅰ级。AIS治疗目标是在骨骼成熟时Cobb角<40°，治疗方法包括观察、支具治疗和手术治疗，并根据侧凸的程度（Cobb角或脊柱侧凸测量计测定值）、剩余生长潜能、进展风险的最佳估计值，以及患者和家庭的倾向进行个体化治疗。

（岳寿伟）

第四节　四肢常见非特异性疼痛综合征的处理与康复

一、概　　述

非特异性疼痛(nonspecific pain,NP)是现代社会常见病之一。主要症状是身体某一部位疼痛不适、僵硬和活动受限,其没有特殊的病理变化,如创伤、肿瘤、感染或炎症。据统计,有60%~80%的成人在生活中有类似疼痛经历,四肢关节及颈背腰等脊柱部位承受压力造成骨骼或软组织的损伤,如四肢或脊柱的肌肉、肌腱、关节囊、韧带、滑囊、软骨和筋膜,从而导致疼痛、炎症和功能障碍。非特异性疼痛的产生因素主要集中在年龄、体型、工作或学习时姿势等方面,但目前尚无确切的病因。可以得出的研究结论是非特异性疼痛为多因素交互影响所导致的结果。本节所介绍的四肢常见非特异性疼痛综合征包括滑囊炎、肌腱病、神经卡压和软骨病变,多为组织退变或与劳损有关,具体原因尚不明确。

二、粘连性肩关节囊炎

粘连性肩关节囊炎俗称冻结肩(frozen shoulder),是肩关节周围炎中较常见的类型,国内常用其表示冻结肩,简称肩周炎。好发于50岁左右的中老年人,女性多于男性。多为单侧发病,也可双侧相继发病,以肩痛和肩关节运动障碍为主要临床表现症状。本病起病缓慢,病程较长,为有自愈倾向的自限性疾病。一般病程在1年以内,较长者可达到数年,炎症逐渐消退,症状得以缓解。本节主要介绍冻结肩的康复。

(一)病因病理

1.病　因

肩周炎的具体病因不明,一般认为致病原因与老年组织退变和劳损有关,可分为肩部原因和肩外原因。

肩部原因:①40岁以上中老年人,软组织退行病变,对各种外力的承受能力减弱是基本因素;②长期过度活动,姿势不良等所产生的慢性致伤力是主要的激发因素;③上肢外伤后肩部固定过久,肩周组织继发萎缩、粘连;④肩部急性挫伤、牵拉伤后治疗不当等。

肩外原因:①颈椎病,心、肺、胆道疾病导致的肩部牵涉痛,使肩关节活动减少而引起的关节活动受限,因原发病长期不愈使肩部肌持续性痉挛、缺血而形成炎性病灶,转变为真正的肩周炎;②受风寒、疲劳或精神等诱发,尤其在肩关节结构有损伤或发生退性时,这些因素将明显加剧组织的炎性过程,成为重要的致病因素。

2.病　理

本病的病理过程比较复杂、广泛,涉及肩关节囊、滑膜的炎症、纤维化、瘢痕形成和挛缩。早期组织学改变为充血、水肿,炎性渗出及炎细胞浸润,继之出现组织纤维化。随着退变的进展,组织纤维化逐渐加重,发生粘连,使组织出现硬化和缩短,失去弹性,极大地限制了肩关节的活动。早期病变在关节囊,晚期则波及关节以外的其他组织,呈进行性的纤维化。疾病进展过程可分为三个阶段,每个阶段之间常有重叠。

(1)急性期或称冻结前期:主要表现为关节囊的无菌性炎性改变,因关节囊本身的粘连,尤其前下部皱襞因相互粘连而消失,使外展受限,肱二头肌腱鞘亦有粘连而滑动受限。临床症状以肩痛为主。

(2)冻结期或粘连期:关节囊及关节周围结构均发生退行性变、粘连、滑膜充血、增厚、组织失去弹性。喙肱韧带挛缩限制了肱骨头外旋,构成肩袖的诸肌也挛缩,肱二头肌腱发炎。肩关节几乎冻结不能活动,伴持续疼痛。

(3)缓解期或解冻期:经12~15个月,炎症逐渐被吸收,疼痛缓解,关节活动亦逐渐恢复。

(二)临床特点

1.疼 痛

多数患者在肩关节周围可触到明显的压痛点,压痛点多在肱二头肌长头腱沟、肩峰下滑囊、喙突、冈上肌附着点等处。发病时首先发生一侧肩部疼痛、酸痛或跳痛,可为阵发性或持续性,急性期时疼痛剧烈,夜间加重,活动与休息均可出现,严重者有触痛,痛时难耐,汗出,不得安睡,部分患者疼痛可向前臂或颈部放射。

2.肩关节活动受限

初起因畏痛而不敢活动,久则产生粘连和挛缩,肩关节各方向的主动和被动活动均受限,尤以肩外展、上举、背伸时明显,病情严重者不能刷牙、洗脸、梳头、脱衣、插衣兜等,严重时肘关节功能也可受影响,甚至局部肌肉萎缩等。

3.患肩对冷敏感

不少患者终年用棉垫包肩,即使在暑天,肩部也不敢吹风或受凉。

4.肌肉痉挛与萎缩

三角肌、冈上肌等肩周围肌肉及斜方肌早期可出现痉挛,晚期可发生废用性肌萎缩,出现肩峰突起、上举不便、后弯不利等典型症状,此时疼痛症状反而减轻。

X线片检查对本病的诊断帮助不大,但可排除骨与关节疾病,如骨折、脱位、肿瘤、结核以及骨性关节炎,风湿性、类风湿性关节炎等疾病的鉴别诊断。早期多呈阴性,病程较久者可显示骨质疏松,偶尔有肩袖钙化。肩关节造影则有关节囊收缩、关节囊下部皱襞消失等改变。

(三)诊断评估

1.诊断要点

(1)肩关节疼痛:伴关节活动障碍和肌肉萎缩无力,疼痛是突出症状。疼痛一般位于肩部前外侧,也可扩大到枕部、腕部或手指甚至放射至后背、三角肌、肱三头肌、肱二头肌及前臂前面。

(2)肩关节活动障碍:早期疼痛尚可忍受时,盂肱关节内外旋受限,举臂至头顶困难,患者不能梳头。后期盂肱关节几乎无活动,疼痛与活动受限的程度并不一致。通过肩关节特殊试验加以鉴别诊断并明确活动障碍的可能原因。

（3）影像学检查：X线平片可表现正常。关节造影显示肩关节腔减小，肩关节囊下部皱襞消失等改变。MRI检查可发现病变部位的特异性改变。超声检查可以明确诊断并引导注射治疗。

2.康复评定

康复评定主要包括关节活动范围评定、肌力评定、肌围度评定、疼痛评定、心理评定。肩周疾病可影响患者穿、脱上衣，洗漱、梳头，系裤带、皮带等日常活动，常用的日常生活活动能力评定方法除改良 Barthel 指数（MBI）之外，较为针对性的有 Constant-Murley 评分（Constant-Murley score，CMS）、肩关节疼痛与功能障碍指数（shoulder pain and disability index，SPADI）、牛津肩关节评分（Oxford shoulder score，OSS）、加州大学肩关节评分系统（University of California-Los Angeles shoulder scale，UCLA）等评定。

（四）康复治疗

肩周炎是一种慢性、自限性的疾病，许多患者可不治而愈，但因病程较长，疼痛重，伴有肩关节活动障碍，对日常生活影响较大，故应积极治疗与康复训练，使关节功能尽快完全恢复。治疗前应将本病发展病程告知患者，帮助患者建立战胜疾病的信心，使其协助治疗，主动参与康复训练。

1.休息与防护

发作期注意全身和肩部的休息，肩部应保暖，防受风寒，以达到改善局部血液循环和解除肌肉紧张之目的。

2.药物治疗

早期或因疼痛影响生活或工作，可适当应用非甾体类抗炎药物；肌痉挛严重者可应用肌松剂；焦虑抑郁者可加用抗焦虑抑郁药物改善疼痛；严重影响睡眠的，可适当服用安定等中枢镇静药物。疼痛严重，痛点明显、局限者，可用神经阻滞治疗。

3.物理治疗

物理治疗应用较为普遍，主要目的是缓解疼痛、改善功能，包括手法治疗、运动治疗和理疗。治疗手法较多，如推拿按摩、关节松动手法、神经松弛手法，但切忌暴力。运动治疗可进一步改善患肩灵活性、柔韧性、肌力，并增进关节稳定性，常用的有自我辅助的钟摆运动、本体感觉刺激、牵伸练习、肩周肌群肌力训练、肩关节静态稳定及动态稳定训练、实用功能性训练等。常用的理疗方法包括局部热敷或敷药、红外线局部照射、蜡疗、高频透热治疗、磁疗、中频电疗以及超声波和药物离子导入、冲击波、激光等，可视病情选择。

4.作业治疗

有日常生活能力障碍者，应积极开展作业治疗，如穿脱衣、梳头、洗脸等日常生活能力的练习，以及推磨砂板、套管、插件等练习以增强肩关节功能。

5.中医治疗

在其他治疗方法的基础上，适当应用中药、针灸、推拿等中医手法，太极拳、八段锦等传统功法等，可起到调和阴阳、扶正祛邪、疏通经络的作用，进而有效地缓解疼痛，改善肩关节活动功能。

6.手术治疗

对粘连重、病变复杂、严重影响生活和工作,经上述治疗方法规范治疗无效,年龄较轻者,可采用手术治疗。

三、肱骨外上髁炎

肱骨外上髁炎又称网球肘,肱骨外上髁伸肌总腱起点附近的慢性损伤性炎症。常见于需反复用力伸腕活动的成年人,尤其是频繁用力旋转前臂者,如网球运动员及常用前臂工作的搅拌工和家庭妇女等。

(一)病因病理

前臂伸肌起点部位慢性损伤,特别是桡侧伸腕短肌的慢性牵拉损伤是肱骨外上髁炎的病因。伸肌总腱共同起自肱骨外上髁,由于过度活动,引起伸肌腱累积性损伤,甚至撕裂,继而纤维瘢痕形成。其病理改变为肌腱下组织粗糙、水肿及血管增生,伸肌腱膜有成纤维细胞增生,也可在增生的瘢痕组织中找到微小撕脱性骨折块。很少有骨膜炎症改变发生。

(二)临床特点

肱骨外上髁炎主要表现为肘关节外侧疼痛。起病可急可缓,也可间歇发病,大多数呈缓慢发病,病初疼痛可轻微,而后逐渐加重,严重时疼痛可向前臂放射,甚至涉及上臂和肩部。前臂活动,尤其是前臂旋后运动时疼痛加剧,如用力握物、拧物等动作。患者的握力减弱,前臂自觉无力,前臂旋转活动受限,但屈伸活动正常。症状严重时,患者的日常生活活动都会受到影响,如患肢拎物、拧毛巾、甚至扫地等动作均感疼痛、乏力。在休息时一般多无症状。症状可持续数月至1年不等,多数可在数月内消退,前臂活动恢复正常,较易复发。

(三)诊断评估

缓慢起病,发生于中年人的肘关节外侧部位疼痛,与过度使用前臂伸肌有关。肘关节活动度正常,但前臂旋转活动受限,尤其是握拳旋转、拎物、拧毛巾时疼痛加剧。肱骨外上髁伸肌群附着处压痛。腕伸肌紧张试验(Mills征)阳性。X线检查多正常。

(四)康复治疗

1.休息与防护

症状较轻者,应注意休息,避免有害性动作;症状较重者,可用支具或石膏托暂时固定肘关节,使关节制动,以减轻疼痛。

2.物理治疗

物理治疗应用较为普遍,主要目的是缓解疼痛、改善功能,包括手法治疗、运动治疗和理疗。治疗手法较多,如推拿按摩、关节松动手法。运动治疗可进一步改善关节灵活性、柔韧性、增进肌力,从而改善关节稳定性,常用的有自我辅助的前臂伸肌牵伸练习,肌腱松弛改善、疼痛缓解后可进行肌力增强训练及实用功能性训练等。可配合局部热敷、经皮电刺激、超声波、冲击波以及激光等理疗方法来减轻疼痛,促进恢复。

3.作业治疗

有日常生活能力障碍者,应积极开展作业治疗,改善日常生活能力。

4.神经阻滞

主要适用于疼痛严重、局部压痛明显,经上述方法治疗无效的患者。

5.中医治疗

在其他治疗方法的基础上,适当应用中药、针灸、推拿等中医手法,可有效缓解疼痛,改善肘及前臂的活动功能。

肱骨外上髁炎是一种自限性疾病,经上述方法治疗常能奏效,必要时也可同时口服非甾体类抗炎药物,一般2~3周即可。手术治疗极少用。

四、腕管综合征

腕管综合征是指腕管内压力增高导致正中神经在腕部受压而引起其支配区域疼痛和麻木的综合征。它是最常见的周围神经卡压综合征之一。

(一)病因病理

腕管是由腕骨和腕横韧带构成的骨性纤维管,有屈肌腱和正中神经通过。因腕管狭小,腕管的组织无弹性,腕管内的压力增高,使正中神经受压引起症状及功能障碍。腕管综合征的发生与某些职业或需要反复屈手工作有一定相关,如打字、编织、用拇指拧物等工作,以及长时间屈腕位等引起。另外,腕部骨折、脱位等外伤都可使正中神经受压。腕管综合征也常继发于结缔组织的炎性疾病、糖尿病、黏液性水肿、肢端肥大症、周围神经病或局部良性肿瘤等;此外,也可发生于妊娠期妇女,但是大多原因不清楚。

(二)临床特点

腕管综合征多见于中年人,女性多于男性。初期桡侧3个半手指麻木或刺痛,也可为烧灼样疼痛,疼痛可向肘、肩部放射,易被误认为是肩颈痛。症状在夜间或清晨出现,患者常常被痛醒,需起床活动或甩手以减轻疼痛。部分患者仅表现为感觉神经障碍的症状或运动障碍的症状,如拇指无力、动作不灵活等。运动障碍明显时,手的抓握、写字等动作均会受到影响。随着病情发展加重,麻木、刺痛和感觉缺失可累及整个手掌面。亦可发现大鱼际肌萎缩。正中神经分布区的皮肤感觉迟钝,但感觉完全丧失者很少见。可有拇指外展及对掌能力减弱。正中神经叩击试验(Tinel征)阳性,屈腕试验(Phalen征)阳性。

(三)诊断评估

腕管综合征多见于中年女性,表现为拇指、示指、中指以及无名指偏拇指侧半个手指的感觉障碍,以疼痛、麻刺感为主,多在夜间发生,活动手后疼痛可缓解,腕关节以上感觉检查无阳性发现。病情严重者可有大鱼际肌萎缩,可有拇指外展及对掌障碍。正中神经叩击试验及屈腕试验阳性。电生理检查可发现正中神经传导速度减慢和诱发的反应电位潜伏期延长。超声检查可对正中神经及腕管周围组织进行检查,并做出评估。腕部X线、CT、MR可明确骨折和肿瘤等异常。

根据临床症状及检查所发现,腕管综合征的诊断并不困难,但应与其他疾病相鉴别,如腕部外伤、尺神经损伤、桡神经损伤、颈椎病、多发性神经炎等。

(四)康复治疗

1.休息与防护

发病初期或症状轻者,应注意休息,减少腕部活动,尤其是避免引起疼痛加重的活动。

2.药物治疗

疼痛严重者,可用非甾体类消炎药物如对乙酰氨基酚及外用药物如扶他林治疗,也可用神经阻滞治疗。

3.物理治疗

可单独应用,或与其他方法联合应用,以达到缓解症状、促进病变愈合的目的。常用的方法有局部热敷、高频透热治疗、经皮电刺激、超声治疗以及激光治疗等,视病情选择。可用轻手法按压痛点,并根据神经动力检查情况选择神经张力手法及滑动练习。

4.作业治疗

有日常生活能力障碍者,应积极开展作业治疗,改善日常生活能力。

5.中医治疗

在其他治疗方法的基础上,适当应用中药、针灸、推拿等中医手法,可起到调和阴阳、扶正祛邪、疏通经络的作用,如用轻手法按压痛点或外关、阳溪、鱼际、合谷等穴位,也可以取以上穴位采用针灸治疗。

6.手术治疗

经上述方法治疗,尤其是经局部封闭治疗均无明显疗效,症状持续且不断加重,出现大鱼际萎缩或有进行性感觉障碍者,则考虑手术治疗。

五、髌骨软化症

髌骨软化症又称髌骨软骨病,是髌骨软骨面发生局限性软化、纤维化,而引起膝关节慢性疼痛的一种常见的膝关节疾病。好发于运动员及体力劳动者。其临床特点为膝关节活动时,尤其是膝屈曲负重时,膝部疼痛和摩擦音,是髌、股痛的常见原因。

(一)病因病理

髌骨软化症的病因较为复杂,一般认为与多种因素引起继发髌骨软骨面的退行性改变有关。髌骨外伤、髌骨高位、髌骨不稳以及慢性劳损等为致病因素,但很多病例找不到明确的病因。髌骨的损伤或膝关节的长期劳损等都可能使髌骨骨软骨面发生软化、纤维化,甚至骨质外露及骨质增生等,引起膝关节的慢性疼痛,负重困难。在关节镜下,髌骨软骨软化的变性表现为关节软骨粗糙、纤维化或明显龟裂,甚至局部软骨部分消失或完全消失。

(二)临床特点

髌骨软化症常见于青年和女性,起病缓慢,大多数患者有长期反复的膝部劳损或轻微的外伤史,个别患者可因一次较重的膝部外伤或在膝关节半屈位的扭转动作后发病。早期表现为膝前酸痛或在大量运动后感到膝关节疲劳、无力及酸痛,经休息后好转或消失,而后逐渐在膝外侧及腘窝处亦出现疼痛。后期随病情的加重,疼痛在髌骨深面最明显,疼痛与膝关节活动明显有关,即屈膝久坐或做下蹲、下跪动作时疼痛加重,以致不能支持半蹲位,尤其是在上下楼时的严重疼痛和膝关节的打软将明显影响患者的正常生活活动。

检查时常见的体征有:①在髌骨内侧关节面处有压痛点;②髌骨受压活动疼痛或出现摩擦音,尤其是当膝关节由屈曲位伸展时或在膝伸展位,在髌骨上加压并由一侧向另一侧推,可引起明显疼痛,为Perkin征阳性;③膝关节过伸时疼痛,在膝抗阻伸展进行到过伸时疼痛尤为明显;④患侧单腿站立,逐渐屈膝半蹲时出现膝打软、疼痛,即为单腿半蹲试验阳性;⑤可有股部萎缩,尤其是股内侧肌的萎缩有一定意义;⑥可有股四头肌力量的减弱。

X线检查早期可无改变,晚期累及骨质时可有骨质增生及创伤性关节炎表现。膝关节镜检查是一种重要的诊查手段,不仅能发现病变,还可明确病灶的深度和广度。

(三)诊断评估

起病缓慢的膝前疼痛,疼痛与膝关节的活动有关,即屈膝久坐或做下蹲、下跪动作时疼痛加重,严重时因疼痛影响患者上下楼。髌骨内侧压痛,膝屈伸活动时疼痛,尤其是由屈曲位抗阻至伸膝时疼痛明显,膝活动时的摩擦音等,即可确立临床诊断,但应与膝关节的各种损伤相鉴别,条件许可时关节镜检查可明确诊断。

(四)康复治疗

1.休息与防护

应尽量减少膝关节的活动量,以便使膝关节得到充分的制动、休息。也可用弹性护膝带保护膝部,减少髌骨的活动,在膝外侧的护膝带下加一个小垫效果可能更好。重要的是避免能引起疼痛的各种活动,如剧烈运动、过度屈膝、下蹲和下跪等。

2.药物治疗

症状较重者,可适当应用非激素类抗炎止痛药物,如消炎痛等能减轻滑膜炎症及缓解疼痛。应尽量不用或少用关节内注射激素与麻醉药来缓解疼痛,以免加重病损和促进骨性关节炎发生的危险。

3.物理治疗

物理治疗为本病的较常用的治疗方法,尤其在疾病的早期及时应用可获得明显的效果。理疗可选用局部热敷、高频透热、超声波、冲击波、药物离子导入等疗法,以改善局部血液循环,减少局部的炎症反应,促进病损的愈合。传统的渐进抗阻训练对本病的恢复不利,有加重损伤和使症状加重的可能,应选择膝关节完全伸直位的股四头肌的等长练习法。

4.作业治疗

有日常生活能力障碍者,应积极开展作业治疗,改善日常生活活动能力。

5.手术治疗

绝大多数患者非手术治疗疗效显著,极个别历经3~6个月非手术治疗无效、关节疼痛加重、明显影响活动者,宜先做关节镜检查,明确诊断后可考虑手术治疗。

六、跟痛症

跟痛症是指多种慢性疾患所致的足跟跖面疼痛,肥胖者多见,常见于中老年人。单足或双足可同时发病。

(一)病因病理

本病的发生多是跟骨结节的长期持久过大的牵拉而发生的慢性损伤和退化所致,常见的病因包括足跟脂肪垫炎或萎缩、跖筋膜炎、跟骨骨刺。

(二)临床特点

本病病程缓慢,足跟跖面内侧结节处局限性压痛,步行或站立时疼痛加重,重者足跟部肿胀,不能站立和行走,疼痛涉及小腿后侧。

(三)诊断评估

根据年龄、疼痛部位、压痛点以及X线检查做出诊断。老年人的跟痛症多是跖筋膜炎、跟下滑囊炎、足跟脂肪垫炎引起,以跖筋膜炎多见,但跟骨高压症也是老年人跟部疼痛的病因之一。鉴别要点是,早期的跟骨高压症疼痛可随患肢抬高休息使疼痛减轻或消失,在跟骨的内侧、外侧及跖侧均有压痛。中、青年人的跟痛症的主要原因是跟腱炎;青少年或儿童跟痛症的主要原因是跟骨骨骺缺血性坏死。

(四)康复治疗

1.休息与防护

急性期疼痛较重者,应休息少活动,减少患足负重,鞋底内放置软足跟垫以缓解疼痛。

2.药物治疗

症状较重者,可适当应用非激素类抗炎止痛药物;神经阻滞治疗可依跟骨跖面压痛点定位,从侧面皮肤较薄处进针。

3.物理治疗

可应用局部热敷、高频电疗、激光、冲击波及超声波治疗法等理疗方法。疼痛有所缓解应指导患者进行下肢功能练习,以增强下肢关节活动范围及肌力。进行跟部的负重训练,逐渐增加负重行走的时间和距离。

4.作业治疗

有日常生活能力障碍者,应积极开展作业治疗,改善日常生活活动能力。

5.中医治疗

在其他治疗方法的基础上,可适当应用中药、针灸、推拿等中医方法,如针灸或推拿承山、委中穴等,能明显缓解跟骨疼痛。

6.手术治疗

经上述各种治疗无效而疼痛剧烈且严重影响步行功能者,可考虑手术治疗。常用的手术方法有跟骨骨刺或跟下滑囊切除、足底跖筋膜松解和跟骨减压术等。

(邹礼梁、屠传建)

第五节 骨折康复

一、概 述

(一)定义与分类

1.定 义

骨折(fracture)是指骨的完整性或连续性被破坏,往往伴有肌肉、韧带、血管、神经、关节囊、滑囊、滑膜及皮肤等软组织损伤。

2.分 类

骨折的部位和损伤的严重程度是影响治疗方法选择和患者功能预后的重要因素。这些因素常被归类形成一个分类系统。1996年,AO基金会和美国骨创伤协会基于Müller系统的原则和命名统一提出了骨折分类系统,包括所有的四肢骨折、骨盆和脊柱骨折。该分类系统最近一次更新是在2018年。下面列出的是诊断和分类中的关键步骤。

(1)第一步:通过病史和体格检查确定受伤机制、软组织状态和临床情况。

(2)第二步:骨折可视化。①影像诊断,部分简单骨折,拍摄两个呈90°角的X线片即可,CT扫描可发现隐匿性骨折,且能较为准确地确定骨折碎块,对复杂骨折的理解非常有益,很少需要MRI检查。但仍有可能直到治疗结束,可能都没有足够的信息来确定骨折分类。②骨折分类的最终确定方式是在闭合复位术中透视或切开复位中对骨折部位的直视观察。

(二)流行病学

骨折多见于生活、工业、交通及运动中的意外事故或战伤,是引起肢体残疾的一个重要原因,可由直接暴力、间接暴力、积累性劳损、肌肉的牵拉力或骨骼本身的病理原因(如骨质疏松性骨折)等多种原因引起。全球每年骨折的发生数量数以百万计。美国2018年的报告显示该国每年脆性骨折(fragility fracture)约200万例。我国尚未见类似的全国性统计报告,但考虑到我国的人口基数大、社会人口老龄化以及交通、工伤事故等逐年增加,骨折的发生率应该非常高。肥胖、高龄、低骨密度、吸烟、营养不良、骨折史、跌倒、高血糖、高尿酸、心肌梗死史、甲状腺功能亢进、帕金森病、使用三环类抗抑郁药等均会使骨折风险增加。

二、骨折所致功能障碍的恢复

骨折愈合是一个复杂的过程,是连续进行的。早期正确的康复治疗可促进骨折愈合,减少组织粘连,避免肌肉萎缩,增加关节活动范围,促进伤肢运动功能的恢复。

骨折的愈合过程与其他组织的修复不同,不是以瘢痕形成,而是骨的新生作为结局。依据组织学和生物学的变化,可将其分为血肿炎症机化期(炎症期)、原始骨痂形成期(修复期)和骨痂改造塑型期(塑性期)三个阶段。三个阶段之间不是截然分开,而是相互交织演进的。影响骨折愈合过程的因素很多,包括年龄、健康状况、骨折的类型和数量、骨折部位的血液供应、软组织损伤程度、软组织嵌入、感染、手术治疗与康复治疗介入的时机和方式、药物的使用等。在康复临床中,只有充分考虑这些因素,利用和发挥有利因素,克服不利因素,才能更好地促进骨折愈合。

骨折治疗的三大原则为复位、固定及功能锻炼。这三者是有机结合、相互配合的。良好的复位和持续、可靠的固定是保证骨折愈合的前提条件。复位是将移位的骨折段恢复到正常或近乎正常的解剖关系,重建骨骼的支架作用。但骨折愈合需要较长的时间,需采用固定的方法将骨折维持于复位后的位置。然而,长时间的固定必然会引起肢体各组织的失用性变化,因此有必要处理好固定和活动的辩证关系。功能锻炼的目的是在不影响固定的前提下,尽快恢复患肢软组织的舒缩活动,延缓肌萎缩、骨质疏松、肌腱挛缩、关节僵硬等并发症的发生。

三、康复评定

骨折康复始于评定,终于评定。

(一)临床评定

(1)症状:骨折发生后均有不同程度的疼痛、局部肿胀、皮下瘀斑、畸形、肢体活动障碍等。

(2)体征:局部压痛和纵向叩击痛,异常活动以及骨擦音。若骨折合并神经损伤时,往往出现运动功能障碍或感觉功能障碍。

(3)影像学检查:X线检查是确定骨折部位、程度、类型和移位情况的常规检查。

(二)骨折愈合评定

判断骨折是否愈合对于康复治疗是极其重要的,当骨折达到临床愈合时,方可拆除外固定,进行功能训练,逐渐恢复患肢功能。骨折愈合的时间因患者的年龄、体质不同而异,并与骨折的部位密切相关。

(1)临床愈合标准:①骨折局部无压痛及纵向叩击痛;②局部无反常活动(主动或被动);③X线片显示骨折线模糊,有连续性骨痂通过骨折线;④外固定拆除后上肢能平举1kg重物时长≥1分钟,下肢不扶拐在平地连续行走时长≥3分钟,且步数≥30步;⑤连续观察2周骨折处不变形。

(2)骨折愈合评定应注意:①骨折对位、对线、骨痂形成情况;②是否存在延迟愈合或未愈合、假关节形成、畸形愈合等愈合不良的情况;③有无感染以及血管损伤、神经损伤、关节挛缩、骨化性肌炎等并发症。

(三)其他评定内容

骨折康复评定除了临床评定以及愈合评定还包括以下评定内容。

(1)肌力评定:是判定肌肉功能状态的重要指标,常用徒手肌力检查法(Lovett法)进行。还可以使用特殊器械进行肌群的等张肌力测定及等速肌力评定。注意与健侧对比。

(2)肢体围度测量:可以发现有无肌肉萎缩或肢体肿胀。通常大腿围度测量髌骨上缘

10cm的大腿周径、小腿围度测量髌骨下缘10cm的小腿周径。注意与健侧相同部位对比。

（3）肢体长度测量：可以发现骨折畸形愈合后导致的肢体不等长。①上肢肢体长度的测量方法：用皮尺测量从肩峰通过桡骨茎突至中指体表投影线的长度。②下肢肢体长度的测量方法：用皮尺测量从髂前上棘通过髌骨中点至内踝的体表投影线的长度。

（4）关节活动范围（ROM）评定：包括主动关节活动度的测量和被动关节活动度的测量，用于判断骨折后关节障碍程度以及康复治疗后关节功能的恢复情况。

（5）疼痛评定：通常使用视觉模拟评分法（VAS）和数字评定量表法（numerical rating scales，NRS）评定疼痛的程度。

（6）步态分析（gait analysis）：下肢骨折有步态异常者应进行步态分析，为步态训练提供依据。

（7）下肢功能评定：重点是评估步行、负重等功能。可用Hoffer步行能力分级、Holden功能步行分类进行评定。

（8）神经功能评定：常检查的项目有感觉功能检查、反射检查、肌张力评定。

（9）日常生活活动（ADL）能力评定：常用改良Barthel指数（MBI）进行评估，上肢骨折时重点评估饮食、写字、更衣等功能；下肢骨折主要评估步行、负重等功能。

（10）心理功能评定：骨折的发生、发展以及对各种治疗的反应与患者心理状态密切相关，因此对这类患者进行心理评定是很必要的。对于骨折患者可采用Zung抑郁自评量表（SDS）、焦虑自评量表（SAS）、汉密尔顿焦虑量表（HAMA）和恐惧-回避信念问卷（FABQ）。

（11）国际功能、残疾和健康分类（ICF）：ICF是从身体、个人和社会角度对健康和与健康相关的领域进行分类，由功能和残疾，以及背景因素两部分组成。骨骼肌系统的ICF核心组合从身体功能、身体结构以及活动与参与3个层面对骨折患者的功能进行相关全面的评估，为康复干预提供参考。

四、康复治疗

骨折的康复治疗应贯穿于骨折治疗的整个过程之中。目前，加速康复外科（enhanced recovery after surgery，ERAS）理念被广泛认可，需要手术处理的骨折患者的康复时机也由传统的术后前移到术前。术前的措施包括加强与患者的沟通及患者教育、术前镇痛、血糖管理、血栓防治、合理的骨折制动与初期稳定、减少骨牵引等有创的操作、减少术前的搬运等。术中的措施包括微创操作、合理麻醉方式的选择、充分止血和减少术后不必要的引流装置等。这些措施极大影响患者最终的康复结局。

（一）康复治疗原则

①肢体固定和功能训练相统一。固定与训练是骨折康复中一对矛盾的统一体，辩证处理二者的关系是康复成功的关键。

②康复治疗过程中保持骨折对位、对线不变，要时刻考虑施加应力对骨折部位的影响。

③康复治疗因人而异，遵循个性化原则。具体治疗措施要依据骨折愈合的过程及骨关

节损伤的部位、程度、手术方式和内固定强度来制定。

④循序渐进原则。早期使肢体处于一个控制的负荷(controlled loading)范围进行训练，随着骨折愈合的进展，进行渐进性载荷(progressive loading)训练。

⑤与手术医师密切合作，熟悉手术过程及内固定物的性质及应用。

(二)康复治疗目标

上肢骨折后功能康复的主要目标是恢复上肢关节的活动范围，增强肌力，维持和恢复手部动作的灵活性和协调性，从而恢复日常生活活动能力与工作能力。下肢的主要功能是负重和步行，下肢骨折后康复方案的制定也应围绕这两个方面来设计和实施。骨折稳定性的重建和骨折的愈合是必不可少的前提，肌肉力量的恢复则是功能正常发挥的保证。胸腰椎骨折康复治疗的目标是防止躯干肌萎缩，促进骨折愈合，恢复脊柱的稳定性和柔韧性，防止出现下腰痛。

(三)康复治疗作用

(1)促进肿胀消退：损伤后局部肿胀，是创伤性炎症反应。在局部复位及固定的基础上，进行适宜的运动治疗和物理因子治疗，有助于血液循环，促进肿胀的消退。

(2)减轻肌肉挛缩程度：因骨折而产生的肢体失用，必然会导致肌肉萎缩。尽早开始功能锻炼，可很大程度上减少肌肉萎缩的程度。此外，还可以使大脑始终保持对关节的支配，而无需在固定解除后重新建立这种关系。

(3)预防关节粘连僵硬：关节发生粘连乃至僵硬的原因是多方面的，但其重要的原因则是关节制动。保持关节主动或者被动活动是避免关节僵硬的关键措施。

(4)促进骨折愈合：功能锻炼既可促进局部的血液循环，使新生血管得以较快的成长，又可通过肌肉收缩作用，借助外固定以保持骨折端的良好接触。此外，很多的物理因子疗法还有促进骨折愈合的作用。

总之，在围手术期早期康复介入以及术后坚持康复治疗有助于最大限度保留患者的身体功能、促进后续功能恢复以及预防各种并发症。

(四)常用康复技术

1.物理治疗包括物理因子疗法和运动疗法

物理因子疗法，简称理疗，在骨折的康复过程中可发挥十分重要的作用。及时合理的应用各种物理因子可以改善血液循环、消炎、消肿、减轻疼痛、防止肌肉失用性萎缩以及促进骨折愈合。一般在受伤后48小时，出血停止后，可开始使用电疗及热疗。进入修复期后，可加用超声波疗法、音频疗法等，以软化瘢痕、松解关节粘连。在修复后期，可逐步进行水疗和水中运动。此外，很多物理因子有促进骨折愈合的作用。合理、合适地应用这些手段，可促进骨折的早期愈合及患者功能的恢复，例如冲击波疗法(shock wave therapy)、电磁刺激(包括恒定直流电、脉冲直流电、脉冲电磁场，以及干扰电疗法等)、低强度脉冲超声波(low-intensity pulsed ultrasound, LIPUS)、应力刺激(stress stimulation)。

在骨折愈合的不同阶段可选用不同的运动疗法。在不影响骨折固定的前提下，早期进行肌肉的收缩活动,防止肌肉萎缩、肌腱挛缩和骨质疏松;未固定的关节应早期活动,以维持其正常功能;在复位固定稳妥的情况下,尽早进行功能训练。主要分为以下三个阶段。

(1)炎症期:主要措施包括呼吸操训练、骨折邻近关节肌肉等长收缩训练、患肢非固定关节主动及被动关节活动训练、躯干及健侧肢体的功能活动训练;对于受累关节,经过坚强内固定后,应尽早进行关节持续被动运动(continuous passive motion,CPM)。

(2)修复期:随着骨折愈合过渡到修复期,在骨折固定牢固的情况下,应适当增加运动的频率及强度,开始关节的开链(open kinematic chain,OKC)训练以及受累关节的主动及被动关节活动度训练。此阶段重点是恢复关节活动度,先进行被动关节活动度训练,再由辅助训练过渡到主动训练。在治疗过程中应防止用力过度,造成再次损伤。随着训练的深入,可继续提高训练的频率及强度,并增加闭链(closed kinematic chain,CKC)训练,加强关节的主动活动度训练。肌肉力量在3级以上,可进行等张抗阻增强肌肉力量的训练。下肢骨折可以用功率自行车进行关节活动度以及协调性训练,上肢骨折下地活动应无障碍。下肢骨折扶拐或使用行走架进行渐进性下地负重训练,从体重的10%～20%开始,每周增加5～10kg。

(3)塑形期:继续增加上述治疗的频率及强度;加强关节的主被动关节活动度训练,关节松动治疗,闭链训练至恢复关节的正常活动度;下肢骨折扶拐或使用行走支架渐进负重训练,直到能完全负重。单腿能完全负重站立时方能弃拐。逐步恢复工作,直到恢复体育运动能力。

2.作业疗法

骨折愈合进入修复期后,患者可逐步开始作业治疗,主要是进行适度的ADL能力训练,使患者尽早回归家庭、回归社会。上肢以训练手功能为主,针对骨折患者具体的功能障碍,从日常生活活动、手工操作劳动和文体活动中,根据患者的职业和兴趣爱好选出一些有助于患肢功能和技能恢复的作业进行治疗,以改善动作技能技巧,恢复患者伤前的日常生活能力及工作能力。下肢以训练站立和肢体负重为主,在保证安全的前提下选择合适的辅助步行器,鼓励患者早期负重步行,选择环境安全的地面进行渐进性的负重、步行、上下楼梯训练。

3.健康教育

(1)骨折的预防:随着交通事故、工伤事故以及体育运动等的增加,骨折的发病率有增加的趋势。在日常生活、工作和体育活动中预防骨折的发生极为重要。在工作中要严格遵守安全生产的规章制度,严禁违章操作;提高交通安全意识,严格遵守交通法规,防止交通事故;在体育活动中,要做好运动防护,并遵守体育道德和规范。老年人跌倒是多因素交互作用的结果,既有内在的危险因素也有外在的危险因素。积极的干预有助于大大降低老年人跌倒的发生风险,减少骨折的发生。另外,老年人特别是老年女性还应积极注意预防和治疗骨质疏松,以防脆性骨折的发生。

(2)骨折的紧急处理:患者受伤后,如果发现受伤部位出现畸形、不正常的活动或者骨摩擦的声音,就应考虑骨折的可能,并想办法固定骨折的部位,以防异常活动引发脊髓、血管、神经和软组织的继发损伤。应该利用现有条件,及时使用木棍、夹板等质硬的物体进行临时固定;脊柱骨折的患者可以使用床板搬运,搬运过程中严禁脊柱弯曲及旋转活动,以防诱发或加重脊髓损伤。现场紧急处理后要尽快送到医院做进一步的治疗。

(3)禁烟和营养:影响骨折愈合的因素很多,吸烟和营养是两个重要的可改变因素。吸烟与骨折延迟愈合/不愈合显著相关,然而吸烟对骨骼和软组织愈合的不良影响可以在几周内逆转,因此应该积极主动向患者进行宣教,促使患者尽可能戒烟。充足的营养对骨折的愈合也至关重要。损伤后食欲可能降低,损伤也可能通过增加代谢需求而诱发或加剧营养不良。因此,有必要早期进行营养干预。除标准膳食外,均衡蛋白质的营养补充是有效的策略。

(4)积极配合早期康复:康复治疗可以促进炎性渗出、血肿、坏死组织的吸收,促进骨折愈合;防止肌肉萎缩和骨丢失,防止或减少后遗症和并发症的发生,减轻残障程度。改善患者身心状态,为进一步的康复治疗提供良好的条件。康复治疗应从围手术期开始,患者要积极配合康复治疗,骨折的最终治疗效果不仅仅是骨折的愈合,更重要的是肢体及身体功能的恢复。教育患者适应骨折后的功能变化情况,强调康复的安全性,给予患者积极的心理暗示,使其理解早期活动的安全性和必要性。

五、总　结

骨折严重影响患者身体功能,康复治疗是骨折治疗不可缺少的重要内容,并应贯穿整个治疗过程。正确处理好固定和活动的辩证关系,是保证康复疗效和功能结局的关键之一。大量循证医学研究证明,骨折的早期康复有助于促进骨折愈合和改善患者功能。应强调规范化评估和个体化康复策略,在康复方案制定和实施过程中充分考虑其他组织的损伤及愈合情况,并根据患者功能进展情况和治疗反应及时调整康复方案,以达到最佳功能结局。

(倪国新)

第六节　运动损伤康复

一、概　述

(一)定　义

狭义的运动损伤是指在体育运动过程中发生的创伤；广义的运动损伤，包括人们在日常生活、工作中由于机体的反应性与外在应力之间失衡所造成的皮肤、皮下组织、筋膜、肌肉、肌腱和腱鞘、韧带、关节软骨和骨骼、血管及神经组织的损伤。在运动损伤中，软组织损伤占95%以上，骨折、关节脱位仅占3%左右。

(二)分　类

1.按损伤的组织结构分类

(1)软组织损伤：包括皮肤、肌肉、肌腱、腱鞘、韧带、滑囊和血管等损伤。

(2)关节软骨组织的损伤：包括关节软骨、骨骺软骨的损伤及创伤性骨关节病。

(3)骨组织的损伤：主要指在骨结构较纤细及容易产生应力集中部位的疲劳骨折和骨软骨炎。

(4)关节稳定结构的损伤：包括动力性结构关节周围肌肉损伤和静力性结构韧带的损伤。

(5)神经组织的损伤：主要是指周围神经组织的损伤。

2.按损伤时间分类

(1)急性损伤：指在运动一瞬间遭受到直接暴力或间接暴力致伤者。

(2)慢性损伤：指在局部过度负荷、一段时间内组织遭受多次轻微损伤而引起的劳损，或是急性损伤处理不当转化而来的陈旧性损伤。运动损伤当中此类多见。

3.按损伤后皮肤的完整性分类

(1)开放性损伤：凡皮肤、黏膜的完整性受到破坏，深部组织与外界相沟通的损伤，称为开放性损伤，如擦伤、撕裂伤、开放性骨折等。

(2)闭合性损伤：伤后皮肤仍保持完整，无伤口与外界相通的损伤，称为闭合性损伤，如挫伤、挤压伤、扭伤、关节脱位和半脱位、闭合性骨折等。

(三)流行病学

运动损伤发生的原因较多，如运动场地不平整，所使用的运动器械大小、重量与使用者的年龄、性别不匹配，运动时穿着的服装或鞋不合适，运动场地光线不足影响视力、出现反应迟钝。运动损伤中，韧带、肌肉、肌腱、关节囊、关节软骨的损伤和其他慢性软组织的微小损伤较多，而骨折、关节脱位等急性严重创伤较少。目前我国运动损伤流行病学研究多是针对专业竞技体育运动相关的运动损伤，而关于普通人群运动损伤的流行病学研究较少。针对大学生的运动损伤调查显示，大学生运动损伤的患病率为29.3%~32.2%，男生运动损伤发病率明显高于女生,高年级学生发病率高于低年级学生,非体育专业学生重伤率高于体育专业学生,软组织损伤发生率最高(82.2%),且以轻伤为主(84.69%)。性别、营养不良、近视是运动损伤发生的危险因素,肺功能正常、安全教育是运动损伤发生的保护因素。

二、运动损伤的功能问题

运动损伤患者多存在疼痛、肌肉无力、肌肉萎缩、关节活动受限、关节稳定性降低、柔韧性障碍等功能问题。运动损伤患者的疼痛可在静息状态下出现,也可在运动时出现,运动时疼痛会破坏运动的协调性。运动损伤患者伤后制动时间愈长,肌肉萎缩愈显著。此外,关节区域损伤出现的疼痛和炎症,也可反射性地抑制脊髓前角细胞,加速肌肉萎缩。肌肉功能不全、拮抗肌力矩比例失调可损害患者的运动能力,影响关节的动态稳定性。肌腱及关节韧带挛缩和粘连、肌肉短缩可引起关节活动受限、肢体柔韧性障碍。

三、康复评定

(一)疼痛评定

疼痛评定是运动损伤康复评定的重要内容。在疼痛评定时,除了应该了解患者静息状态及一般生活活动中的疼痛外,还需要了解患者在肌肉收缩、肌腱韧带紧张等负荷情况下诱发疼痛的情况,要注意在运动时诱发疼痛的动作。疼痛评定的常用方法如下。

(1)疼痛视觉模拟评分法(visual analogue scale/score,VAS)评定:是临床上广泛应用的一种简单、快速、易操作的疼痛评定方法。评定时,可先画一条100mm长的水平直线,在线的两端分别用文字注明不痛和剧痛。让患者根据自身痛觉,在线上标记出疼痛的程度。测量线左端至标记之间的距离,即为该患者的疼痛强度。

(2)数字疼痛评分法(numeric pain rating scale,NPRS)评定:用数字计量评定疼痛强度。将一直线平均分成10份,在每个点上用数字0~10依次表示疼痛程度,0表示"无痛",10表示"无法忍受的疼痛"。让患者为自己打分。

(二)关节活动度评定

对于受伤关节可进行关节活动度评定,需要评定受伤关节各方向的活动度,可用量角器进行测量。要注意评定结果与自身健侧进行比较,不在康复治疗后即刻进行关节活动度评定。

(三)肌力评定

大多数运动损伤患者的肌力多在4级以上,可采用器械肌力测试进行肌力评定。器械肌力测试常用的测试仪器有捏力计、握力计、背拉力计和等速肌力测试设备。

捏力计可评定患者的捏力,握力计可评握力,背拉力计可评背肌的拉力。

等速肌力测试设备可以对肌力进行客观、定量的评价,有助于更好的了解肌肉功能,评价治疗效果。等速肌力测试设备可进行等速向心肌力测试、等速离心肌力测试和等长肌力测试,可选择不同的角速度进行测试。角速度≤60°/s为慢速测试,角速度(60°~120°)/s为中速测试,角速度≥120°/s为快速测试,慢速测试主要用于肌力测试,快速测试主要用于肌耐力测试。需注意的是,如果测试速度过慢,患者关节局部受压会过大从而产生疼痛。等速肌力测试不适用于肌力3级以下的患者,不适用于手、足小肌肉的肌力评价。等速肌力测试可评定最大肌力矩、爆发力、作功能力、肌肉耐力、拮抗肌力比。

(四)柔韧性评定

进行上肢的柔韧性评定时,可用两手分别从肩上及腰背部在身后相接近,测量两手手指间最小距离。进行躯干的柔韧性评定时,可伸膝站立时弯腰,测量手指尖与足趾的距离。进行下肢柔韧性评定时,可用跟臀试验评定。

(五)心肺运动能力评定

心肺运动能力评定可用于运动损伤患者功能障碍和恢复情况的评价。其常用的评价指标为最大摄氧量和无氧阈。最大摄氧量是指单位时间内所能摄取的氧量。无氧阈又称为乳酸阈,是指在渐增负荷运动中,血乳酸浓度随运动负荷的递增而增加,当运动强度达到某一负荷时,血乳酸出现急剧增加的点,反映机体代谢方式从以有氧代谢为主过渡到以无氧代谢为主的临界点或转折点。无氧阈值越高,其有氧能力越强。

四、康复治疗

(一)康复治疗目标和原则

1.康复治疗目标

(1)早期目标:有效地控制出血、消除肿胀、缓解疼痛、促进损伤组织生长愈合、改善患肢功能、避免肌力下降和肌肉失用性萎缩。

(2)远期目标:加强关节的稳定性,避免运动再损伤。

2.康复治疗原则

(1)急性运动损伤的RICE原则:RICE(rest,ice,compression,elevation)原则可用于急性软组织损伤。急性肌肉、韧带等软组织损伤后的首要措施是休息(rest)。在伤后24小时内可行冰敷(ice)。加压(compression)包扎可以限制伤处肿胀进展。受伤后,抬高(elevation)患肢有利于血液回流心脏。

(2)急性期后(伤后48小时)的治疗原则:促进血肿、渗出的吸收,早期进行运动治疗以恢复关节活动度、防止肌肉萎缩和关节粘连。

(3)恢复期(伤后3周)的治疗原则:强化功能训练,以改善关节功能、增强肌肉力量、强化本体感觉功能、改善柔韧性和协调性。要注意根据运动损伤的性质、程度来设定康复治疗计划,要注意兼顾患者关节活动度、肌力、柔韧性、协调性的康复,要注意避免对患处过早施加过大的负荷,以免转为难治的慢性运动损伤。

(二)急性期康复治疗方法

(1)休息:运动损伤后,患肢应立即制动休息。

(2)冰敷:冰敷有助于运动损伤患者患处血管收缩,减少出血,减少肿胀;缓解疼痛;缓解肌肉痉挛;降低代谢率,减少细胞组织的损伤。一般用毛巾或衣物包裹冰袋后进行患处冰敷。每次冰敷15~20分钟,休息15~20分钟,可重复进行。伤后1~2天内应尽可能冰敷。

(3)加压:运动损伤后1~2天内可使用弹力绷带包扎受伤部位,进行加压治疗。加压可以限制患处的肿胀进展,为患处提供额外的支持保护。加压治疗时,需注意不能包扎过紧,以免引起局部组织坏死。

(4)抬高:运动损伤后需抬高患肢。抬高患肢有助于血液、组织液回流,减少患处肿胀,缓解疼痛。抬高患肢时,需注意使患肢高于心脏水平,尽可能不低于心脏水平,以免加重肿胀。

(三)急性后期康复治疗方法

1.物理因子治疗

主要包括磁疗、电疗、超声波治疗和光疗法。

(1)磁疗法:常用的磁疗法有静磁场疗法和动磁场疗法两种。

(2)电疗法:可采用低频电疗法、中频电疗法、高频电疗法。其中,经皮电神经刺激疗法对于缓解疼痛有较好的作用。高频电疗法可采用超短波疗法、微波疗法,有消炎止痛、促进组织愈合的作用。

(3)超声波疗法:可有消肿、消炎、促进组织愈合、软化瘢痕、松解粘连的作用。宜用小剂量治疗,也可进行止痛药物超声波导入治疗。

(4)光疗法:可用紫外线疗法,红斑量照射,每周1~2次,具有止疼、消瘀斑作用。关节肿胀、疼痛,可用小剂量,阈红斑量照射,每日1次。膝、踝关节可增加剂量。

2.关节活动度训练

伤后早期可进行关节的主动、被动训练,尽量保持各关节的正常活动范围,防止关节挛缩、组织粘连。

3.肌力训练

在不影响运动损伤愈合的情况下,应该尽可能地进行肌力训练,以预防肌肉萎缩。运动损伤后早期肌力训练以等长收缩训练为主。等长收缩训练不引起关节的活动,可在伤后早期使用。等长收缩训练有助于促进肢体血液循环,减少运动损伤后组织粘连,增加静态肌力,减慢肌肉萎缩。等长收缩训练时可用"Tens法则",即收缩10秒,休息10秒,重复10次为1组,每次训练重复10组。等长收缩训练有姿势特异性,即在某一角度下进行等长收缩训练主要募集相应的一部分肌纤维,仅增强关节处于此角度时的肌力。

(四)恢复期康复治疗方法

1.物理因子治疗

包括红外线疗法、蜡疗法和较大剂量的超声波疗法。

2.关节活动度训练

关节活动度受限患者,可行关节的主动运动、被动运动、关节功能牵引等治疗,以改善关节活动度,促进关节功能恢复。关节活动度训练时,需注意避免使用粗暴方法。

3.肌力训练

肌力训练要针对特定肌肉或肌群。根据患者肌力情况的不同,选择相应的肌力训练方法。肌力较弱、无法对抗阻力者,可先进行主动运动、主动助力运动训练,逐渐过渡到抗阻肌力训练。肌力达4级时,宜选用抗阻肌力训练。根据肌肉收缩方式的不同,可采用等张抗阻训练、等速抗阻训练。

(1)等张抗阻训练:可借助弹力带、沙袋、哑铃进行,训练方法包括向心性训练和离心性训练两种。离心性训练可更快地增强肌力,但也更易引起肌肉酸痛。在进行等张抗阻训练时要注意超量恢复原则,使训练获得最佳效果;肌力训练负荷量应逐步增加,递增幅度为5%;肌力达到较高水平时,应降低负荷增加的幅度。过强的等张抗阻训练容易造成关节疼痛、关节软骨损伤或变性。因此,训练时要注意选择适宜的训练强度。

(2)等速抗阻训练:需要使用专门的等速训练仪器进行。等速抗阻训练安全性较好,可提供顺应性阻力,使肌肉在整个关节活动范围内始终承受最大的阻力;可提供不同的训练速度;可同时训练主动肌和拮抗肌;可提供反馈信息,可对患者起到鼓励作用;可进行全幅度、短弧度训练;可进行持续被动运动、向心和离心收缩训练。

4.本体感觉训练

可进行动、静态本体感觉训练,包括步行灵活度训练、半蹲训练、盲视膝踝关节多角度训练和固定自行车训练。

5.柔韧性训练

通过牵伸挛缩、粘连的肌腱、肌肉,使其逐渐延长,以促进柔韧性的恢复。注意牵伸时不可使用暴力。

6.协调性训练

协调性训练可采用配合训练、变换训练、加难度训练、非常规动作。可进行两个部位、两个肌群之间的协同训练。用不同的要求做同一个动作。可做不习惯的身体活动、反向完成动作。

(五)与运动损伤有关的健康教育

1.运动损伤的预防

运动损伤的预防非常重要。每个人的身体素质各不相同,因此要根据个人的实际情况,科学地制定运动训练计划。在各种运动中应该避免引起疼痛的动作,无痛情况下进行运动训练是预防运动损伤的基本原则。选择良好的运动场地、合适的运动设备和着装有利于避免运动损伤的发生。学会正确使用护腕、护踝、头盔、护腿板等防护工具,也有助于运动损伤的预防。

2.运动损伤的早期发现和治疗

早期发现运动损伤,及时正确的康复治疗,有利于加速运动损伤的恢复,避免转变为慢性损伤。

五、总　结

　　运动损伤发病率高,种类多,其发生与防伤意识薄弱、运动不规范不科学、场地设备缺陷有关。运动损伤的预后与患者既往运动损伤史、运动损伤部位有关。既往有过运动损伤者预后较差,小腿部位运动损伤的预后相对较好。因此,普及运动损伤防治知识非常重要,可大大减少运动损伤的发生。急性运动损伤康复强调RICE原则,运动损伤的早期康复治疗可以明显减轻肿胀、缓解疼痛、促进功能恢复;恢复期康复治疗强调功能训练,需兼顾关节活动度、肌力、柔韧性、协调性的全面康复。

（杜　青）

第七节　手外伤康复

一、概　述

在生产劳动及各种活动过程中,特别是机械化操作过程中,手容易发生外伤。手部的损伤不仅有皮肤的切割伤、单纯挫伤或皮肤撕脱伤,还常伴有深部肌腱、神经、血管和骨的损伤等。

手部有七种主要组织结构,即皮肤、肌肉、肌腱、骨、关节、神经和血管。

肌腱是连接骨骼肌和骨的致密结构组织,它由胶原纤维、腱内膜、腱外膜、腱旁组织构成。肌腱外包绕滑膜鞘。手部肌腱包括指屈肌腱和指伸肌腱。手部屈肌包括指屈、拇屈和腕屈肌。对应指屈肌腱共12条,其中腕屈肌3条,指屈肌腱8条,拇屈肌腱1条。手部指伸肌腱共8条,通常分为桡侧组和尺侧组两组。桡侧组与拇指运动有关,有1条拇长伸肌腱和1条拇短伸肌腱;尺侧组与第2~5指的指伸运动有关,包括4条指伸肌腱、1条示指固有伸肌腱和1条小指固有伸肌腱。

(一)手指屈肌腱

指屈肌腱将前臂屈肌与指骨联系起来,其功能是屈指。指屈肌腱分浅深两类,指浅屈肌(flexor digitorum superficialis,FDS)止于中节指骨,功能为屈近端指间关节(proximal interphalangeal,PIP);指深屈肌(flexor digitorm profundus,FDP)止于末节指骨,屈远端指间关(distal interphe langeal,DIP)节。肌腱是相应肌肉的组成部分,本身不具有收缩能力,但能传导肌腹收缩产生的力,牵拉指骨使之产生运动。指屈肌腱分为Ⅰ~Ⅴ区。

(二)手指伸肌腱

手部伸肌包括指总伸肌、腕伸肌、骨间肌、蚓状肌及各肌腱在指背构成的腱膜。指伸动作的完成并非由哪块肌肉单独收缩而为之,而是一组肌肉的协同作用。指背部肌腱是由这组协同运动的肌肉及肌腱移行构成指伸肌腱装置。根据拇指伸肌腱分区(Verdan分法),将指伸肌腱分为8个区,拇指分为5个区。

临床上的手外伤,单一外伤的情况比较少见,尤其是严重的手外伤,常见两种以上的组织同时受损,即多发伤。在制定康复计划时,需分清主次矛盾,安排合理恰当的计划,达到缩短病程,提高手功能恢复的疗效的目的。反之,则对手功能恢复带来不利的影响。

引起手外伤常见原因有切割伤、压砸伤、挤压伤、爆炸伤等。手部挤压伤、爆炸伤等可以引起非常严重的多发伤,导致包括骨折、脱位,以及血管、神经、肌腱及皮肤损伤。并发症主要有水肿、感染、瘢痕挛缩、肌腱粘连、肌肉萎缩、关节僵硬等。

二、临床表现

1.症　状

有外伤史,临床表现为手部疼痛、局部肿胀、畸形(如成角畸形、缺如)等。

2.体　征

手部压痛或叩击痛、有异常活动或骨擦音、运动障碍或感觉异常,出现肌肉萎缩、关节僵硬等。

3.辅助诊断

骨关节损伤需X线检查;肌肉麻痹需做电生理检查。

4.指屈肌腱断裂临床诊断

(1)由于指深屈肌腱止于第2～5指的末节指骨底,当固定患指中节时,不能屈远端指间关节(DIP),应考虑是指深屈肌腱断裂。

(2)由于指浅屈肌腱止于第2～5指的中节指骨,若固定其他指于伸直位,患指不能屈近端指间关节(PIP),应考虑指浅屈肌腱断裂。

(3)若用上述两种方法检查,指间关节均不能屈,但掌指关节(MP)仍能屈曲,则可能是指深、浅屈肌腱均断裂。

(4)若固定近节拇指,远节拇指不能屈曲,可能为拇长屈肌腱断裂。

但临床上有另外的情况:指屈肌腱在止点处断裂,在诊断时容易被忽略;指屈肌腱的不完全损伤时,手指主动活动正常,但活动时有疼痛,且主动屈曲力量减弱。

5.指伸肌腱断裂临床诊断

临床上如手指和手掌部的单条伸肌腱损伤,通常不会导致伸指功能的完全障碍,但手指区域的指伸肌腱损伤有特征性的表现。

如果指伸肌腱在止点断裂或者在远端指间关节(DIP)与近端指间关节(PIP)之间断裂,则不能主动伸直远端指间关节,出现锤状指畸形。在DIP与PIP之间断裂之初,因有周围的关节囊及周围软组织相连,故锤状指不明显。

如果在掌指关节与近端指间关节之间因肌腱中央束断裂,侧束向掌侧滑移,故近端指间关节不能伸直,而掌指关节(metacarpophalangeal,MP)和远端指间关节仍能伸直。这种损伤在最初检查时常被忽略。

如果在手背伸肌扩张部(腱帽)断裂,包括侧束完全断裂,则损伤部位以下的所有关节伸展活动均丧失。如在掌指关节近侧断裂,侧束及其相连的横纤维使两个指间关节仍能伸展,而掌指关节则不能完全伸直。如只有一指的伸肌腱断裂,因联合腱的作用,患指仍能部分或完全伸直。

如果拇长伸肌腱断裂,当固定掌指关节时,指间关节不能伸直。临床上拇长伸肌腱常被疏忽,主要是拇短伸肌与拇长伸肌之间的相互关系,但单独拇短伸肌不能伸拇指间关节。

三、康复评定

(一)手指屈肌腱

肌腱损伤修复后正确的功能评定,对了解手功能恢复状况具有重要的临床价值。对肌腱损伤的手进行评定时,一般要评定关节主动、被动活动的限制情况。若主动活动受限制可能意味关节僵硬、肌力减弱或瘢痕粘连;若被动活动范围大于主动运动,则应考虑肌腱可能与瘢痕组织粘连。

1.Litter法

主动屈曲患指,测量掌指关节(MP)、近端指间关节(PIP)、远端指间关节(DIP)活动范围的总和,将其结果进行比较。正常值:MP 90°、PIP 80°～90°、DIP 70°～90°;手指关节总活动范围大于220°。

2.指关节活动角度测量法

测量修复肌腱所控制的每一关节的主动、被动活动角度,此法测量客观,反映结果准确合理。

3.手指总主动活动范围测量法

手指总主动活动范围测量法将MP、PIP、DIP主动屈曲角度总和,减去这些关节主动伸直受限的角度总和,即为TAM(total action motion)。

(1)公式表示:总主动活动范围=总主动屈曲角度之和－总主动伸直受限角度之和。即TAM=(MPf+PIPf+DIPf)－(MPe+PIPe+DIPe)

(2)评价标准:①优:TAM＞220°屈伸活动正常;②良:TAM呈200°～220°为健侧75%以上;③中:TAM呈180°～200°为健侧50%以上;④差:TAM＜180°为健侧50%以下;⑤极差:其结果不如术前。

TAM作为肌腱功能评定的一种方法,其优点是较全面地反映手指肌腱功能情况,也可以比较手术前后的主动和被动活动情况。其缺点是测量和计算方法较烦琐。

(二)手指伸肌腱

(1)指关节活动角度测量:与指屈肌腱评定方法相似。

(2)指总主动活动(TAM)和总被动活动(total passive motion,TPM)测量法　总主动活动和总被动活动是记录关节活动度的一种方法,能了解肌腱移动(主动)和关节活动(被动)情况,它是对手指功能状态的评定,即三个关节的屈曲角度之和减去伸展受限角度之和。

例:

MP屈85°且完全伸展;PIP屈100°,伸85°;DIP屈、伸均65°。

TAM=(85°+100°+65°)－(0°+15°+0°)=235°

握拳时应评定TAM,TAM用于评定单个手指总体活动范围,应与对侧手的相同手指进行比较,它不能用于计算患指功能丧失后百分比或残损。

TPM计算方法与TAM相同,但仅用于评定被动活动。

(三)注意事项

测量指关节角度时腕关节应在功能位,否则影响评定结果。

正确使用角度测量器,通常是测量指关节背侧的角度,如手指肿胀关节畸形,可做指关节轴线测量。

肌腱修复后的功能评定要力求方法简便准确,仔细测量每一个指关节主、被动活动。

四、康复治疗

(一)术后康复原则

(1)药物治疗:一般在术后1周内使用药物,目的为消炎、消肿,促进伤口早期愈合。

(2)物理因子治疗:促进炎症的消退和渗出液吸收,减少粘连的形成。

(3)康复训练:促进肌腱移动和手功能恢复。

(4)矫形器应用:肌腱损伤后,矫形器使修复肌腱按新的应力排列而塑形,保持肌腱滑动,减少粘连发生。因此矫形器应用是手功能恢复的重要治疗方法。

(二)指屈肌腱康复计划

1.影响指屈肌腱康复的因素

肌腱术后康复目的是在整个愈合阶段按照所需的移动距离确定应用张力,重建肌腱的差异性滑动。指屈肌腱损伤后炎性肿胀的控制及矫形器制动位置的准确性,是影响修复结果及康复时间长短的重要因素。指屈肌腱修复术后早期活动均使用前臂背侧保护矫形器。在屈位固定MP和腕关节使屈肌腱松弛,PIP和DIP随意或伸至中立位。矫形器使患指被动屈曲,但伸指不能超过限定范围。由橡皮筋或弹力线等提供动力牵引,维持患指在屈位以进一步放松屈肌腱,预防不注意的主动屈曲。修复后粘连是影响手功能的重要因素,在愈合过程中早期的粘连即可限制肌腱滑动,术后第1周粘连形成,第2~3周粘连更加致密。早期活动能抑制修复区的炎症反应,减轻粘连,促进肌腱愈合。

2.指屈肌腱康复计划

(1)物理因子疗法:促进伤口愈合,控制水肿和瘢痕。术后第2天~2周,选用超短波,无热量,每天1次,每次10~20分钟;紫外线,弱红斑量,隔天1次。二者主要作用消炎、消肿及促进伤口早期愈合。术后3~4周,选用超声波和水疗,每天1次,每次10~20分钟,主要作用减少粘连、改善手部血液循环。

(2)动力型矫形器:术后当天戴上动力矫形器,使腕关节屈曲30°~45°,掌指关节屈曲45°~65°,指间关节完全伸直。牵引力的方向与患指关节活动轴成直角。随着肌腱的愈合及抗张强度的提高,逐步减少腕关节或掌指关节屈曲的角度,增加屈肌腱主动滑行距离。

(3)训练方案:

1)术后第1周:患者戴动力矫形器以被动屈曲、主动伸直练习为主,每小时完成5个屈伸动作。之后,治疗师为患指完成单关节的被动屈伸练习。此阶段禁止主动屈指间关节及被动伸指间关节。为了防止近端指间关节(PIP)屈曲挛缩,应使PIP关节充分伸直位。①患手掌指关节及指间关节屈曲,辅助屈伸腕关节5次,避免腕关节长时间处于屈曲位而发生僵硬畸形;②患手腕关节及指间关节处于屈曲位,充分被动屈患指的掌指关节,接着主动伸掌指关节,共5~10次;③患手腕关节和掌指关节处于屈曲位,充分被动屈近端指间关节和远端指间关节,继之主动伸展指间关节,共5~10次。离伤口较近的关节,用力时应适度以免影响伤口愈合。治疗师在为患者治疗的同时,要反复仔细指导患者,让其使用健手或由家属辅助患手,按要求对每个关节完成5~10次屈伸练习。通过向心性按摩控制水肿,十字交叉按摩预防肌腱粘连。

2)术后2~3周:①开始下述练习前,先完成前面的练习,每个关节屈伸5次;②治疗师为患者提供双关节的充分伸展练习,逐步增加指屈肌腱活动范围。

3)术后4~5周:重点是通过被动握拳增加肌腱的应力与滑行距离;继续控制水肿和瘢痕护理;调节前臂背侧矫形器,使腕关节位于中立位、MP屈曲45°位。①患指主动完成轻微指屈练习。每2小时完成1组,每组完成5次屈伸练习。②在矫形器的保护下,逐步强化主动屈伸练习。③让患者做主动屈指活动时,治疗师用拇示指捏住患者的近节手指,保持掌指关节在伸直位,以消除手部蚓状肌屈曲掌指关节的作用,增加指屈肌腱的主动滑动范围。④进行滑动练习。a.单独指浅屈肌腱的练习:维持MP关节伸直位,固定PIP关节的近端,嘱患者主动屈曲PIP关节,同时保持DIP关节伸直位。b.单独指深屈肌腱的练习:维持MP、PIP关节伸直位,固定DIP关节的近端,嘱患者主动屈曲DIP关节。c.钩拳练习:PIP和DIP关节屈曲,同时MP关节伸直,保证指浅屈肌腱和指深屈肌腱的最大活动范围。d.直拳练习:MP和PIP关节屈曲,同时DIP关节伸直,可使指浅屈肌腱获得最大滑动范围。e.复合拳练习:屈曲MP、PIP和DIP关节,使指浅屈肌腱和指深屈肌腱产生最大滑动。

4)术后6~8周:继续控制水肿和瘢痕护理;增加主动肌腱滑行;调节前臂背侧矫形器,腕关节中立位,MP和IP关节置于可能的最大背伸位。如PIP关节屈曲挛缩,可使用手指静态矫形器牵伸或功能性牵引;对肌腱活动差者可以应用神经肌肉电刺激(neuromuscular electrical stimulation,NMES),通过肌肉再训练促进粘连肌腱的滑行达到最大化。鼓励患手轻微活动,但避免做有阻力的活动。

5)术后9~16周:进一步强化关节活动使之达到整个活动范围。运用橡皮筋手指练习器,让患指进行主动活动练习,强化患指抗阻力指屈练习。等长抓握肌力练习,增加精细动作控制活动。

临床上,患指术后进行早期活动受两种因素制约:其一是修复部位的最大抗张强度;其二是预防断裂肌腱间隙形成的修复技能。术后第5天~2周,肌腱处于软化状态,抗张能力显著下降,且水肿产生的黏弹性力对屈指也产生限制性影响。此阶段对主动活动的力和矫形器动力的要求极高,矫形器动力不足患指关节不能充分屈曲,术后肌腱长期处于紧张状态;动力太大不利患指充分伸展易发生指间关节挛缩,这些都不利于手功能恢复。

(三)指伸肌腱康复计划

1.影响指伸肌腱康复的因素

指伸肌腱损伤后的康复与指屈肌腱类似,若处理不当也会损害手功能。不同区域伸肌腱具有不同特征,因而治疗也不尽相同。修复伸肌腱愈合过程中固定、松动术及控制力大小和作用的时间,受各区肌腱营养和移动距离的影响。康复治疗前应向手外科医师了解肌腱修复质量,肌腱长度变化,组织完整性,邻近组织状况及可能改变治疗方案的其他病理情况。

伸肌腱修复术后用掌侧矫形器使腕掌关节背伸30°~40°位,掌指关节0°位,同时用橡皮筋牵拉伸直所有指间关节。掌侧矫形器可以防止MP关节屈曲。

2.指伸肌腱康复计划

（1）术后1~3周：在矫形器控制范围内练习主动屈指，被动伸指。禁止被动屈指和主动伸指。

（2）术后3周以后：去除掌侧矫形器，继续主动屈指练习；继续依靠弹力牵引被动伸指练习。

（3）术后6周后：去除矫形器，开始主动伸指练习，包括各条肌腱的滑动练习；开始掌指关节、指间关节和腕关节分级联合屈曲；开始腕关节屈曲/伸直和前臂旋前/旋后分级肌力练习。

（4）术后7周：开始抗阻练习。

（5）术后8~12周：进行动态抓握练习，不用矫形器进行中等的日常生活活动。

（6）术后12周：恢复无限制参与全部ADL。

(四)手指肌腱粘连松解术后康复

肌腱修复后，往往因制动或早期活动延迟使修复肌腱与周围组织发生粘连，影响手功能恢复。此时需进行肌腱粘连松解术。为了使肌腱松解达到预期的目标，术前应使关节被动活动尽可能达最大范围，术中肌腱松解应完全彻底。肌腱松解术成功的关键是术后立即开始手部康复程序。早期康复治疗能够减少瘢痕再形成。

以指屈肌腱为例说明如下。

1.术后第一阶段：炎症期(第1周)

（1）控制水肿：尽可能抬高患肢。

（2）减轻疼痛：冷疗法。

（3）促进伤口愈合：伤口护理，加压包扎，尽可能减少伤口张力，且不妨碍肌腱活动。

（4）矫形器：夜间戴上前臂掌侧矫形器，腕关节背伸15°，所有手指位于可能的最大背伸位，以防止屈曲挛缩。矫形器仅晚上使用，白天鼓励患者主动活动患手。

（5）达到或维持术中获得的主动关节活动度(active range of motion, AROM)或被动关节活动度(passive range of motion, PROM)术后当天开始关节单独或联合伸展练习，受累关节进行轻度被动活动范围练习，维持未累及关节的关节活动度。

此阶段避免疼痛和炎症恶化，避免神经血管损伤，预防屈曲挛缩。

2.术后第二阶段：纤维形成期(第2~3周)

通过AROM练习和矫形器伸展固定，使瘢痕按期望的方向塑型，防止限制性粘连形成。

（1）瘢痕护理：一旦伤口闭合，便开始瘢痕深层摩擦按摩和压迫等。

（2）矫形器：一般白天不用，夜间使用。但如果关节僵硬或软组织过紧，白天需用静态渐进性矫形器固定。

（3）肌腱滑动练习：通过我勾拳、直拳和混合拳，促进FDS和FDP分离性滑动练习。

（4）关节活动范围练习：PROM练习前湿热敷可以增加组织伸展性，使主动活动达到最大程度。如松解术后没有肌腱滑动,可在术后48小时开始给予功能性电刺激。

（5）开始灵巧性练习和功能活动,此阶段观察肌腱是否有粘连征象,主被动活动范围是否存在明显差异。如果粘连明显,应改进主动活动范围练习。

3.术后第三阶段:瘢痕成熟期(第4～10周)

通过增加训练强度和教会患者瘢痕处理,尽最大努力重塑瘢痕,促使瘢痕沿肌腱走行方向进行重塑。增加练习频度和强度,开始等长抓握练习,逐步进行抗阻力抓握练习。

此阶段如果存在关节挛缩,其治疗包括PROM、关节松解、低负荷长时间伸展和静态渐进性矫形器固定。

（五）手部多发伤康复治疗

1.术后固定

术后固定是治疗手部损伤的重要措施,特别当伴有骨折时。肌腱、神经、血管损伤修复后也同样需要固定。

2.康复治疗

多发伤术后的康复治疗应综合各种组织损伤的康复治疗方案,其主要原则是:①尽可能缩小固定范围,缩短固定时间,因过度固定产生的不良后果远较过早活动严重。②尽快消肿,如抬高患肢、使用压力手套、早期主动活动和理疗等。③创面愈合后用油剂按摩,每日数次,帮助松解粘连组织。④尽早开始运动疗法和作业疗法,进行手指活动度练习。注意间歇,避免过度练习。⑤如果手出现严重功能障碍,也要树立坚持功能锻炼的信心。⑥康复治疗效果不佳时,考虑后期手术修复,术后再做相应康复治疗。

多发伤术后的康复治疗大致可分为三阶段,即早期、中期和后期。

（1）早期康复:抬高患肢,红外线治疗,向心性按摩等消肿;被动运动没被固定的关节,牵拉关节周围的纤维组织,牵拉吻合后的肌腱,以防止关节粘连、挛缩、僵直、恢复关节正常活动度。主动运动是防止和减少肌腱粘连的最有效的方法,也可以促进骨质愈合。

（2）中期康复:主要目的是促进关节活动度和肌力等肢体的基本功能的恢复,以及肢体日常生活活动能力的恢复。方法有早期主动关节活动度练习,使关节达到最大的屈曲和伸展,以预防关节挛缩;肌力练习,当肌肉主动收缩无力时,可以用神经电刺激;作业治疗,在关节活动度和肌力有一定恢复时,可以进行作业治疗以练习手部的精细和协调功能。

（3）后期康复:后期对于需要行矫形手术的患者进行手术前后的功能锻炼,因多发伤术后功能恢复到一定程度时尚存的一些功能障碍或其他合并症还需要进一步利用矫形手术的方法来改善。一般常用的手术有肌腱粘连松解术、肌腱移位术、神经松解术和必要的骨关节手术等。这些手术必须与康复治疗结合,才能取得预期效果。

手部多发伤严重,会给患者造成极大的心理压力。因此,需要通过心理治疗消除患者的心理障碍,让患者积极配合康复治疗,接受损伤的现实,建立良好的心态,树立生活的信心。

晚期某些残存的功能障碍无法通过手术进一步改善,或患者不愿接受矫形手术。此时,为了改善功能,根据需要佩戴相应矫形器。

临床上,治疗手部多发性损伤患者,需要解决的问题是多方面的,但在具体治疗时必须有主次和先后之分。例如手深部肌腱、神经损伤,同时局部皮肤有瘢痕形成和关节挛缩,为了使修复肌腱和神经功能获得良好的恢复,必须先用各种方法软化瘢痕,减少粘连,增加关节活动范围,为恢复肌腱的活动创造条件。其次是促进肌腱的滑行运动,但应注意在肌腱练习过程中,不能过度牵拉神经缝合部位,以免影响神经愈合。最后促进神经再生,恢复神经功能。两种或两种以上组织损伤都需要恢复功能,而当他们在功能恢复的治疗过程中相互有影响时,应根据具体情况,制定先后次序。如骨关节损伤合并肌腱损伤,必须先制动利于骨的愈合。在骨支架结构已恢复稳定的基础上,再通过治疗恢复肌腱功能。

五、总　结

手是劳动的器官,在生产劳动及各种活动中手容易发生外伤。手外伤具有发病率高、致残率高的特点,严重影响日常生活活动能力。手外伤康复强调伤后早期开始。手外伤的早期康复,可以明显改善患者功能,降低致残率。随着手术技术、康复工程、作业治疗等的进步,且手外伤康复评估、治疗的规范化、个体化的实施,手外伤康复的效果将越来越好。

（张长杰）

第八节　风湿类疾病康复

一、概　述

风湿性疾病（rheumatic diseases）是一组侵犯关节、骨骼、肌肉、血管及有关软组织或结缔组织为主的疾病，其中多数为自身免疫性疾病。发病多较隐蔽而缓慢，病程较长，且大多具有遗传倾向。该疾病早期有关节疼痛，重则有红、肿、热、痛及功能受损等全面炎症表现，出现功能障碍，随着疾病发展，亦可侵犯呼吸、消化、泌尿、血液甚至神经系统，出现多器官多系统损害的严重情况，部分患者可能出现药物治疗疗效不佳或者治疗不及时，导致关节功能障碍，严重影响其工作和生活。在风湿性疾病中，最易引起功能障碍并致残的是骨关节炎、类风湿关节炎、强直性脊柱炎等累及外周及中轴关节的疾病。目前我国的风湿性疾病控制现状仍然不容乐观，疾病早期如何联合康复治疗延缓疾病进程，以及在已经出现关节功能障碍的患者，如何促进其康复，提升社会质量，后期需要关节置换时，如何通过康复获得良好的关节功能，都是非常值得关注的问题。

二、骨关节炎

（一）定　义

骨关节炎（osteoarthritis，OA）是指由多种因素引起关节软骨纤维化、皲裂、溃疡、脱失而导致的以关节疼痛、肿胀、僵硬、活动受限及不同程度的关节功能障碍为主要临床表现的最常见的慢性骨关节疾病，最终可导致关节畸形。该病目前病因尚不明确，其发生与年龄、肥胖、炎症、创伤及遗传因素等有关。其病理特点为关节软骨变性破坏、软骨下骨硬化或囊性变、关节边缘骨质增生、滑膜增生、关节囊挛缩、韧带松弛或挛缩、肌肉萎缩无力等。其中，关节软骨的变性是OA最基本的病理改变，也是OA最早期的病理改变。根据有无局部和全身致病因素，可将OA分为原发性和继发性两大类。

（二）临床特征

OA多发于负重关节或活动频繁的关节，好发部位为膝关节、髋关节、远端指间关节及脊柱，一般起病隐匿，进展缓慢。其早期功能障碍的原因主要为关节疼痛及僵硬，疼痛多发生于活动以后，休息可以缓解。随着病情进展，负重时疼痛加重，甚至休息时也可发生疼痛，夜间可痛醒。关节僵硬一般不超过30分钟，且仅局限于受累关节。随着疾病进展，关节周围肌肉痉挛、关节囊纤维化或关节内游离体或较大的外凸性骨赘形成，往往导致关节活动障碍。同时受累关节检查可见关节硬性肿胀、轻压痛，活动时伴有摩擦感或"咔嗒"声。后期病情严重者可出现肌肉萎缩及关节畸形。

1.膝关节炎

原发性OA常影响膝关节。早期以疼痛和僵硬为主，单侧或双侧交替，多发生于上下楼时。患者常诉关节有"咔嗒"音,走路时疼痛加剧,休息后好转,久坐久站时髋关节僵硬,走动及放松肌肉可使僵硬感消失。随着病情进展,可出现下蹲、下楼无力,膝关节活动受限,关节挛缩,甚至出现关节在活动过程中突然打软,还可出现关节活动时的"绞锁现象"(可能是关节内的游离体或漂浮的关节软骨碎片所致)。体格检查可见关节肿胀、压痛、骨摩擦感以及膝内翻畸形等,部分患者可出现关节周围肌肉萎缩。

2.髋关节炎

多见于中老年男性,主要症状为隐匿发生的髋部疼痛,可放射至臀外侧、腹股沟、大腿内侧,甚至可集中于膝部。疼痛初始见于活动及负重时,进而转为持续性。病情严重时,髋关节屈曲内收,代偿性腰椎前凸,可伴有严重的下背部疼痛,甚至不能行走。体格检查可见不同程度的髋关节活动受限和跛行。

3.脊柱关节炎

原发性脊柱OA多由于椎间盘退行性变、髓核脱水,致椎间隙狭窄、骨质磨损,关节边缘形成骨赘。多呈慢性病程,也可因外伤、举重等外因而导致急性发作。根据受累脊柱节段不同可出现颈部及腰部疼痛,甚至累及神经根而出现肢体麻木等症状。

4.手关节炎

多见于中老年女性,远端指间关节最易累及,也可见于近端指间关节和第一腕掌关节,掌指关节较少累及。症状以局部疼痛为主,特征性表现为指间关节伸面内、外侧关节骨肥大,出现结节,质硬似瘤体,位于远端指间关节者称赫伯登(Heberden)结节,位于近端指间关节者称布夏尔(Bouchard)结节,具有遗传倾向。部分患者可出现手指屈曲或侧偏畸形。第一腕掌关节因骨质增生可出现"方形手"。

5.足关节炎

以第一跖趾关节最常见,部分可出现关节红、肿、热、痛,类似痛风的表现,但疼痛程度较痛风轻。症状可因穿过紧的鞋子而加重。查体可见骨性肥大和外翻,常有压痛,活动受限,跗骨间关节也可累及。

(三)临床检查

本病无特异的实验室检查指标。关节液检查色泽、透明度及黏蛋白凝块试验正常,白细胞计数低于2×10^9/L,镜检无细菌或结晶体,从软骨碎片的数目可粗略估计软骨退化程度。

X线检查是诊断OA最常用的手段,早期可正常或轻微异常,随着关节软骨逐渐被破坏,X线片逐渐出现典型表现,主要为受累关节软骨下骨质硬化、囊变,关节边缘骨赘形成,受累关节间隙狭窄。脊柱关节炎除上述改变外,髓核突出至上下椎体内形成软骨下结节,即所谓许莫氏结节(Schmorl's Node,SN)。CT、MRI可清晰显示关节病变、椎间盘突出。关节超声和MRI能显示早期软骨病变,半月板、韧带等关节结构异常,还可发现软骨破坏、韧带病变、滑囊炎、滑膜病变等,可以提高OA的早期诊断率。

(四)诊　断

参照中华医学会骨科学分会《中国骨关节炎诊治指南(2007年版)》及美国风湿病协会诊

断标准（2012），主要根据患者的症状、体征、X线表现及实验室检查进行诊断。

（1）膝关节炎诊断标准：①近1个月内反复膝关节疼痛；②X线片（站立或负重位）示关节间隙变窄、软骨下骨硬化和（或）囊性变、关节缘骨赘形成；③关节液（至少2次）清亮、黏稠，白细胞（WBC）＜2000个/mL；④红细胞沉降率（ESR）＜40mm/h，风湿因子（RF）＜1:40；⑤中老年患者（年龄≥50岁）；⑥晨僵时间≤30分钟；⑦活动时有骨摩擦音（感）；⑧关节表面温度降低。

综合临床、实验室及X线检查，符合1+2+7条或1+5+6+7/8条或1+3/4+5+6+7/8条诊断标准，即可诊断。

（2）髋关节炎诊断标准：①近1个月反复髋关节疼痛；②血细胞沉降率=20mm/h；③X线片示骨赘形成，髋白缘增生；④X线片示髋关节间隙变窄。

满足诊断标准1+2+3条或1+3+4条，即可诊断。

（五）预　后

OA的早期诊断及规范康复并坚持正确的预防措施，是延缓疾病进展、改善生活质量的关键。对OA顽固性疼痛、关节不稳定或关节功能缺失者，可考虑手术或关节镜治疗。最终，当OA患者疼痛无法缓解，并且有活动能力受限，生活质量下降时，应采取关节置换术。对多数患者而言，这类手术对缓解疼痛，改善活动能力十分有效，可以视为OA的"硬"终点。

三、类风湿性关节炎

（一）定　义

类风湿关节炎（rheumatoid arhri，RA）是一种以侵蚀性、对称性多关节炎为主要临床表现的慢性全身性自身免疫性疾病。基本病理改变为关节滑膜的慢性炎症、血管翳形成，并逐渐出现关节软骨和骨破坏，最终导致关节畸形和功能丧失。本病还可累及多器官多系统，引起系统性病变。RA是造成我国人群丧失劳动力和致残的主要病因之一。

（二）临床特征

1.关节表现

小关节晨僵是RA的特征性临床表现，关节痛往往是首发症状，晨起明显，活动后减轻。持续时间超过1小时者意义较大；关节畸形见于较晚期患者，关节周围肌肉的萎缩、痉挛则使畸形更为加重。最为常见的关节畸形是掌指关节的半脱位、手指向尺侧偏斜和呈"天鹅颈"样及"纽扣花样"表现及腕和肘关节强直；其他特殊关节如颈椎关节受累表现为颈痛、活动受限，最严重的表现为寰枢关节（$C_{1\sim2}$）半脱位，可导致脊髓受压。肩、髋关节受累表现为局部疼痛和活动受限，髋关节往往表现为臀部及下腰部疼痛。颞下颌关节受累表现为讲话或咀嚼时疼痛加重，严重者有张口受限。

2.关节外表现

类风湿结节是本病较常见的关节外表现，可见于30%～40%的患者。但多位于关节隆突部及受压部位的皮下；类风湿时常见横纹肌损害，表现为局灶性肌炎、肌萎缩和变性，肌纤维束减少（与类风湿的肌无力和肌紧张度障碍有关）、肌膜松弛和血管狭窄；其他表现包括疲劳、轻度正常血红细胞性正常色素性贫血、巩膜炎、血管炎、神经病、间质性肺炎和纤维化、结节性肺疾病、心包炎、心肌炎、心脏传导缺陷等。

(三)临床检查

类风湿因子(RF)是 RA 患者血清中针对 IgG Fc 片段上抗原表位的一类自身抗体,在 RA 患者中 RF 阳性率为 75%~80%。但 RF 并非 RA 的特异性抗体,其他慢性感染、自身免疫性疾病及 1%~5% 的健康人群也可出现 RF 阳性,RF 阴性亦不能排除 RA 的诊断;抗瓜氨酸化蛋白抗体(ACPA)是一类针对含有瓜氨酸化表位自身抗原的抗体统称,具有很高的特异性(93%~98%)。

另外,可能存在轻至中度贫血,以正细胞低色素性常见,多与病情活动程度相关。活动期血沉(ESR)和 C 反应蛋白(CRP)常升高。可以通过关节滑液检查证实关节炎症,同时可鉴别感染和晶体性关节炎,如痛风、假性痛风等,但是尚不能通过关节滑液检查来确诊 RA。

双手、腕关节以及其他受累关节的 X 线片对 RA 诊断、关节病变分期、病变演变的监测均很重要;关节 MRI 对早期诊断极有意义,可以显示关节软组织病变、滑膜水肿、增生和血管翳形成,以及骨髓水肿等,较 X 线更敏感;关节超声高频超声能够清晰显示关节腔、关节滑膜、滑囊、关节腔积液、关节软骨厚度及形态等,能够反映滑膜增生情况,亦可指导关节穿刺及治疗;关节镜对诊断及治疗均有价值。

(四)诊　断

RA 的临床诊断主要基于慢性关节炎的症状和体征、实验室及影像学检查。目前 RA 的诊断普遍采用美国风湿病学会(American College of Rheumatology,ACR)1987 年修订的分类标准,符合 7 项条目中至少 4 项可诊断 RA。其敏感性为 94%,特异性为 89%。但对于早期、不典型及非活动期 RA 易漏诊。

RA 诊断标准包括:①晨僵:关节或周围晨僵持续至少 1 小时;②≥3 个关节区的关节炎:医生观察到下列 14 个关节区域(两侧的近端指间关节、掌指关节、腕、肘、膝、踝及跖趾关节)中至少 3 个有软组织肿胀或积液;③手关节:腕、掌指或近端指间关节区中,至少有一个关节区肿胀;④对称性关节炎左、右两侧关节同时受累(双侧近端指间关节、掌指关节及跖趾关节受累时,不一定绝对对称);⑤类风湿结节:医生观察到在骨突部位、伸肌表面或关节周围有皮下结节;⑥血清 RF 阳性:任何检测方法证明血清中 RF 含量升高;⑦影像学改变:在手和腕的后前位像上有典型的 RA 影像学改变,必须包括骨质侵蚀或受累关节及其邻近部位有明确的骨质脱钙。

注:以上 7 项中满足 4 项或者 4 项以上并除外其他关节炎者可诊断为 RA(要求第 1~4 项病程至少持续 6 周)。

(五)预　后

RA 患者的预后与病程、疾病严重程度及治疗有关。近年来,随着人们对 RA 的认识加深、生物制剂及合成抗风湿药物的使用,RA 患者的预后明显改善,经早期诊断、规范化药物及康复治疗,80% 以上 RA 患者能实现病情缓解,只有少数最终致残。

四、康复评定

(一)身体功能和结构

(1)感觉功能:①疼痛:采用视觉模拟评分(VAS)、数字评分量表(NRS)和功能性疼痛问卷等;②本体感觉:可以利用等速肌力测试训练系统进行评定。

(2)肢体围度和关节周径的测量:可了解患肢和受累关节周围的肌肉有无萎缩、患病关节有无肿胀或膨大,可利用软尺进行测量。

(3)肌力评定:肌力对关节功能非常重要,可以采用徒手肌力评定法及等速肌力评定对患肢和受累关节周围肌群的肌力进行评定。

(4)关节活动度测量:用关节量角器测量有关的关节活动范围。

(5)手功能评定:常采用手灵活性评定(九孔柱测试)、Carroll手功能评定法进行。

(6)15m步行时间测定:可综合评估疼痛和炎症对关节功能及步行能力的影响。

(7)平衡功能评定:包括Berg平衡量表和社区平衡与移动量表。除了量表法,也可用平衡测试仪评估患者的动静态平衡。

(二)活动和参与

(1)日常生活活动能力评定:主要测试患者的日常生活活动情况,常用Barthel指数(BI)或改良Barthel指数(MBI)进行评定。

(2)生活质量评定及社会参与能力评定:生活质量可用Meenan的关节炎影响评定量表(the arthritis impact measurement scale,AIMS)对患者进行综合评定。下肢OA患者可采用西安大略省和麦克马斯特大学骨关节炎指数(western Ontario and McMaster Universities osteoarthritis index,WOMAC)进行评定。

(3)心理评定:心理评定方法包括他评量表(如汉密尔顿抑郁量表和汉密尔顿焦虑量表)和自评量表(如Zung抑郁自评量表和Zung焦虑自评量表)等。

五、风湿类疾病的康复治疗

风湿性疾病的康复面临的问题:①多为全身性疾病,多器官、脏器受累,常合并心肺功能障碍,对训练耐受性差,应充分考虑其他器官系统受累的情况,对康复治疗做合理的安排;②关节、肌肉源性疼痛,影响患者对康复训练的积极性;③关节炎症的存在使运动疗法的应用受到一定限制;④由于关节畸形,肌肉、肌腱解剖位置改变、运动模式改变,缺少统一的康复模式,康复治疗应因人而异;⑤病情常有反复,康复治疗计划亦应随时调整。为了实现康复目标,需要了解疾病的发生过程,特定的状况,潜在的畸形,关节炎状况如何影响个人的功能以及患者的个人需求。

(一)康复的原则

1.适时适度,尽早进行

风湿性疾病常表现为关节的炎症反应,在急性期时主要表现为关节疼痛、肿胀,物理因子治疗(低强度光疗、热疗、电疗)可以改善循环、缓解疼痛、减轻水肿,配合轻柔的按摩、适当的被动关节活动训练,可以防止关节粘连和软组织挛缩。早期规范的康复能够延缓疾病的进程。

2.控制疼痛、循序渐进原则

疼痛是疾病的症状,也是影响康复治疗的负面因素,患者往往因为疼痛不愿意活动,控制疼痛是康复治疗的必要前提。而且风湿性疾病常累及多系统、多器官,常合并心肺功能障碍,病情复杂,因此需要经过全面的康复评定,制定循序渐进的康复治疗方案。

3.个性化原则

根据疾病的活动状态,进行精准的康复评定,基于康复评定,选择不同的康复治疗措施,根据受累结构及功能,展开针对性康复治疗方案。

(二)康复目标

①增加或维持功能表现,包括开发并采用具有关节保护和节能作用的技能;②保持适当的关节结构及力线、防止关节畸形;③减轻疼痛和炎症反应;④增加或保持活动能力、肌力和耐力;⑤促进患者对不同疾病状态的适应;⑥达到自我效能感和幸福感。

(三)康复方案的介入时机

1.掌握"动"与"静"的平衡

OA、RA急性发作期,除表现为多关节急性关节炎外,还可能伴有发烧、体重减轻、贫血和疲劳。在此阶段,几天卧床休息可能有助于缓解关节和全身症状。卧床休息应尽可能短,待全身症状缓解后,即可采用物理因子治疗、局部轻柔的按摩、关节活动度训练及肌力训练。

2.根据功能障碍的情况,适时开展康复

在炎症稳定期,患者没有疼痛的症状,常会忽略功能障碍的康复,应该进行准确的康复评定,发现患者功能障碍或者隐患,如肌力的不平衡、关节的轻度受限,尽早采用合适的康复治疗手段。

3.重视患者的心肺功能训练

在进行常规康复治疗的同时,应进行心肺功能评定,及时开展患者的有氧运动以提高RA、OA患者的有氧运动能力和功能能力。运动类型应仅涉及低关节压力,例如步行、骑自行车、游泳、水中有氧运动或低影响的有氧舞蹈。

(四)康复宣教及管理

针对风湿性疾病患者健康教育的目标包括减轻焦虑、加强治疗方面的合作及增强关节功能和自我形象的行为转变。

健康教育的主题包括①OA、RA等疾病的自然病程及其对运动、心理、工作和休闲活动方面影响,使患者了解本病绝大多数预后良好,消除其思想负担;②告知患者,在关节肿痛明显时,应调整和限制活动量,减轻关节负荷,避免各种使骨关节炎病情加重的不利因素,调整生活方式;③了解OA、RA的治疗原则、药物的用法和不良反应;④熟悉辅助具(助行器、自助具和矫形器)的使用方法;⑤运动及生活指导,如减少每日运动总量,避免举重物,正确使用受累关节,天气寒冷时注意保暖等,将有助于其改善症状,控制疾病进展,更好地维持关节的正常功能等;⑥了解家庭和社会的支持在风湿性疾病患者康复中所起的积极作用。

(五)康复治疗措施和方法

1.急性期减轻关节负荷,适度降低活动量

骨关节炎、类风湿关节炎急性期,患者肿痛明显,可适当卧床休息,减少每日活动量,把活动量调整到关节能耐受的范围。避免受累关节负荷过重或过度使用。必要时可使用康复辅具或支具固定保护,使用替代运动方式来进行日常活动以保护受影响关节。这样有助于保持关节结构的完整性,减轻活动过程中的关节疼痛,缓解局部炎症。

2.合理应用物理因子治疗

(1)温热疗法:可使局部温度升高、血液循环加快、促进炎症消除、解痉止痛。常用的方法有红外线、热敷、局部温水浴、中药熏蒸和石蜡疗法等,但在炎症的急性期不可使用。

(2)高频电疗法:具有消炎止痛,促进关节腔积液吸收,缓解肌肉痉挛等作用。常用的有超短波、短波和微波疗法。当OA、RA处于急性炎症阶段,患者关节肿痛、关节腔有积液,此时可以利用其非热效应抑制急性炎症,促进关节积液的吸收,可采用无热量微波、脉冲短波;当疾病处于慢性炎症阶段,关节腔无积液,可利用其热效应深且均匀的特点改善局部血液循环和营养代谢、消除慢性炎症和水肿、缓解痉挛和止痛,常用温热量微波、超短波或连续短波治疗。

(3)中、低频电疗法:主要针对慢性炎症、粘连、肌萎缩和关节僵硬患者。常用的方法有调制中顺电疗法、干扰电疗法、等幅中频电疗法、低频电疗法。

(4)超声波疗法:慢性骨关节炎患者关节周围软组织粘连、挛缩,可利用超声波的机械作用和温热作用来松解粘连、缓解肌肉痉挛和改善局部代谢。常用的频率为1MHz/3MHz,移动法,强度为$1.0\sim1.5W/cm^2$。

(5)神经经皮电刺激(transcutaneous electrical nerve stimulation,TENS):主要用于伴有纤维织炎的骨关节炎和椎间盘病变相关的神经根性疼痛,其止痛效果较好。

(6)电磁疗法:对OA患者关节肿胀、疼痛有效。常用低强度磁场($20\sim100mT$)到中强度磁场($100\sim200mT$)。有关节积液时,用脉冲磁场($5\sim7mT$);无关节积液时,用交变磁场。

(7)体外冲击波技术:主要利用机械应力效应、空化效应、压电效应以及代谢激活效应。用于关节软组织病变及骨关节炎的治疗,临床疗效较满意,也可用于骨关节炎骨赘的治疗。

3.运动疗法

运动疗法前应先用热水浴、红外线或蜡疗加热。具体应视疾病发展的不同阶段选择不同的措施,推荐使用水中运动疗法。急性炎变期的患者,宜进行床上运动,协调全身及局部休息;对病变关节应用矫形器、弹簧支架固定,定时脱卸装具进行轻微被动活动,但要防止畸形的加重。疼痛等症状缓解后,由被动运动开始,必要时做主动助力活动,后逐渐过渡到主动运动、抗阻力运动,内容包括关节活动范围训练、肌力增强训练、日常生活活动训练,并配合必要的全身体力训练。应在无通范围内进行。每个关节的活动应达到极限,每日训练时要达到关节全范围运动,每日至少1次,但不应引起疼痛加剧。一般以每隔1~2小时进行短时间的练习(5分钟或更少)为宜,效果比一般常规较长时间练习更好。慢性期的患者,为预防和纠正畸形,可根据病情进行改善关节功能、恢复肌力的运动训练及日常生活活动指导训练,同时加强体力锻炼以提高康复训练效果。

4.日常生活能力训练

对于日常生活自理能力较差的患者,鼓励其尽量完成日常生活活动训练,如进食、取物、倒水、饮水、梳洗、拧毛巾、穿脱上衣和裤子、解扣、开关抽屉、手表上弦、开关水龙头、坐站、移动、下蹲、步行、上下楼梯、出入浴池等训练。为了达到生活自理,有时需要改装某些生活用具的结构。

5.作业疗法

作业疗法是为了恢复患者整体功能和社会适应能力而进行的工艺活动和作业训练。作业疗法不同于对人体单一动作的训练,而是综合应用能力的训练。根据RA女性患者多的特点,选择针织、刺绣、缝纫、裁剪等作业项目,有目的、有指导、有计划、有控制地进行。文体活动属心理作业疗法范畴,如歌咏、朗诵、乐器、棋类、球类等活动,与其他作业交互进行,既有利恢复疲劳又可交流感情。RA患者智能和神经系统不受影响,关节外观看起来变形很明显,但仍有相当灵巧性,有胜任一定工作的能力。因此,就职前训练也是作业疗法的内容,培养其就业的愿望和兴趣,通过训练使专业技能更熟练。

6.中医治疗

中医治疗中的针灸疗法、穴位注射、温针疗法、电针疗法等治疗可以加速炎症的吸收,是解决关节红肿热痛行之有效的治疗方法。推拿和按摩也可以缓解肌肉痉挛、减轻关节肿胀、缓解疼痛,对风湿性疾病导致的关节肿胀、疼痛也有较好作用。

7.心理康复

针对OA、RA患者存在的抑郁、焦虑状态进行心理辅导和心理支持疗法,有助于预防和控制疼痛及关节活动障碍。

8.康复工程

许多康复辅具和各种类型的设备可用于协助风湿病患者,尤其是RA和OA。对于存在掌指关节尺侧偏位、指间关节的鹅颈变形、下肢踝关节的外翻和屈畸形的患者,应使用辅助手柄。对于存在肩、肘、髋和膝关节关节活动度受限的患者,可以使用延长手柄装置。对于行动不便的患者,可以规定助行器,如助步器、拐杖、轮椅或踏板车,以适应不同程度的困难或环境要求。

六、关节置换的康复

OA、RA在疾病终末期主要累及髋关节、膝关节,导致疼痛明显伴关节功能障碍,人工髋、膝关节置换术(THA、TKA)是主要的治疗选择,康复治疗在关节置换术后功能恢复中占有非常重要的作用。规范的康复治疗,使关节置换后的关节功能及生活质量均明显提高。

（一）康复原则

（1）个体化：是指根据每个患者的全身体质情况、关节病变程度，合并其他病症、心理素质、主观要求、手术操作、假体类型、固定方式等情况，制定个体化的治疗方案，个体化康复治疗方案的宗旨是强调患者能够积极参与，让患者掌握自我康复的方法，提高患者的自理能力。

（2）全面训练：关节置换患者大多数为高龄体弱者，要全面评估患者身体状况，关注心肺功能变化，同时针对双侧肢体的功能，做出全面的治疗方案。

（3）循序渐进：一般关节置换患者的髋/膝关节本身及其周围组织都有不同程度的病变，切忌操之过急，避免康复治疗不当发生再损伤。

（二）康复目标

通过功能训练防止组织粘连与挛缩，恢复正常关节活动范围，增强关节周围肌群的力量，重建髋关节、膝关节的稳定性，最终恢复髋关节、膝关节日常活动的功能，提高患者生活质量。

（三）康复教育

1.术前康复教育

①术前心理准备，减少对手术的恐惧和精神压力；②指导患者术前、术后康复注意事项，正确转移训练要点，掌握术后移动肢体的正确方法和助行器、拐杖的正确使用，如何开始步行，预防脱位及预期的恢复时间；③术前预康复训练，如关节活动度训练，下肢肌肉（臀肌、股四头肌、阔筋膜张肌、腘绳肌、小腿三头肌）的肌力练习；④术前镇痛管理常规的方法多为术前1天开始服用镇痛药物，配合术后镇痛可明显减轻术后所产生的疼痛，可促进患者早期接受和配合康复训练，积极避免紧张、恐惧及疼痛等引起的各种不良反应；⑤鼓励患者术后深呼吸和咳嗽训练，双上肢伸展扩胸运动，促进肺功能训练。

2.术后康复教育

使患者充分了解关节置换术后康复的重要性，了解术后康复基本程序和注意事项，正确预计康复治疗目标，正确对待康复过程中可能遇到的问题。宣教镇痛以及早期康复对预防并发症的作用，帮助患者缓解心理压力，使患者建立较好的依从性。

（四）康复程序

【髋关节置换术后康复】

THA术后康复治疗分4个阶段。①早期保护期训练阶段：术后0～2周；②中期保护期阶段：术后3～12周；③肌力强化训练阶段：术后3～6个月；④运动功能训练阶段：＞6个月。普通人群与运动员在各阶段的康复目标和训练进度有很大差别。

1.早期保护期训练阶段

（1）康复目标：控制疼痛和出血，减轻水肿，保护创伤部位，防止下肢深静脉血栓形成和关节粘连，维持关节活动度。

（2）一般治疗：①疼痛控制，药物镇痛联合物理因子治疗缓解疼痛。物理因子治疗可以选择冷疗、经皮神经电刺激、红外线疗法、紫外线疗法等对局部照射,消炎止痛,促进伤口愈合。②体位摆放。术后当天,麻醉恢复过程中,应将髋关节置于轻度外展位,双膝间置枕,或使用丁字防旋鞋,使足尖向上,防止髋关节内收内旋。③健侧卧位时,注意保持患侧肢体上述体位,将特制的梯形软枕放于患者双腿之间,患侧髋膝关节伸屈角度为0°~90°,避免髋内收、屈曲,防止髋脱位。

(3)运动训练:术后第1天开始床旁运动练习,包括呼吸训练、踝泵运动、肌力训练、关节活动度训练、负重训练、步行训练、体位转移训练。

2.中期保护期阶段

(1)康复目标:改善并保持关节活动度,增强肌力,本体感觉训练,步态训练,提高生活活动能力。

(2)一般治疗:①髋、膝关节屈伸活动练习、保持和增加关节活动度;②患侧臀大肌、臀中肌、股四头肌等长、等张肌力训练;③负荷、步行和上下阶梯训练;④平衡功能训练;⑤继续早期保护期训练阶段治疗项目。

3.肌力强化训练阶段

(1)康复目标:以增强肌力为主,提高患侧负重能力,加强本体感觉训练,髋关节控制训练改善步态,防止摔倒。

(2)一般治疗:①患侧髋关节外展肌群外展肌力训练和外旋及内收功能锻炼。②继续中期保护期训练阶段治疗项目。

4.运动功能训练阶段

(1)康复目标:提高患侧髋关节柔韧性,提高患侧肢体运动、协调功能。

(2)一般治疗:双腿跳跃、患侧单腿跳跃、加速跑、减速跑等练习。

【膝关节置换术后康复】

1.第Ⅰ阶段(术后第1天~1周)

(1)康复目标:控制疼痛、肿胀、预防感染和血栓形成,促进伤口愈合。

(2)一般治疗:①疼痛控制,药物镇痛联合物理因子治疗缓解疼痛。采用各种物理治疗如气压治疗、磁疗、脉冲短波、激光、红外线、低频调制中频电和超声波等,对控制肿胀,减轻疼痛很有效。采用神经肌肉电刺激或生物反馈治疗,减缓肌肉萎缩。同时可在不引起疼痛的状态下进行膝关节持续被动关节活动度训练。②体位摆放,下肢穿弹力袜,抬高肢体,患膝冰敷,防止水肿。必要时佩戴膝关节支具。③注意足跟下放毛巾卷,预防膝关节屈曲,同时使用下肢肢体循环治疗仪,从肢体远端至近端循环充气与放气,压力治疗促进下肢循环,预防下肢深静脉血栓形成。

(3)运动训练:包括负重训练、关节活动度训练(术后2周膝关节活动度达到90°)、股四头肌和腘绳肌等长肌力训练。

2.第Ⅱ阶段(术后第2周)

(1)康复目标:加强患侧肢体关节活动度,膝关节活动范围达到0°~90°。鼓励不负重状态下的主动运动,促进全身体能恢复。继续消除疼痛,促进血液循环及减轻炎症反应,防止深静脉血栓形成。恢复股四头肌和腘绳肌肌力,使患者能独立完成日常生活活动。

(2)一般治疗:继续上述运动训练项目。采用各种物理治疗控制疼痛和肿胀。运动后冷敷。应采用神经肌肉电刺激或生物反馈治疗,减缓肌肉萎缩。

(3)负重训练:双拐或助行器行走。

(4)关节活动度训练:主动、被动活动髌骨关节,膝关节主、被动屈伸,关节活动度训练。

(5)肌力训练:①继续股四头肌、腘绳肌等长收缩训练,直腿抬高训练;②双上肢肌力训练;③腰背肌训练。

(6)本体感觉训练:可应用神经肌肉本体促进技术(PNF技术)和运用足踝本体感觉训练板、动静态平衡训练仪等设备对患者进行本体感觉训练。平衡训练可以利用NeuoCom系统、Biodex平衡训练系统或传统的单平面平衡训练板,先进行双侧静态平衡训练,再逐步过渡到单侧静态平衡训练和双侧动态平衡训练。

3.第Ⅲ阶段(术后第3~4周)

(1)康复目标:控制肿胀,保持关节活动范围,增加肌力与负重站立行走训练、身体平衡训练、膝关节本体感觉训练。

(2)基本方法:关节活动度和肌力练习后,可给予局部冷敷。继续上述运动训练项目。

(3)负重训练:扶拐或助行器行走,逐步完全负重。增加步行活动及上下楼梯的训练。

(4)关节活动度训练:膝关节关节活动度训练仍是重点。

(5)肌力训练:渐进抗阻训练进行终末伸膝训练,15°、60°、90°的直腿抬高训练。

(6)本体感觉训练:与第Ⅱ阶段相同。

4.第Ⅳ阶段(术后第5~6周)

(1)康复目标:恢复正常关节活动度,恢复患肢负重能力,加强行走步态训练,训练患者平衡能力,获得最大的关节活动范围及最大肌力,加强下肢平衡功能、本体感觉训练。

(2)一般治疗:继续上述运动训练项目。

(3)负重训练:继续第Ⅲ阶段的负重训练,第5周开始逐步去助行器,使用拐杖行走。

(4)关节活动度训练:以增加膝关节屈曲。

(5)肌力训练:股四头肌和腘绳肌的多角度等长运动和轻度的负荷训练,改善患肢的功能,同时进行患肢其他关节周围肌群的肌力训练,如髋、踝关节周围肌群肌力训练。

(6)本体感觉训练:与第Ⅱ阶段相同。

5.第Ⅴ阶段(术后第7~12周)

(1)康复目标:继续增强膝关节肌力和关节活动度练习,加强肌肉功能,改善膝部稳定性、功能性控制和生活自理能力。

(2)一般治疗:继续练习上述内容。有针对性地适当选用物理治疗项目。

(3)负重训练:渐渐增加步行活动及上下楼梯的训练。

(4)关节活动度训练:进一步增加膝关节屈曲。

（5）肌力训练:仰卧位、俯卧位、侧卧位下的直腿抬高练习,以增强髋关节周围肌群肌力,尤其是髋伸肌和外展肌肌力。骑固定式自行车及水中运动(非冲撞性体能加强运动)。

（6）维持性康复训练:患者出院后继续督促进行康复训练,定期复查,直至获得较满意的效果。需要终生维持康复锻炼,以保持已获得的功能不减退,以延长假体使用年限。

（白定群）

第九节　骨质疏松症康复

一、概　述

(一)定义与分类

1.定　义

骨质疏松症(osteoporosis,OP)是指因骨量丢失、骨组织显微结构破坏或骨强度下降导致的骨脆性增加和易发生骨折的一种全身性骨骼疾病。

2.分　类

骨质疏松症分为原发性骨质疏松症和继发性骨质疏松症两大类。

(1)原发性骨质疏松症:最为多见,包括三种类型,分别是绝经后骨质疏松症(Ⅰ型)、老年性骨质疏松症(Ⅱ型)和特发性骨质疏松症(包括青少年型)。其中,绝经后骨质疏松症一般在女性绝经后5~10年内发生;老年骨质疏松症一般在70岁以后发生;特发性骨质疏松症主要发生于青少年群体。

(2)继发性骨质疏松症:是继发于多种疾病的局限性或全身性的废用性骨质疏松和营养不良性骨质疏松。这些疾病可见于内分泌系统疾病(如甲状腺功能亢进症、垂体前叶功能减退症等)、胃肠道疾病(如炎性肠病等)、血液系统疾病(如多发性骨髓瘤、白血病等)、风湿免疫性疾病(如类风湿关节炎、系统性红斑狼疮等)、神经肌肉疾病(如癫痫、卒中等)、制动、药物使用(如糖皮质激素、抗癫痫药等)等。

(二)流行病学

随着老龄化社会的到来,骨质疏松症已经成为一个重要的公共健康问题。在我国,50岁以上人群中女性患骨质疏松症的比率达19.2%,男性达6.0%;60岁以上人群骨质疏松症患病率更高。骨质疏松症患者最严重的并发症是骨质疏松性骨折,发病风险随年龄增长而增加,可影响任何年龄组。骨质疏松性骨折好发于脊椎、髋部、骨盆、尺桡骨远端等处。

(三)发病机制与危险因素

骨骼是一个可塑性器官,在人的一生中骨代谢变化会经历三个时期,分别是正平衡期、平衡期和负平衡期。正平衡期是在成年前,骨骼不断构建、塑形和重建,骨形成大于骨吸收,骨量增加,并达到骨峰值;成年后进入平衡期,骨形成和骨吸收处于动态平衡状态;随后由于增龄等因素使骨吸收大于骨形成,骨重建失衡,处于负平衡期,将导致骨质疏松的发生。

骨质疏松症的危险因素有多种,主要分为不可控因素与可控因素两大类。

(1)不可控因素:主要包括种族(白种人患骨质疏松症的风险高于黄种人,而黄种人高于黑种人)、老龄化、女性绝经、脆性骨折家族史等不可控因素。

(2)可控因素:①不健康的生活方式,如低体重、制动、体力活动少、吸烟、过量饮酒、过多饮用咖啡及碳酸饮料、营养失衡、蛋白质摄入过多或不足、钙和(或)维生素D缺乏、高钠饮食等；②影响骨代谢的疾病，如内分泌系统疾病、胃肠道疾病、血液系统疾病、风湿免疫性疾病、神经肌肉疾病、慢性肾脏及心肺疾病等；③影响骨代谢的药物，如糖皮质激素、抗癫痫药物、芳香化酶抑制剂、促性腺激素释放激素类似物、肿瘤化疗药、质子泵抑制剂、过量甲状腺激素、噻唑烷二酮类药物、抗凝剂（肝素）、铝剂（抑酸剂）和抗病毒药物等。

（四）风险评估

骨质疏松症受多种因素影响，病情复杂，因此有必要对个体进行风险评估，有助于骨质疏松症的早期防治。根据指南，临床上骨质疏松风险评估推荐使用国际骨质疏松基金会（International Osteoporosis Foundation，IOF）骨质疏松症风险一分钟测试题和亚洲人骨质疏松症自我筛查工具（osteoporosis self-assessment tool for Asians，OSTA）进行早期筛查。此外，跌倒易导致骨质疏松性骨折，也是一个重要的独立危险因素，需对其进行评估。

二、临床表现

骨质疏松症早期通常没有明显的临床表现，大多数直到脆性骨折发生时，骨质疏松才能被注意到，因此它也被认为是一种"寂静的疾病"。骨质疏松症主要的临床表现包括疼痛、脊柱变形、脆性骨折及心理和社交功能障碍。

（1）疼痛：疼痛是原发性骨质疏松症最常见的症状，以腰背痛或周身骨骼疼痛多见。在翻身、坐、站、长期行走后会出现，夜间、负重或活动后疼痛加剧。

（2）脊柱变形：严重的骨质疏松症患者，常因椎体压缩性骨折而导致脊柱变形，临床表现为身长缩短和（或）驼背等。若骨折发生在胸椎，则易导致胸廓畸形，甚至使心肺功能下降；若骨折发生在腰椎，则可能会导致腹部器官功能障碍。

（3）脆性骨折：是骨质疏松症最为严重的并发症，通常由低能量损伤引起，如人体从站立高度跌倒或在日常生活中受到轻微损伤而发生的骨折。脆性骨折好发于胸腰椎、股骨近端、桡骨远端和肱骨近端等处。骨折一旦发生，再次骨折的风险将明显增高。

（4）心理和社交功能障碍：OP患者常因疼痛、骨折等导致心理状态受影响，主要的心理异常表现为恐惧、焦虑、抑郁、自信心丧失等。此外，还会导致患者社会生活活动参与受限，尤其是老年患者的生活自理能力下降，以及骨折后外出社交活动明显减少甚至丧失。

三、康复评定

基于全面的病史采集、体格检查、骨密度测定、影像学检查及必要的生化测定确定骨质疏松的临床诊断，然后进行相应的康复功能评定。

（一）身体功能和结构

1.结构评定

主要采用双能X线吸收测定法（dual-energy X-ray absorptiometry，DXA）进行骨密度测定，它也是目前诊断骨质疏松症的金标准。WHO推荐的骨质疏松症的诊断标准是基于DXA测定的骨密度（bone mineral density，BMD）值进行分类：T值≥−1.0SD为正常；−2.5SD＜T

值<－1.0SD 为低骨量;T 值≤－2.5SD 为骨质疏松;符合骨质疏松症诊断标准同时伴有一处或多处脆性骨折为严重骨质疏松。此外,骨折患者还需采用 X 线、CT、MRI 等影像学检查进行结构评定,若无法行 MR 检查或排除肿瘤骨转移可行全身骨扫描(ECT),必要时可进行骨转换生化标志物检测。

2.功能评定

(1)感觉功能评定:主要是疼痛评定,包括疼痛的原因、发生发展情况、疼痛的时间、性质和特点、引起疼痛加重或缓解的因素、伴随症状及因疼痛所致的情绪和心理状态改变。疼痛的评定方法常采用视觉模拟评分法(VAS)和数字评分法(NRS)。

(2)运动功能评定:主要是肌力评定和关节活动度评定。骨质疏松症患者因疼痛、脆性骨折等可导致不同程度的肌力下降和关节活动度减少等运动功能障碍,因此有必要对其肌力与关节活动度进行评定。肌力评定的主要肌肉包括腰背肌、腹肌、三角肌以及股四头肌等。

(3)平衡功能评定:跌倒是骨质疏松症患者骨折的重要原因之一,而平衡功能下降是跌倒最为主要的原因。常用评定患者平衡功能的方法有简易评定法(Romberg 检查法)、量表法(如 Berg 平衡量表、Tinetti 平衡与步态量表、功能性前伸试验、"站起-走"计时测试)或者利用平衡测试仪进行评定。

(4)步态分析:骨质疏松症患者一旦发生椎体或髋部骨折,常导致步态异常。因此,需根据实际情况进行步态分析。常用的方法有观察性步态分析和三维步态分析等。

(5)心理功能评定:骨质疏松症患者易出现恐惧、焦虑、抑郁等情绪。因此,心理功能评定在骨质疏松的评定中十分重要。常用的评定量表有汉密尔顿焦虑量表、焦虑自评量表、汉密尔顿抑郁量表、抑郁自评量表等。

(二)活动和参与

骨质疏松会严重影响患者的日常生活活动。常用 Barthel 指数进行基本或躯体 ADL 评定,用功能活动问卷(FAQ)进行工具性日常生活活动能力(IADL)评定。此外,若患者有腰痛,还可用 Oswestry 功能障碍指数(ODI)了解腰痛对其日常生活活动的影响。

骨质疏松症患者因有不同程度的功能障碍、结构异常及活动受限,往往会导致其职业、社交及休闲娱乐受到影响,从而使患者的生活质量降低。对于社会参与能力及职业评定,可采用 ICF 定量分级法;对于患者的生存质量评定,可采用世界卫生组织生存质量评定量表(WHOQOL-BREF 量表)和健康状况调查问卷(SF-36 量表)。

(三)环境因素

主要评估患者所处的生活环境中是否存在容易导致其跌倒的因素,如干扰行走的地面障碍物、地面过于湿滑、光线不足、浴室无防滑垫、卫生间未安装扶手等。

(四)个体因素

除评估个人情况、发病或外伤情况外,还需了解个人文化背景、兴趣爱好、价值观等方面,也包括个人康复需求和生活质量的评定。康复需求可应用加拿大作业表现测量表(COPM)进行评定,生活质量评定可应用通用量表(如 SF-36、WHOQOL、WHOQOL-BREF 等量表)。

四、康复治疗

骨质疏松症的康复治疗应遵循早诊断、早康复与规范化康复的原则。在进行康复评定后,应根据患者需求明确治疗目标。治疗目标主要包括缓解疼痛、预防跌倒、降低骨折风险、提高患者的日常生活活动能力与社会活动参与能力、改善患者的生活质量。在确诊骨质疏松症后,康复治疗即可开始实施。骨质疏松症的康复治疗手段主要包括健康教育、运动治疗、物理因子治疗、作业治疗、康复工程、心理治疗及药物治疗。

(一)健康教育

1.疾病宣教

向患者科普骨质疏松的病因及危险因素,详细说明康复治疗目标与方法,帮助患者正确认识和面对骨质疏松症。

2.帮助患者建立健康的生活方式

(1)均衡膳食,合理营养:少吃含钠多的食物如各种调味料、火腿、咸鱼、卤肉等,多食用含钙和维生素 D 较高的食物如乳制品、绿叶蔬菜、豆类(含豆制品)以及三文鱼等富含脂肪的鱼类等,及适量食用含蛋白质、脂肪和糖类的低钠食物。

(2)建立良好日常习惯:保持正确的体位和姿势;积极参加户外活动,多晒太阳;戒烟限酒,少喝咖啡、浓茶以及碳酸饮料。

(3)预防跌倒:通过改善患者的肌力、耐力及平衡协调功能以及必要的环境改造等方法达到预防跌倒的目的。

(4)保持健康体重:体重较大者的骨密度要高于瘦小者的骨密度,因此不可过度减肥。

(二)运动疗法

运动疗法能够减缓骨质流失,增强肌力和耐力,改善平衡与步行能力,提高日常活动能力,最终达到预防跌倒的目的。运动应遵循循序渐进、持之以恒、个体化原则。运动方式主要包括肌力训练、有氧运动及平衡功能训练等。

1.肌力训练

着重提高核心稳定性,增强腰背、骨盆、肘部肌群以及伸膝肌群的肌力。对于严重骨质疏松患者,应进行非剧烈的渐进性运动,如仰卧位下的上背部和肩部伸展运动、肩部旋转练习;坐位下的胸部和背部伸展运动、深呼吸练习、腹肌和腰屈肌的等长运动;俯卧位下的伸展运动,腰部伸肌和臀大肌的力量训练等。

2.有氧运动

运动项目主要包括步行、慢跑、太极拳、游泳、瑜伽等。运动强度一般达到最大氧耗量的 60% 左右,需根据患者的年龄、骨密度、运动经验等进行制定。运动频率每天 20~30 分钟,每周 3~5 次即可。建议每天步行 30 分钟或每周步行 3 次,每次 45 分钟。注意在运动过程中,应避免剧烈的脊柱前屈和旋转运动。

3.平衡训练

进行坐位、站立位等不同体位下的平衡训练和针对躯干、髋部的平衡训练。

对于所有骨质疏松症患者,运动处方需根据个体情况进行制定。在运动中,需避免脊柱过度前屈和大幅度旋转。此外,中老年患者常伴有心脑血管疾病,因此运动前需进行常规检查,运动时需避免屏气性、爆发性动作。

(三)物理因子治疗

物理因子治疗具有缓解疼痛、改善局部血液循环、防止肌肉萎缩、促进骨折愈合、预防深静脉血栓形成和继发性骨质疏松、改善肢体活动功能等作用。常用低频脉冲电磁场疗法、全身振动疗法、低强度脉冲超声、功能性电刺激、直流电钙离子导入、针灸等方法治疗骨质疏松所致的疼痛。其中,全身振动疗法联合等速肌力训练还有助于增强肌力、改善平衡功能。此外,还可利用紫外线的光生物作用,进行日光浴、人工紫外线等治疗,增加内源性维生素 D 的生成,促进钙吸收和骨形成,防治骨质疏松。

(四)作业治疗

作业治疗主要从日常生活活动、职业劳动、娱乐休闲和环境改造四方面进行干预。日常生活能力训练包括穿衣、修饰、转移、行走、家务劳动训练和指导等;职业能力训练可根据患者的职业进行个性化指导;娱乐休闲活动包括各种球类运动、跳舞等文体活动;环境改造包括日常起居环境的改造,如沙发不宜过软,床不宜过高、过窄,地面不宜堆放过多的物品,地面要平坦防滑,光线充足等。

(五)康复工程

骨质疏松症患者常出现骨折,因此为患者配备合适的支具、矫形器和助行器是十分重要的。支具和矫形器能起到固定制动、矫正畸形、缓解疼痛的作用。拐杖、助行器能减重助行,适用于平衡功能较差的患者。

(六)心理治疗

骨质疏松症患者常伴有恐惧、焦虑、抑郁、自信心降低甚至丧失等情绪。因此,有必要对这些患者进行心理疏导与心理支持治疗。能够倾听患者,指导并鼓励患者表达情感,向患者解释病情和治疗方面的疑惑,给予患者鼓励和安慰等。

(七)药物治疗

有效的抗骨质疏松药物可以增加骨密度,改善骨质量,显著降低骨折的发生风险。按照作用机制可分为骨吸收抑制剂、骨形成促进剂、其他机制类药物及传统中药。

(1)骨吸收抑制剂:双磷酸盐、降钙素、雌激素、选择性雌激素受体调节剂、RANKL 抑制剂等。

(2)骨形成促进剂:甲状旁腺激素、氟化物、生长激素等。

(3)其他机制类药物:活性维生素 D 及其类似物、维生素 K_2 类、锶盐等。

(4)中药:骨碎补总黄酮制剂、营养藿苷类制剂、人工虎骨粉制剂等。

（八）骨质疏松的预防

骨质疏松已成为一个重要的公共卫生问题,但它是可以预防的,因此骨质疏松症的三级预防显得尤为重要。

（1）一级预防:一级预防是指防止或延缓尚无骨质疏松但具有骨质疏松危险因素者发展为骨质疏松,并避免其发生第一次骨折。主要包括合理的膳食营养、充足的日照、良好的生活习惯、摄入足够的钙与维生素D、尽量避免或少用影响骨代谢的药物以及对高危人群进行早期筛查。

（2）二级预防:二级预防是指防止已有骨质疏松的患者发生骨折或已经发生过脆性骨折的患者再次骨折。主要是通过各种措施防止患者骨质丢失。包括尽量缩短患者的制动和卧床时间,对患者进行健康教育以及药物治疗,如服用降钙素、钙制剂、二磷酸盐等。

（3）三级预防:三级预防是指防止发生骨折的患者社会参与能力明显下降甚至丧失,造成残障。应根据患者的情况及时进行手术治疗、营养支持、药物治疗及康复治疗,促进骨折愈合。

五、总　结

随着老龄化社会的到来,骨质疏松症已成为最严重的健康问题之一。骨质疏松症给社会带来沉重的经济负担。一旦患者确诊骨质疏松症后,还应确立患者是否还有骨质疏松症以外的其他并存疾病。通过对患者的感觉功能、运动功能、结构、活动参与进行评定。以系统、完善的治疗改善骨质疏松症患者的疼痛、降低骨折风险、提高日常活动能力、促进骨质疏松骨折愈合。

总的来说,骨质疏松症关键在于对高危人群早期筛查和早期识别。即使经历过脆性骨折、合理的治疗依然能发挥预防骨折风险的作用。

（魏　全）

第五章　综合康复

第一节　心脏康复

一、概　述

(一)定义和术语

心脏康复(cardiac rehabilitation)是通过综合的干预手段,如药物、运动、营养、教育、心理和生活方式改变等控制心血管危险因素、减轻症状、提高运动耐量和生存质量,从而减少急性心血管事件和心血管病相关死亡等,是心脏疾病二级预防的核心内容。

心脏疾病二级预防是指对于明确诊断冠心病等心血管疾病的患者针对与心脏病有明确因果关系的危险因素进行积极干预治疗,目的是通过药物或非药物干预措施预防病情复发或加重,减少并发症,防止急性冠脉事件发生,改善生存治疗,延长存活时间,降低病死率。

(二)流行病学

总体而言,当前我国心血管病患病率及病死率仍处于上升阶段。推算现病患人数冠心病1100万,肺源性心脏病500万,心力衰竭450万,风湿性心脏病250万,先天性心脏病200万,高血压病2.45亿。

心血管病病死率居首位,高于肿瘤及其他疾病,占居民疾病死亡构成的40%以上。

心血管疾病负担日渐加重,已成为我国重大的公共卫生问题,防治刻不容缓。

二、心脏疾病患者常见的功能障碍

心脏疾病包括冠心病、风湿性心脏病、先天性心脏病、高血压心脏病、心肌炎、心律失常等各种疾病,其中冠心病发病率最高。

心脏疾病患者常见的功能障碍主要是心血管功能障碍、呼吸功能障碍、全身运动耐力下降和行为障碍,严重影响患者的生活质量。

三、康复评定

(一)徒手评估技术

1.病史及危险因素评估

评估患者的心血管疾病病史和其他脏器病史,了解日常运动习惯、是否有限制运动的因素。体格检查内容包括意识、精神状况、肺部干湿性啰音、心界、心音、杂音、心包摩擦音、下肢水肿等。检测患者的血压、心率以及血糖、血脂、肝功能、肾功能等生化指标,评估其 ADL 能力和生活质量等。评估患者肥胖、血糖、血压、血脂、吸烟、营养状态、心理状态、睡眠状态等危险因素情况,了解危险因素控制情况、有无靶器官损伤等。

2.体能评估

体能评估可采用6分钟步行试验(six-minute walking test,6MWT),辅以 Borg 自觉劳累程度分级(rate of perceived exertion,RPE)。评估易于实施,且接近日常作业,近年来已广泛应用。6MWT 使用30m长的水平封闭走廊,患者按要求6分钟内持续走尽可能地长的距离,最终用步行的距离定量运动能力。该试验适合中、重度心力衰竭患者,可重复试验,对于条件有一定限制的基层医院也较为适用。Borg 自觉劳累程度分级,是一种根据运动者自我感觉用力程度衡量相对运动水平的半定量指标,RPE 与心率、摄氧量、肺通气量、乳酸水平呈线性相关,12~13级相当于最大心率的60%,16级相当于90%,心脏疾病患者建议在12~14级范围内运动。

3.平衡能力评估

平衡能力是指人体保持自身稳定的能力,又可细分为维持某种特定姿势的能力以及受到外作用力时调整身体重新回到平衡状态的能力,是人体重要的生理功能之一。平衡能力不足使日常功能活动受损,并会限制体力活动以及社交活动。常用的评估方法有功能性前伸测验、闭目直立检查法、起立行走测试、动态平衡测试等。

4.柔韧性评估

柔韧性是指人体关节在不同方向上的运动能力以及肌肉、韧带等软组织的伸展能力,它对掌握运动技术、预防受伤的预感性和可能性、保持肌肉的弹性和爆发力、维持身体姿态等方面均具有十分重要的意义。如坐椅前伸试验可评估双下肢、下背部的柔韧性,改良转体试验可评估躯干核心肌群的柔韧性,抓背试验可评估肩关节柔韧性等。

5.协调性评估

运动协调是指人体在完成一个动作时,多组肌群相互之间的配合及和谐的性质,我们通常将一个动作分为粗大动作和精细动作,而协调正是完成动作的必要条件。常用的协调性评估方法主要有指鼻试验、跟-膝-胫试验、轮替试验等。

(二)器械评估技术

评估了解患者心血管功能和运动过程中存在的心血管风险(运动中心功能不足、心肌缺血、恶性心律失常)、心肺运动耐力、肌力和肌肉耐力等。掌握患者的心功能和运动中的心血管风险,评估危险分层、疾病预后和治疗效果,为制定安全有效的运动处方提供依据。

1.心肺运动试验

心肺运动试验(cardiopulmonary exercise testing,CPET)是运动试验的一种形式,综合应用呼吸气体监测技术、计算机技术和活动平板或踏车技术,实时检测在不同负荷条件下,机体氧耗量和二氧化碳排出量的动态变化,客观定量评价心脏储备功能和运动耐力,是评估心脏病患者心脏功能的"金标准",也是制定患者运动处方的依据。临床常选用踏车及运动平板为运动模式,基于踏车的安全、方便性,选用踏车的比例更高见(见图5-1-1)。

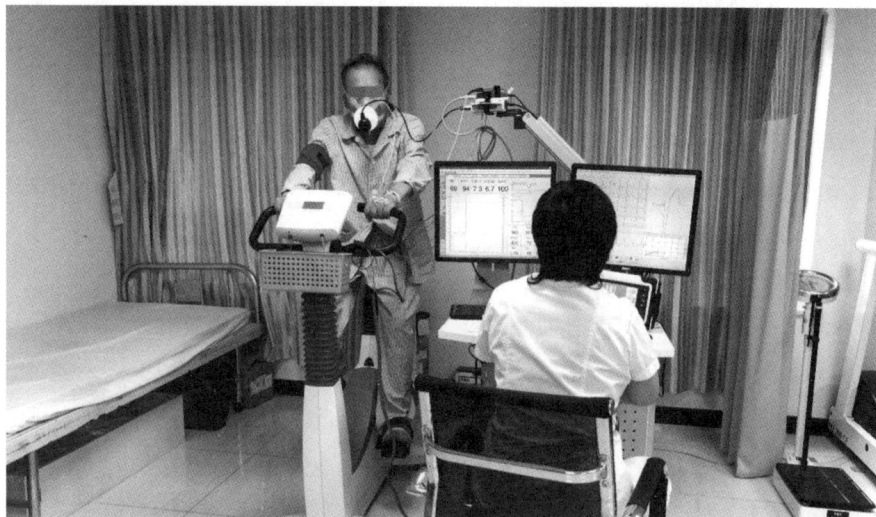

图 5-1-1　心肺运动试验

心肺运动试验可检测患者最大运动量、从静息到最大运动量以及恢复过程中心率和血压的变化、运动中是否出现心绞痛症状或心电图异常,以及运动终止的原因等。在心肺运动试验过程中,除上述参数外,还可提供摄氧量、无氧阈值、二氧化碳通气当量、每分通气量等参数。其中最大摄氧量是心肺运动功能检测的核心指标,指人体在极量运动时的最大耗氧能力,代表人体心肺代谢等整合供氧能力的极限水平。在实际测试过程中,有的被测试者不能维持功率继续增加而达到最大运动状态,没有平台出现,这种情况被称为峰值摄氧量,可用于代替最大摄氧量。峰值摄氧量体现了人体最大有氧代谢和心肺储备能力,是评估有氧代谢能力的最佳指标和心肺功能的"金标准",也是心血管病患者预后评价的最有效指标。

2.运动平板试验

运动平板试验是一种通过改变运动时的速度和坡度逐级增加运动负荷量,从而增加心肌的耗氧量,并对患者进行监护和心功能评估的心脏负荷实验。作为一种无创性检查手段,目前心电图运动平板试验的临床应用,已从单纯判断心肌缺血,逐渐发展到分析病情及评价疗效和预后等方面,有重要的临床价值。目前国内外常用的是按年龄预计最大心率为负荷目标的极量运动试验,或以亚极量心率(85%～90%最大心率)为负荷目标的亚极量运动试验。

3.影像学评估

（1）超声心动图：是一种利用超声的特殊物理学特性检查心脏和大血管的解剖结构及功能状态的首选无创性技术。心脏彩超是唯一能动态显示心腔内结构、心脏的搏动和血液流动情况，对人体没有任何损伤。

（2）CT冠状动脉成像扫描和冠状动脉造影：CT冠状动脉成像扫描是经静脉注射造影剂后利用螺旋CT扫描再经过计算机处理三维重建技术，显示心脏冠状动脉成像的一种检查方法。冠状动脉造影是诊断冠心病的一种较为安全可靠的有创诊断技术，被认为是诊断冠心病的"金标准"。冠状动脉造影术的主要作用是可以评价冠状动脉血管及病变情况，评价冠状动脉功能性的改变，同时可以兼顾左心功能评价。在此基础上，可以根据冠状动脉病变程度和范围进行介入治疗。

（3）心脏磁共振：作为非侵入性影像学手段，除可提供类似于CT冠状动脉血管成像解剖学特征外，还可提供包括水肿、铁负荷及弥散性心肌纤维化等多种详细的组织、功能学信息，已成为评价心肌功能、量化心肌容积及检测心肌瘢痕的金标准。

4.动态心电图

24小时动态心电图是一种长时间连续记录并编集分析人体心脏在活动和安静状态下心电图变化状况。包括ST水平趋势图、心率变异、身体运动后的数据，以及各种心律失常的鉴别诊断。对心律失常及心肌缺血的定性、定量诊断，对阵发性晕厥、眩晕和心悸原因及性质的确定，对药物疗效的评估及起搏器的功能评估。能够记录全部的异常电波，能检出各类心律失常和患者在24小时内各状态下所出现的有或无症状性心肌缺血，对心脏病的诊断提供精确可靠的依据。

（三）其他评估技术

1.心肌酶和心肌蛋白

反应心肌缺血损伤的主要生物化学标志物包括心肌酶及心肌蛋白等，前者有血清天门冬氨酸转氨酶、血清乳酸脱氢酶及其同工酶、血清肌酸激酶及其同工酶；后者有肌钙蛋白、肌红蛋白等。临床上常用的心梗三项包括肌钙蛋白、肌红蛋白、肌酸激酶同工酶三种，主要用于急性心肌梗死、心肌炎等疾病的早期诊断。

2.B型利钠肽

B型利钠肽（brain natriuretic peptide，BNP）是心室肌分泌的一种具有生物活性的激素。其分泌量随着左心室舒张末期压力的增加而增多。当左心室功能不全时，BNP的分泌水平会相应增高，其增高的水平与心衰的程度呈正相关。临床上BNP对于诊断心力衰竭，具有高度准确性，有助于呼吸困难患者的鉴别诊断；另外，BNP水平也可反映心力衰竭治疗效果，预测疾病预后。

四、康复治疗

心血管疾病及其危险因素对患者造成的损害不仅仅局限于心脏，同时包括心肺功能障碍、运动能力下降、心理精神障碍等。通过综合的治疗手段改善心脏病引起的心功能低下和全身功能低下,预防心脏病复发,改善患者的生活质量和心脏功能的康复目前已有大量循证医学证据支持。各种心脏疾病(如冠心病、心力衰竭、心脏术后等)患者均可从心脏康复项目中获益。目前常用的治疗技术除药物外,还可以归纳为采用徒手形式或者器械应用。

(一)药物康复

有效的药物治疗是冠心病等心血管疾病治疗的基石,实现药物最大疗效的前提是使用有效药物、有效剂量、控制危险因素达标、主动管理药物的相互作用和不良作用,通过药物处方管理不仅可实现药物最大疗效,同时体现医疗服务内涵。近30年来大量研究证实,改善血管内皮功能、抗血小板、抑制肾素–血管紧张素系统激活、调血脂、降血压和降血糖药物可降低心血管事件的病死率。通过药物管理实现药物最大疗效是心脏康复中的重要内容之一。

国内外指南一致建议将冠心病治疗药物分为改善预后和改善心绞痛两类。改善预后的药物包括阿司匹林(不能耐受可选择氯吡格雷)、他汀类药物、血管紧张素转换酶抑制剂(如不能耐受,可选择血管紧张素受体Ⅱ拮抗剂)、β受体阻滞剂;改善心绞痛的药物包括β受体阻滞剂、钙通道阻滞剂、硝酸酯类、伊伐布雷定和心肌代谢药物曲美他嗪等。心脏疾病终末期心力衰竭时还有利尿剂、地高辛等强心药物等。建议根据指南结合患者的病情、合并症和生命体征等选择药物,做到个体化用药方案。

(二)运动处方

心血管疾病患者进行康复治疗时需制定运动处方,以保证运动的有效性和安全性。运动处方主要包括运动强度、运动频率、运动时间和运动形式等。运动强度是有氧训练的核心内容,可通过心率、代谢当量、无氧阈和Borg分级等去进行设定,通常推荐中等强度,初始训练的体弱患者可以从低强度开始。根据个体情况和训练目的也可以高强度训练,或采用高强度间歇训练模式。一次训练的时间分为热身、训练(达到靶强度的运动)和放松,靶强度运动时间为15~30分钟。具体时间根据患者情况而定,也可从10分钟开始,逐渐达到每次运动30~60分钟。运动频率为每周3~5次,平均分配在一周的7天内,如果低强度运动则建议每天1次。根据患者病情可选择徒手康复形式或器械康复形式。

1.有氧训练

有氧训练通过提高心血管反应、改善心肌收缩力、增强心脏摄氧能力等多方面改善心功能,并对患者的日常生活能力的提高有直接促进作用。步行训练是有氧训练中最简单易行的一种方式,也可选择功率自行车、阶梯训练器、上肢功率自行车、划船器等。患者的训练模式一般会分为持续训练模式和间歇训练模式,持续训练模式达到靶强度运动的是整个过程不休息,运动时间为20~60分钟,间歇训练指的是可运动数分钟(通常为5分钟),作为一个回合,中间进行短暂的休息(1~2分钟,必要时可延长),如果是高强度间歇训练,则训练时间可短至10秒,总的训练时间也可缩短。除此之外,每次运动前和运动后还要进行5~10分钟的热身或放松训练。一般推荐运动频率为每周3~5次。慢性心血管疾病患者进行有氧耐力训练时可优先选择步行训练。步行训练的步速及步行时间需根据心肺评估结果及全身运动功能评估结果进行确定,并且训练过程中需进行心率、血压、血氧、氧饱和度等参数的监控。

2.呼吸训练

对于心脏外科手术的术后患者以及心力衰竭的患者,呼吸训练可以提高通气功能、降低肺部并发症、缩短住院时间、改善心脏摄氧能力。常见的呼吸训练方法有呼吸肌训练、呼吸方式训练。呼吸肌训练包括吸气肌训练、呼气肌训练。呼吸方式训练目前在临床应用较广泛的包括膈式呼吸、缩唇式呼吸等(详见本章第二节)。

3.关节活动度训练

对于患者长期卧床,防止关节挛缩也是心脏康复过程中关注的重点之一。因此,为减少因长期卧床而引起的肌肉萎缩、肌腱挛缩、关节僵硬等肢体活动障碍,要进行适度关节活动度训练。关节活动度的训练方法分为主动训练和被动训练。心血管疾病患者尽可能要求进行肢体主动运动,以维持正常的关节活动范围,主动活动时需注意加强关节保护,避免因肌力不足而导致关节损伤,主要目的是挖掘和提高患者自身的运动功能和运动能力。

4.骨骼肌力量训练

力量训练的训练强度用占最大力量(1RM)的百分比表示。最大力量需在制定训练计划前的测试中完成,根据结果上肢以 30%~40% 的 1RM 开始,而下肢以 50%~60% 的 1RM 开始。力量训练包括热身运动、全身大肌群抗阻力量训练、整理运动。训练频率为每周 3 次。训练时间为每次 15~20 分钟。通过力量训练可增加心血管病患者的肌肉力量、肌肉耐力和肌肉体积,增强心肺的有氧能力,控制体重,减少抑郁,提高心血管病患者的生存质量。

5.中医治疗

中医治疗中的功法(如太极、八段锦、五禽戏等)已在心血管疾病的康复中得到很好的应用,不仅促使经脉内气血通畅,使人体各个部位都得到精、气、血、津液的滋养,还可以通过长期进行定量负荷运动来提高心脏效率,已成为主要的冠心病康复治疗方法之一。

(三)器械康复

1.器械辅助呼吸训练技术

常用器械辅助呼吸训练技术包括体外膈肌起搏、呼吸训练器辅助等。体外膈肌起搏器,通过体表电极对膈神经进行低频脉冲电刺激,使膈肌规律地收缩及舒张,膈肌移动度增加,进行增加通气量,促进肺内二氧化碳排出,并逐步恢复患者的膈肌功能。开始使用时,每天 1~2 次,每次 15~30 分钟。呼吸训练器是提升肺活量,促进呼吸循环康复的一种康复器械。患者通过呼吸训练器吸气时需费力去抵抗训练器设定的阻抗,以增加吸气肌力,借此增加呼吸肌强度与耐受度。提升心肺功能,进一步提升运动的效能。

2.体外反搏治疗技术

主要仪器为增强型体外反搏装置,它是装在患者的小腿、大腿及臀部分段包裹特制的气囊套,以心电 R 波为触发信号,在心脏舒张期使气囊充气,并实现自远端向近端序贯式充气,从而使舒张期压力升高;当心脏进入收缩期,气囊同步排气,下肢减压后,动脉舒张,心脏的后负荷减轻。体外反搏疗法能明显地增加心脏及全身各脏器血液的灌注,增加血液供应的量,改善缺血的状况;同时在压力的作用下,血液流动的速度增加,降低了血液黏稠度,降低了动脉粥样硬化的发生风险。

五、总 结

心脏康复是运用多学科、多技术的手段对心脏病患者进行干预,使患者在心脏病发作后的治疗过程中得以快速有效恢复,生活质量改善,尽快回归正常社会生活并降低心血管事件的发生,这些方法包括规律服药、康复评估、运动训练、定期监测各项指标和接受健康教育,如饮食、健康生活方式指导等。心脏病患者只要接受了康复治疗,不论次数多少,都能从中获益。我国心脏康复尚处于初级阶段,许多不利因素促使我们转变理念,以整体的角度看待疾病和患者,心脏康复治疗成功的策略应反映出患者有独立生活自理的愿望和持续遵循良好生活方式的。我们应借鉴、学习国外的理论实践体系,结合我国的实际现状及既往取得的成功经验,推动我国心脏康复的学科建设和临床发展,使更多的患者获益,能够重返社会,积极生活。

（席家宁）

第二节 呼吸康复

一、概　述

(一)定　义

呼吸康复(pulmonary rehabilitation)是一项综合性的干预措施,是以全面评估患者为基础,为患者制定个体化治疗方案,包括但不限于运动训练、教育和行为改变,旨在改善慢性呼吸系统疾病患者的身体及心理状况,同时提高利于健康行为的长期依从性。

(二)历史与发展

1989年,Andrew Ries回顾了当时的研究后报道了康复治疗的临床获益,这为全世界呼吸康复的发展奠定了基础。20世纪90年代,从科学和临床的角度进一步确立了慢性阻塞性肺疾病(chronic obstructive pulmonary disease,COPD)患者呼吸康复的科学基础。1994年,科学家证实了呼吸康复可提高健康相关生活质量,进一步表明它能改善以患者为中心的结局。1995年,科学家进行了首个COPD患者康复治疗随机对照研究,并以此为基础让医学界接受呼吸康复成为呼吸系统疾病患者管理的真正组成部分,目前已将呼吸康复确立为COPD患者管理中的一项治疗标准。现已证明,非COPD的其他疾病患者,如肺动脉高压、间质性肺疾病和囊性纤维化等疾病患者,也能从呼吸康复中获益。

二、呼吸康复的理想对象

在过去的30年,针对慢性呼吸系统疾病患者的各种研究均显示呼吸康复可缓解呼吸困难、提高运动耐量和健康相关生活质量,并减少医疗费用支出。越来越多的证据支持将呼吸康复用于非COPD慢性呼吸系统疾病,其应用范围可扩大至包括有症状的COPD患者、急性加重或住院早期患者和临终患者,还应包括非COPD疾病(如间质性肺病、肺动脉高压和肺癌)及合并COPD的其他疾病(如哮喘、肺源性心力衰竭和非囊性纤维化支气管扩张症)患者。呼吸康复的禁忌证很少,主要是指可能使患者在呼吸康复过程中有重大风险情况,尤其是同时存在多种合并情况的患者,应适当调整运动训练,但不是不进行。

三、康复评定

系统康复评估是制定呼吸康复治疗策略的基石,也是评价康复效果的重要手段。通常由临床医师、康复医师和康复治疗师组成团队对呼吸康复对象进行系统的功能评估并制定呼吸康复方案。整个康复治疗过程,至少应进行3次评估(初期评估、中期评估和末期评估)。

（一）徒手评估技术

1.症状评估

呼吸系统疾病的首要症状是呼吸困难,在整个呼吸康复目标制定和治疗过程中都应对其进行量化评估记录。包括呼吸困难发作程度、次数(强度)、频率和持续时间,患者症状好转或恶化的因素。临床上,呼吸困难严重程度常以确定引起呼吸困难的体力活动类型,如提重物、上一层楼等来衡量。推荐客观测量方法,如改良英国医学研究委员会呼吸困难量表（modified Medical Research Council Dyspnea Scale,mMRC）（见表5-2-1）及改良Borg指数。

表5-2-1　改良英国医学研究委员会呼吸困难量表(mMRC)

mMRC分级	mMRC评估呼吸困难严重程度
0	我仅在费力运动时出现呼吸困难
1	我平地快步行走或步行爬小坡时出现气短
2	我由于气短,平地行走时比同龄人慢或者需要停下来休息
3	我在行走100m左右或数分钟后需要停下来休息
4	我因严重呼吸困难以致不能离家,或在穿衣服、脱衣时出现呼吸困难

注:mMRC仅反映呼吸困难程度,0~1级为症状少,2级以上为症状多。

2.视　诊

（1）呼吸运动/模式:①上面观:患者双侧运动的对称性,有无畸形。②侧面观:患者的呼吸运动/模式。③下面观:是否有辅助呼吸肌参与呼吸运动,双侧胸廓的扩张程度。

（2）呼吸频率:正常成人静息状态下呼吸次数为12~20次/min,大于20次/min为呼吸过速,小于12次/min为呼吸过缓。

（3）呼吸节律:正常成人静息状态下呼吸节律整齐、均匀。理想状态下的吸:呼比为1:2。常见异常呼吸如潮式呼吸、间停呼吸及叹息样呼吸等。

3.触　诊

（1）胸廓扩张度:①检查者将双手放在胸廓前下侧部,双拇指沿两侧肋缘指向剑突,嘱患者呼吸,观察双手动度及一致性;②检查者将两手置于患者背部第10肋骨水平,拇指与中线平行,双手向中间轻推皮肤,嘱患者呼吸,观察双手动度及一致性;③检查者将双手放在两侧锁骨下,两侧4~5肋间,嘱患者呼吸,观察上胸廓、中胸廓活动度及一致性。

（2）语音震颤:检查者将双手尺侧缘或者掌面放置于两胸壁上,嘱患者发常"yi"音,检查时先上后下,先内后外,左右对称,感受震颤增强、减弱或消失。

（3）胸膜摩擦感:检查者将双手置于患者胸廓两侧、下部较明显处,于呼吸两相均可触及,类似皮革互相摩擦的感觉。

4.叩　诊

包括直接和间接叩诊法。叩诊时可闻及不同的叩诊音,如鼓音、过清音、清音、浊音和实音等。可通过叩诊测出肺下界移动度(正常为6～8cm)。

5.听　诊

包括呼吸音、啰音、语音共振及胸膜摩擦音。

(1)呼吸音:气管呼吸音、支气管呼吸音、支气管肺泡呼吸音和肺泡呼吸音。

(2)啰音:湿啰音及干啰音。湿啰音主要由于局部渗出物增多形成,可促排痰治疗。

(3)语音共振:嘱患者发长"yi"音,使用听诊器听诊。异常时可闻及支气管语音、羊鸣音等。

(4)胸膜摩擦音:听诊器置于胸廓两侧下部,类似于一手掩耳,另一手指在手背上摩擦时的声音,屏气时消失。

6.体适能评估

指被测试者独立且安全进行一般日常生活的活动能力,包括心肺耐力、肌力、柔韧性及身体成分的评估。较常用的有起立–行走测试(TUG)、30秒椅子起坐测试及6分钟步行试验(6MWT)。日常生活中的多数活动在次大运动量水平,而6MWT作为一种亚极量运动测试无创、简单、安全的评估方法,能较好地复制患者日常活动水平,反映当前状态下的心肺功能,适用于中到重度心脏或肺疾病患者对于医疗干预的反应临床试验,也可用于评价患者的功能状态或预测发病率和病死率(详见第二章第三节)。

(二)器械评估技术

1.肺功能检查

肺功能检查是评价胸、肺疾病及呼吸生理的重要检查之一,不止是某些呼吸系统疾病诊断的"金标准",也是呼吸康复中的重要评估手段。目前肺功能检查仪器为电子流量计,有推车式、便携式、手持式。推车式适合在固定的检查室内操作,准确度最高。便携式、手持式可在患者床边或者运动前后即时测量。可以测定潮气量(tidal volume,TV)、补呼气量(expiratory reserve volume,ERV)、补吸气量(inspiratory reserve volume,IRV)、残气量(residual volume,RV)、呼气流量峰值(peak expiratory flow,PEF)、最大呼气中期流量(maximal mid–expiratory flow,MMEF)、弥散量(diffusing capacity,DC)等。在平静或者用力呼吸时通过计算可以得到肺活量(vital capacity,VC)、深吸气量(inspiratory capacity,IC)、功能残气量(functional residual capacity,FRC)、肺总量(total lung capacity,TLC)、用力肺活量(forced vital capacity,FVC)、第一秒用力呼气量(forced expiratory volume in first second,FEV_1)、最大自主通气量(maximal voluntary ventilation,MVV)等。在上述测量前可以应用药物进行支气管激发试验(如乙酰甲胆碱)、支气管舒张试验(如沙丁胺醇)。

肺功能检查的禁忌证包括肺大疱、气胸、近期咯血、意识错乱、1个月内的心肌梗死等。注意事项包括测试者应规范仪器定标、操作过程,在开始检查前需要与被检查者做充分的沟通,使其了解检查过程,理解测试者口令的意义。掌握检查过程中的并发症表现,适时终止测试,紧急处理措施。在测试前准备包括快速吸入性支气管扩张剂、供氧设备、听诊器、肾上腺素、阿托品等。

2.胸部影像学

(1)胸部X线:是最为常用的一种重要检查方法。根据最大吸气相和最大呼气相的正、侧位胸片,来判断是否存在肺过度膨胀和肺部血管纹理异常。缺点是易受到主客观因素的影响,准确性和重复性较差。传统X线胸片的密度分辨率只有CT的1/30,X线胸片诊断肺气肿的敏感性较低,轻度肺气肿X线影像学可表现为正常,而中度和重度肺气肿也分别只有41%和67%的病例能直接诊断。

(2)胸部CT:检查操作简单、结果客观,若与常规肺功能检查结合,优势互补,可大大提高肺气肿的诊断准确性,达到结构和功能的统一。多层螺旋CT肺功能检查所得的一系列定量参数与肺功能数据间有较好的相关性,其操作方便、客观性强,可成为临床患者肺功能的一种新的有效检测方法。

(3)胸部MR:增强肺通气及血流灌注MRI技术是一种有价值且适宜评价肺通气-灌注功能的非创伤性检查方法。它能获得良好空间分辨率和时间分辨率,直观地反映肺局部的通气-灌注功能及肺功能受损的范围和分布。随着磁共振的发展,检查技术的提高、图像后处理技术的日益完善,它将会成为一种评价肺功能的重要工具。

(4)胸部核素显像:与肺功能相比,核医学肺显像能较为客观地反映局部血流分布和通气状况,适用于肺部疾病的早期诊断和治疗过程的疗效观察。核医学肺显像能帮助临床外科医师确定肺切除术治疗方案,评估术后残留肺通气功能和判断预后。

3.心肺运动测试

心肺运动试验(CPET)是运动试验的一种形式,综合应用呼吸气体监测技术、计算机技术和活动平板或踏车技术,实时检测在不同负荷条件下,机体氧耗量和二氧化碳排出量的动态变化。临床常选用踏车及运动平板为运动模式。基于踏车的安全、方便性,选用踏车的比例更高,常采用运动功率逐渐增加的方案。

4.动脉血气分析

(1)定义:血气指血液中的气体,主要是氧气(O_2)和二氧化碳(CO_2)。呼吸过程中人体从外界摄取氧气,将代谢过程中产生的二氧化碳排出体外。血气分析是呼吸衰竭和酸碱平衡紊乱诊断和治疗的重要指标,对指导心肺疾病和代谢疾病的治疗有重要意义。

(2)检查:采血部位常取桡动脉、足背动脉、股动脉,次选尺动脉、肱动脉。拔针后局部用纱布或棉球压迫止血5～10分钟,仍出血不止者加压包扎至完全止血,注意不可揉。

(3)异常分析:

1)氧分压判断缺氧程度:①PaO_2在80～60mmHg之间为轻度缺氧;②PaO_2在60～45mmHg之间为中度缺氧;③$PaO_2 < 45$mmHg为严重缺氧。

2)氧分压判断呼吸衰竭:当$PaO_2 < 60$mmHg,作为呼吸衰竭的诊断标准;当$PaO_2 < 20$mmHg时,脑细胞不能再从血液中摄取氧,有氧代谢停止。

3)二氧化碳分压:判断呼吸衰竭Ⅰ型呼吸衰竭,$PaCO_2$可正常或略降低;Ⅱ型呼吸衰竭,必须是$PaCO_2 > 50$mmHg(6.67kPa)。$PaCO_2$升高见于呼吸性酸中毒、代谢性碱中毒,表示肺泡通气量不足,如慢性阻塞性肺疾病、肺气肿、肺心病、呼吸肌麻痹等疾病。$PaCO_2$降低,见于呼吸性碱中毒、代谢性酸中毒,表示肺泡通气过度。

4)酸碱度:pH<7.35为酸中毒;pH>7.45为碱中毒。但pH正常并不能完全排除无酸碱失衡,可能为代偿性酸碱平衡紊乱。

5)氧饱和度:判断血红蛋白和氧气的亲和力。

6)碱剩余:诊断代谢性酸碱紊乱的指标,正值为代谢性碱中毒,负值为代谢性酸中毒。

四、康复治疗

(一)患者教育

患者教育在呼吸康复计划的各个环节都起着重要作用。个体化教育计划是基于患者、家属或者照护人员对教育的不同需求制定的。目前建议采用协作式自我管理模式,而不是传统的说教模式。自我管理模式有利于自我学习,丰富相关医学常识,加强康复技能的掌握并提高自我效能。自我管理训练通过教授可提高自我效能的个体化问题解决技能来改变患者行为。协作式自我管理模式对患者和照护人员都有益处,使患者成为管理自身慢性呼吸系统疾病的积极参与者。患者有能力去评估疾病进展情况和存在的问题,进而设定康复目标,找到解决方案。在加强医患沟通的基础上加入患者自我管理培训的策略可以提高患者对治疗的依从性,减少医疗使用,降低住院率及再住院率。自我管理策略最大的益处就是患者依从性提高。

自我管理计划的制定必须个体化,针对每名患者不同的需求和关注点、诊断、疾病严重程度和合并症进行。自我管理培训可以以一对一或小组形式进行,但内容必须满足每名患者的个体需求。此外,干预措施必须随患者的动机而调整。自我管理培训应包括以下几个重要内容。第一,提倡积极主动的学习,而不是被动的参与;第二,采用多种展示方式,如图像、声音、模型和演示,在反馈演示时可以让患者主动参与(看、听、做);第三,评估患者和家属的理解能力及技能掌握程度(如教学反馈、直接提问和观察)。患者通过培训提高能力可达到促进健康、预防不良结局。与医务人员进行有效互动,提高对治疗方案的依从性。通过对身体和精神状况的自我监测,确定恰当的自我管理方案。

(二)徒手康复技术

1.局部胸式呼吸

(1)单侧松动:患者取坐位,在吸气时向胸腔紧绷的相反侧弯曲,牵拉绷紧的组织,并扩张该侧胸腔。向紧绷侧侧屈呼气时,将握紧拳头的手向紧绷侧的胸壁推,将紧绷侧的上肢前屈过肩,弯向另一侧。

(2)上胸廓松动:患者取坐位,双手头后交叉握,深吸气时双臂水平外展,呼气末双臂内收,身体前屈。

(3)蝴蝶技术:患者取无支撑坐位,治疗师立于患者前方或后方,患者双臂抬高形成类似蝴蝶的姿势,开始于将患者置于一个舒适的关节活动度位置,治疗师跟随患者的呼吸频率开始有声音的呼吸,当患者呼气时放低手臂,与患者一起大声呼吸,缓慢增加患者的活动范围。治疗师给予声音提示,开始让患者进行深慢呼吸,吸气时肩关节屈曲,躯干伸展,呼气时肩关节伸展,躯干屈曲,可有效增加患者的潮气量并减少呼吸频率。

2. 腹式呼吸

通过增加膈肌活动范围以提高肺的活动度来增加通气活动的呼吸支持及通气模式。有研究显示,膈肌下降每增加1cm,可增加通气量250～300mL,同时使浅快呼吸逐渐变为深慢呼吸,膈肌较活动时耗氧不多,减少了辅助呼吸肌不必要的使用,因而呼吸效率提高,呼吸困难缓解。腹式呼吸可以减少呼吸频率和每分通气量及辅助呼吸肌的使用、增加潮气量和肺泡通气量、提高SpO_2。此外,腹式呼吸还可以防止气道痉挛。安静吸气时,膈肌和肋间肌是正常的吸气肌。在评估患者的呼吸模式时,应该注意在安静呼吸时,是否使用辅助呼吸肌;原发性肺疾病患者需要在指导下放松辅助呼吸肌以减少呼吸做功。

3. 呼吸控制(节律控制、缩唇呼吸)

原发性呼吸系统疾病患者(COPD、哮喘、支气管炎、囊性纤维化等)与继发性呼吸功能障碍患者(脊髓损伤SCI、帕金森病、重症肌无力或格林-巴利综合征等)在表现上有很大不同,因此在进行呼吸康复训练时的策略也是不同的。一般来说,原发性呼吸系统疾病患者倾向于过度使用辅助呼吸肌,呼吸急促或咳嗽大大增加了呼吸做功。因此,对于他们来说,目标应该是放松位于颈部和胸部的辅助呼吸肌,更多的使用腹式呼吸,并结合放松的缩唇呼吸以及延长呼气时长来减少呼吸肌做功。而对于继发性呼吸功能障碍的患者来说,辅助呼吸肌的结构和功能可能是完好的,但并不能够参与深呼吸和咳嗽,患者可能有强烈的腹式呼吸,但吸气时会有上胸部的塌陷,因此他们的训练目标为学会使用辅助呼吸肌来平衡上、下胸廓的活动,并通过增加通气量和改善咳嗽机制增加肺活量,预防肺炎、肺不张等。

缩唇式呼吸指在呼气时缩紧嘴唇,如同吹笛时一样,是气体缓慢均匀的从两唇缓慢吐出。这种方法可以增加呼气时支气管内的阻力,防止小气道过早塌陷,缩唇式呼吸是一种经常出现在COPD患者呼吸困难时的自主本能的呼吸对策。

4. 体位管理

体位引流(postural drainage,PD)也称支气管引流,是一种患者被放置在特定体位上,通过重力协助分泌物从支气管树中引流出来的特定技术。通过使患者处于特定体位,在重力作用下发挥最佳引流效果。了解支气管树的解剖结构对有效治疗至关重要,待引流的每一个肺叶都要处于较高位置,这样重力才能使分泌物从外周向更大、更中央的气道移动。在囊性纤维化、支气管扩张和其他呼吸系统疾病患者中已被证明是清除分泌物的有效方法。体位摆放包括直立位、仰卧位、侧卧位。

5. 气道廓清技术

临床上常用的主动呼吸循环技术(active cycle of breathing techniques,ACBT)由三个通气阶段的反复循环构成:呼吸控制(active breathing control,ABC)、胸廓扩张运动(thoracic expiratory exercise,TEE)和用力呼气技术(forced expiratory technique,FET)。

（1）呼吸控制：放松上胸廓和肩部，同时进行轻柔的潮式呼吸。

（2）胸廓扩张：包括深吸气，同时给予叩击或振动、摇动，可帮助松动分泌物。

（3）用力呼气：包括一个或两个呼气，从中等肺容积（一个中度吸气）下降到低肺容积的呼气可将分泌物从外周移动到上呼吸道，而上呼吸道分泌物可在高肺容积或深吸气时更快的呼气来清除。

使用过程中应根据患者情况与需求灵活选择及组合。

（三）器械康复技术

1.膈肌起搏器

体外膈肌起搏器（external diaphragm pacer，EDP）是通过体表电极进行低频脉冲刺激膈神经，使膈肌规律收缩，活动度增加，从而改善呼吸功能并影响机体其他功能。此外，EDP在降低肺动脉高压方面有很重要的临床意义，可降低患者的肺循环阻力，有利于ICU危重症患者的救治。对于COPD患者来说，EDP辅助治疗有利于改善症状、缓解呼吸肌疲劳程度、降低肺动脉压及改善通气功能，并且EDP操作简单、使用方便、安全无创伤，易被患者接受，已逐渐被推荐使用。

2.肢体功能训练

主要器械有哑铃、弹力带、花生球等。力量训练的训练强度用占最大力量（1RM）的百分比表示。最大力量需在制定训练计划前的测试中完成，根据结果上肢以30%～40%的1RM开始，而下肢以50%～60%的1RM开始。力量训练包括热身运动，全身大肌群抗阻力量训练，整理运动。训练频率为每周3次。训练时间为每次15～20分钟。通过力量训练可增加呼吸功能障碍病患者的肢体肌肉力量、肌肉耐力和肌肉体积，改善肺功能。

3.有氧训练技术

常用器械可选择功率自行车、阶梯训练器、上肢功率自行车、划船器等。训练分为持续训练模式和间歇训练模式，前者达到靶强度后全程不休息，运动持续20～60分钟；后者常运动数分钟（通常运动5分钟）、休息1～2分钟，为一个回合，训练数个回合，必要时可延长休息时间，但如果是高强度间歇训练，则训练时间可短至10秒，总训练时间亦相应缩短。此外，每次运动前、运动后各需5～10分钟的热身、放松训练。一般推荐运动频率为每周3～5次。

五、总　结

呼吸康复可以提高患者的运动耐量和健康相关生活质量，并减轻受限症状。它包括以患者为中心的运动训练、教育、社会心理和营养评估，并根据综合评估制定干预措施，以维持和促进呼吸系统功能及个体的健康行为。临床上，呼吸康复针对患者的独特问题和需求，由患者及其亲友与专业的多学科团队积极协作制定康复计划。当前正在实践中的呼吸康复建立在不断增加的循证证据基础之上，在正确的时机选择正确的手段，以获得最大限度地功能康复。

（席家宁）

第三节　重症康复

一、概　述

随着危重症治疗方法的进步,危重症患者的病死率显著降低,大量患者得以在危重症后幸存。幸存的患者可能会出现生理、认知和心理方面问题,包括肌肉萎缩和无力、疲劳、食欲下降、记忆力和注意力减退、创伤后应激、焦虑和抑郁等,这些问题会对患者的功能状态、返回工作的能力和生活质量造成不利影响,并且增加相关的医疗费用。所以在危重症患者住院治疗期间,一旦病情稳定,就应积极予以相应的康复干预,对于缩短患者重症监护治疗病房(ICU)住院时间,减少 ICU 后生理、心理上异常情况,加速患者早日回归家庭和社会具有重要意义。

重症康复(rehabilitation post-critical illness,RPCU)是指针对患有危重症患者在病情稳定后早期,给予的旨在减少并发症,加速患者生理、认知及心理功能恢复,提高患者生活质量和社会参与的治疗。根据治疗区域划分为医院 ICU 内的康复干预和在康复医学科高度依赖单元病房(high dependency unit,HDU)的康复治疗。

二、重症患者的常见临床康复问题

(一)呼吸机依赖

呼吸机依赖(ventilator dependency)指长时间机械通气导致患者不容易或不能脱离呼吸机的情况。呼吸机依赖包括两方面原因:①呼吸肌功能下降、脱离呼吸机的困难加大;②心理依赖,患者对呼吸机的需求情况与其实际肺功能情况不一致。绝大部分呼吸机依赖同时存在上述两种情况。有研究表明呼吸机依赖与更高的病死率、更长的 ICU 住院时间和更多的医疗支出有关。

(二)拔管后或气管切开后吞咽障碍

非神经系统危重症患者在早期抢救治疗时常需进行气管内插管以保护气道和机械通气,这些患者在度过危重期后常需直接拔除气管插管或行气管切开,这两种类型患者出现吞咽障碍的发生率较高。其常见原因可能包括①气管插管和气管切开的直接损伤。②带气囊的套管本身也能抑制正常的吞咽功能和主动的喉上提,阻碍上食管括约肌的被动开放,影响食物快速通过食管。③喉部感觉功能减退,直接的机械性损伤、局部炎症或水肿,以及危重症多发性周围神经病(critical illness polyneuropathy,CIP)导致传入感觉通路受损,进而导致吞咽障碍。临床上,当食团达到咽腭弓的反射激发区,因感觉传入受损导致吞咽启动延迟和误吸。然而,危重症患者感觉障碍的准确作用似乎还不清楚,仍有争议。④胃食管反流。⑤呼吸和吞咽的非同步。喉关闭、呼吸暂停、上食管括约肌开放三者间精确协调才能确保吞咽时不发生误吸,在危重患者中,这被称为呼吸和吞咽的失同步,对于有呼吸窘迫的危重患者,吞咽时呼吸暂停时间缩短,在食团通过食管之前,喉提前开放,造成误吸。⑥ICU获得性肌无力(ICU acquired weakness,ICUAW)在导致患者出现总体肌肉无力和肌肉萎缩,也可能会影响吞咽肌肉。

(三)认知障碍

有荟萃分析显示ICU后中度到重度认知障碍发生于45%~80%的重症后存活者,影响多个认知域,包括记忆、注意、执行力和反应速度等,并在从ICU转出后持续数年。

在危重症情况下出现的认知障碍常与原发病(如急性呼吸窘迫综合征、机械通气后、脓毒症、外伤后低血压等)发病和治疗过程中出现的低氧血症、细胞因子激活的免疫系统失调、低血压、血糖调节障碍、药物神经毒性作用(如镇静剂)及谵妄等有关。

有研究表明,危重症患者的认知障碍可能会自发恢复,但往往是部分恢复,并且非常有限。这种自发恢复的时间可能是数月至数年之间,并且恢复率随时间以及患者情况的不同而不同。危重症发病后认知功能结局可能出现以下几种可能:①新发的认知障碍,其随着时间的推移可能会自发恢复到患者之前的功能水平(自然恢复);②认知功能减退或是部分恢复到新的功能水平;③认知功能降低到一个新的基线且没有恢复;④危重症后认知功能下降并随着年龄的增长而持续降低。

(四)心肺功能失健

危重症患者除了存在原有疾病(急性心肌梗死、慢性心功能衰竭、慢性阻塞性肺气肿、急性呼吸窘迫综合征)或导致心肺功能进一步减退之外,还存在危重病期间长期卧床对心、肺所带来的负面影响,包括基础心率增快、血容量下降、下肢静脉顺应性增加、呼吸肌肌力下降、肺的顺应性下降、肺活量明显下降等,主要表现为运动耐力下降、肺不张等。

(五)ICU获得性肌肉无力

ICU获得性肌肉无力(ICUAW)是危重症患者最常见的并发症,以全身性、弥漫性肌无力为特征,使危重患者的临床病程复杂化。对患者的生理和心理健康、病死率和生活质量有着显著的影响。肌肉萎缩在患病后最初的几天最为严重,每天肌肉丢失约2%~3%,这些肌肉丢失是由于蛋白合成与分解的动态平衡被打破,从而造成肌萎缩。无力与短期或长期致残率和致死率增高有关,这些不良效应可能会持续5年以上。

ICUAW的发病率受诊断标准、评估时间的影响,并主要受不同患病人群影响。如果使用徒手肌力测试或手持测力计测试,1/4PMV(>5~7天)的危重症患者可诊断为ICUAW。基于电生理标准或肌肉活检结果的诊断,脓毒症、多器官功能障碍综合征或长期MV的患者,ICUAW发生率更高,可达50%~100%。

ICUAW的发生机制复杂,至今尚未完全了解。研究认为ICUAW与在ICU期间使用的可能导致肌肉受损的药物、高血糖、制动及炎症介质等有关。导致肌肉受损的药物常包括神经肌肉阻滞药物、糖皮质激素、儿茶酚胺和异丙酚等。

危重症多发性周围神经病(CIP)和危重症肌病(critical illness myopathy,CIM)是ICUAW的主要原因。危重症肌病以原发的对称性近端肌肉无力和萎缩为特征,感觉检查提示正常;而危重症多发性周围神经病主要表现为对称性远端肌肉无力和局限性萎缩,同时伴有感觉丧失;而危重症多发神经肌肉病(critical illness polyneuromyopathy,CIPNM)则是二者合并发生,既有四肢远、近端无力萎缩,也有肢体远端感觉丧失。

(六)关节挛缩

关节挛缩是指关节在被动活动范围内活动受限,通常是关节周围结构改变所致,包括骨骼、肌肉、软组织和皮肤。

ICU内引发关节挛缩首要因素是制动,其他危险因素包括神经损伤、水肿、挫伤、骨折和截肢等。除了有危重症肌病和神经病变外,伴有原发中枢神经系统和周围神经系统损伤的ICU患者容易发生关节挛缩,如颅脑损伤、脊髓损伤和脑卒中。这些患者通常处于关节制动,痉挛和瘫痪可能会破坏主动肌和拮抗肌的平衡,使肌肉长时间制动在一个缩短的位置上,久而久之就会出现关节挛缩。其中最常受累的关节依次为肘关节、踝关节、膝关节、肩关节、髋关节和肩关节。关节挛缩可使ICU后患者的恢复复杂化,导致更严重的残疾,占用更多资源和长期受限。

(七)精神心理障碍

危重症患者在ICU治疗抢救过程中,面临许多严重的身体和心理压力,主要来自疾病本身以及与之相关的各种生理障碍(如呼吸窘迫、疼痛、大小便失禁等)和抢救经历(如各种有创性的穿刺检查和治疗),这些常会导致患者在ICU期间及出ICU后出现抑郁和焦虑等不良精神心理状态,从而使患者身体活动的自我驱动或自我激励降低,以及参与康复治疗的依从性降低,最终均会严重阻碍患者的康复进程。

危重症患者除了可能会出现上述生理、认知和精神心理方面的问题外,同样会因为疾病本身、各种有创操作及长期卧床出现疼痛、压疮、深静脉血栓、大小便控制障碍等常见医学并发症,这些并发症的发生机制和临床表现与其他疾病导致的这些并发症基本相同。

三、康复评定

针对重症患者,康复评定也可以按照2005新颁布的《国际功能分类:残损、残疾和残障(ICF)》框架来进行评定,即从身体功能和结构、活动和参与三个层面上进行评定,评定的内容根据患者存在康复问题来进行选择。

(一)身体结构与功能

除包括反映神经系统组织器官功能的意识、认知、言语、吞咽、运动、感觉、平衡、协调、大小便功能、精神心理和疼痛方面的评定外,还包括患者的心、肝、脾、肺、肾等主要脏器功能的评定。

身体结构与功能评估,除了一些常用的量表外,还需要通过一些客观定量的辅助检查,如血常规、血电解质、肝肾功能、血气、肝胆胰脾肾脏B超、心超、CT、核磁共振、心电图、肌电图、脑电图和诱发电位等。

(二)活动评定

疾病导致上述组织器官层面上的功能受损,从而导致患者日常生活能力受限,如个人卫生、进食、穿衣、修饰、移动、行走等,需要依赖他人帮助。评定这些日常生活活动需要他人帮助的程度,即是对日常生活能力层面的评定。常用的评定方法有 Barthel 指数(BI)和功能独立性量表(FIM)。

(三)参与评定

上述日常生活能力受限,如个人卫生、进食、移动、行走等功能受限,使得重症后患者不敢和不愿走出家门,参与社会活动,从而导致社会参与受限。康复需求可应用加拿大作业表现测量表(COPM)进行评定,生活质量评定可应用通用量表,如 SF-36、WHOQOL、WHOQOL-BREF 等量表进行评定。

四、康复治疗

(一)康复原则

重症康复应在患者入住的 24 小时内介入,与临床救治同步进行,重症康复介入的方法和手段应因人而异。重症康复由多学科团队共同参与,尽早对生命体征稳定的患者进行系统的康复评定,根据评定结果制定个体化、主次分明、循序渐进的康复治疗方案,并尽早予以康复干预,为患者早日从 ICU 和高度依赖单元(HDU)转出,缩短 ICU 或 HDU 中的停留时间,使患者获得最大化的功能恢复。

(二)常用的康复治疗方法

1.脱机训练

对于尚在使用呼吸机辅助支持呼吸的患者,一旦患者病情稳定后,应尽可能尝试早期脱机训练,这样可以提高脱机成功率,减少并发症。一般用自主呼吸实验(spontaneous breathing trail,SBT)来评估者自主呼吸能力,常用 SBT 方法分为 T-管法、持续气道正压通气法(continuous positive airway pressure,CPAP)和压力支持通气撤机法(pressure support ventilation,PSV)。对于机械通气超过 24 小时的患者,初始 SBT 建议 PSV 法,PSV 法可提高脱机成功率,减少病死率。脱机训练时间通常为 30~120 分钟,根据患者具体情况做相应调整。

2.体位排痰训练

可通过使用化痰药物、雾化、手法拍背、体位引流等方法促进患者清除肺内痰液;还可使用医用体外震动排痰机,该方法通过振动,使胸壁产生机械性振动,震动气道,使附着在气道内的分泌物脱落。

3.呼吸肌训练与有效咳嗽练习

重症患者在能配合的情况下,应早期强化呼吸肌训练,以防止膈肌萎缩和肺不张,主要集中在呼吸肌力量与耐力两方面,以吸气肌训练更常见。训练时可以将吸气肌训练负荷设置在 30% 个人最大吸气压,训练频率为每天 1~2 次,每周训练 5~7 天,并连续 2 周以上,并长期坚持以获得最佳功能状态。针对有肺部感染的患者,应指导患者进行咳嗽技巧练习,并进行辅助咳嗽,尽可能将痰液排出。针对体能较差或有气道狭窄的患者,可通过主动循环呼吸技术帮助患者排痰,该技术主要包括呼吸控制、深呼吸和用力呼气技术。

4.吞咽功能训练

目前针对重症患者拔管后或气管切开后的吞咽功能训练方法主要包括替代技术、旨在恢复吞咽功能的康复干预,以及食物性状的调整及进食姿势的调整。替代技术包括使用鼻饲胃管、鼻饲肠管、经皮胃造瘘管、经皮空肠造瘘管和间歇性经口食管饲等;旨在恢复吞咽功能的康复干预方法包括口腔感觉运动训练(如唇舌颊的力量和运动练习、主动吞咽训练、舌肌被动训练、冷和触觉刺激、冰酸刺激、气脉冲感觉刺激、口面部震动刺激及K点刺激等)、吞咽肌体表低频电刺激、咽腔内电刺激、吞咽区重复经颅磁刺激、经颅直流电刺激等。K点刺激可用于有认知障碍或意识障碍不能配合张口的患者,可改善对该刺激敏感的患者张口,为进一步吞咽治疗创造条件。食物性状的调整及进食完善的调整详见第三章第九节。

5.肌肉功能与关节活动度训练

ICU中进行肌肉功能和关节活动度训练的目的主要有以下两个:第一,防止由于长期卧床造成的肌肉废用性萎缩、肌腱挛缩、关节僵硬等;第二,对疾病引起的瘫痪肌肉进行早期的功能再训练。促进肌肉功能恢复主要采用主动运动方法,包括等长、等张等训练方法,针对瘫痪肌肉功能训练可采用神经肌肉电刺激来诱发肌肉被动收缩,以防止或延缓肌萎缩和肌肉减少症。改善关节活动度训练则主要采用被动训练方法,包括关节松动法和持续被动运动等。

6.深静脉血栓形成的预防与治疗

对于重症患者在ICU或HDU期间,尤其需要重视深静脉血栓的预防,可通过气压治疗促进肢体血液和淋巴回流,对于未瘫痪和制动的肢体应尽早进行等长肌肉收缩训练以产生肌肉泵效应,以预防外周静脉血栓形成。对于血栓已形成的患者,急性期需要低分子肝素和华法林序贯治疗,如果下肢近端主干静脉栓塞,可以通过手术放置下腔静脉滤器,以防止栓子脱落造成肺动脉栓塞。

7.压疮的防治

重症患者由于卧床时间显著延长,同时可能合并营养不良等压疮的易发因素,故需要重视压疮的预防,主要包括改善营养状况、定时翻身、移动患者避免皮肤剪切力、局部使用保护衬垫等。如果压疮已经形成,则需要定时换药、清创,同时可局部使用理疗(如紫外线、微波、红外线等),如果压疮创面过深过大,则需要考虑通过外科手术进行植皮治疗。

8.心理治疗

可以通过支持性心理治疗、生物反馈放松训练、认知行为疗法等帮助重症患者改善病程中焦虑、抑郁等心理症状。

(1)支持性心理治疗:主要通过理解、同情和共情等方法,帮助患者解决心理和情绪问题。

（2）生物反馈放松训练：利用生物反馈治疗仪帮助患者有意识放松地控制不同部位的肌肉。

（3）认知行为疗法：通过帮助患者认识产生痛苦的原因，有针对性地改变患者的错误认识，打破不良思维模式，建立新的认识。

五、总　结

重症康复对于改善重症患者的预后起着关键作用，通过早期全面系统的康复介入能够缩短患者在ICU或HDU中住院时间，促使患者更快地进入重症后康复阶段，减少由于ICU或HDU中长时间住院引发的并发症，为后期康复取得更快、更好的疗效提供基础。尽管近年来在ICU后认知障碍、ICU获得性肌无力等方面研究较多，但由于重症康复患者病情严重的原发病因很多，个体异质性大，所以相关临床研究并不充分，需要更加深入研究。

（吴　毅）

第四节 肿瘤康复

一、概 述

(一)定 义

机体组织在各种致瘤因子作用下发生过度增生或异常分化所形成的新生物,称为肿瘤。肿瘤是世界范围内的主要公共健康问题之一。所有类别的组织都有发生肿瘤的可能,其中以细胞生长异常和全身扩散为特征的肿瘤为恶性肿瘤。

肿瘤康复可定义为协助肿瘤患者在现有疾病和治疗框架下获得最佳躯体、社会和职业功能的过程。肿瘤康复的迅速兴起和发展,很大程度上源于肿瘤发病率的增高以及治疗后总体死亡率的降低,肿瘤幸存者的数量不断增加。然而,大部分肿瘤患者存在身体、心理或社会方面的功能问题,这些问题可能出现在肿瘤治疗之前,也可能出现于治疗过程中或治疗结束后一段时间内,而肿瘤治疗前、中、后的机体功能状态直接影响整体治疗效果及功能预后。因此,肿瘤康复需贯穿肿瘤疾病病程发展的全过程,主要通过调动医、患、家庭和社会各方面的积极性,加强肿瘤科医师、康复医师、物理治疗师、心理治疗师、营养治疗师等多学科协作,最大限度地提高肿瘤的治愈率,延长患者生存时间,改善功能障碍,提高生活质量,早日回归家庭和社会。

(二)流行病学

恶性肿瘤是我国目前的首要致死原因之一,也是提高预期寿命的重要障碍。与美国和英国相比,我国的癌症发病率较低,但预后相对较差。男性最常见的癌症是肺癌,其次是前列腺癌、结直肠癌、肝癌和胃癌。在女性中,乳腺癌是最常见的癌症,也是癌症死亡的主要原因,其次是结肠直肠癌、肺癌和子宫颈癌。

二、恶性肿瘤患者常见的功能障碍

恶性肿瘤患者的功能障碍大部分源于肿瘤的直接影响,亦可为手术、化疗、放疗和其他有利于治愈或延长寿命的治疗方法等所致,同时还可能是由心理问题或同时存在的其他疾病(如关节炎、脑卒中等)造成的功能缺损。

1.全身症状

恶性肿瘤患者常见的全身症状包括:①最为常见的癌性疲劳,发生率为70%~100%,影响患者的体力、精力、机体功能及心理状态等;②癌性疼痛发生率约60%,影响患者的正常活动、睡眠及心理等;③焦虑与抑郁可能是癌症本身具有的致命性威胁性、癌性疼痛或疲劳等所致,可影响患者生活质量、治疗的积极性及疗效;④其他如恶病质、失眠、呼吸困难、恶心呕吐等。

2.肿瘤侵袭所致的功能问题

根据恶性肿瘤侵犯的组织不同,机体可出现各种不同的功能缺损。

(1)骨骼:病理性骨折和骨转移相关的顽固性疼痛。

(2)脑组织、脊髓:认知、言语、吞咽功能障碍、感觉和运动功能障碍等神经系统症状。

(3)脑神经及周围神经:神经病理性疼痛、感觉和运动功能障碍等。

(4)心肺组织:运动耐力下降或者呼吸困难、喘气。

(5)前列腺:排尿功能、性功能等受损。

(6)其他:乳腺和甲状腺等组织的局部症状。

3.治疗相关的问题

手术治疗、放射治疗、药物治疗等都会对机体造成一定的损害。例如:①淋巴结清扫术会造成淋巴回流受阻,进而引起肢体淋巴水肿;②头颈部放射治疗会导致吞咽困难、声音嘶哑、颅神经麻痹等;③药物治疗存在周围神经病变、认知功能障碍等常见的毒副作用。

4.心理问题相关功能障碍

心理问题在恶性肿瘤患者中的发生率非常高,而恐惧、愤怒、郁闷、沮丧失落、绝望等心理问题会导致患者的疾病症状及已有功能障碍进一步加重,甚至造成心因性躯体功能障碍。

三、康复评定

(一)心理评定

肿瘤患者在确诊前后、治疗前后及肿瘤终末期均可存在严重的心理问题,不同时期的心理问题表现各有不同,多源于对肿瘤的病程与转归及其治疗手段的认知不足,躯体和精神上承受的巨大压力等。常见的评估工具包括汉密尔顿焦虑量表(HAMA)、汉密尔顿抑郁量表(HAMD)、抑郁自评量表(SDS)、汉森克人格问卷(Esyenck personality questionnaive,EPQ)和情绪状态问卷(profile of mood state,POMS)等。

(二)癌痛评定

约60%的恶性肿瘤患者会出现疼痛,其中近一半的患者表现为剧烈疼痛。癌痛通常是恶性肿瘤的生长、转移、浸润或手术、放射治疗、化学治疗等损害了周围组织或其他器官造成的。评估方法主要包括癌痛五级评分法、视觉模拟评分法(VAS法)和McGill疼痛问卷(MPQ)等。

(三)躯体功能评定

由于恶性肿瘤对局部组织的损害、肿瘤治疗副作用以及心理问题等,机体可出现骨骼肌肉系统、神经系统和心肺系统等器官的结构受损及功能的减退,日常生活活动受到限制。常用的评估工具包括Karnofsky功能状况量表(KPS)、功能独立性测定(FIM)、Barthel指数(BI)和癌症治疗功能评估(functional assessment of cancer therapy,FACT)等。

(四)认知功能评定

恶性肿瘤本身及其治疗干预可损害机体认知功能。首先,脑部的肿瘤及其治疗可直接对认知产生影响;其次,非中枢神经系统癌症(如乳腺癌、结肠癌、淋巴瘤和前列腺癌等)、标准和高剂量的干细胞移植化疗、内分泌/激素消融术治疗和局部放疗也可导致癌症相关的认知能力下降，直接影响机体其他功能的康复。认知功能的常用评估工具包括简易精神状态检查量表（MMSE）、蒙特利尔认知评定（Montreal cognitive assessment,MoCA）和韦氏记忆量表（Wechsler memory scale,WMS）等。

（五）生活质量评定

针对肿瘤患者开发的生活质量评定量表包括欧洲癌症研究与治疗组织生活质量问卷（European Organization for Research and Treatment of Cancer Quality of Life Questionnaire,EORTCQ）、癌症生活功能指数（Functional Living Index-Cancer,FLIC）等。

四、康复治疗

（一）康复治疗目标与原则

1.康复治疗目标

总体而言，肿瘤患者康复的目标主要包括提供心理社会支持、获得躯体功能的最佳化、提供职业咨询、使患者社会功能达到最大化。

但肿瘤患者在疾病发展的不同阶段所面临的问题有所不同，康复的主要任务存在一定的差异，各阶段的主要目标如下：①初始诊断期，重点是检测和管理癌症治疗造成的急性期功能损害，解决发病前的其他身体功能问题；②监测期，主要是促进身体恢复，检测和处理迟发性癌症治疗副作用，促进重新进入职业、社会和家庭角色；③复发期，主要对增加癌症治疗毒性的风险因素进行筛查，积极应对早期阶段的功能障碍；④延缓期（temporization），主要是控制症状，预防和积极处理残疾；⑤姑息期，即肿瘤发展的终末期，最大限度地保持患者的功能独立性，使其维持社区融入状态，支持和教育照顾者。

2.康复治疗原则

①强调个体化、循序渐进的基本原则；②在病情稳定的情况下，尽早开始康复介入；③在肿瘤临床治疗的过程中予以康复干预，保证治疗的顺利进行；④康复干预需贯穿肿瘤治疗前、中、后全过程。

（二）各阶段康复干预目标措施

Dietz根据肿瘤患者的病程及康复范畴，将肿瘤康复目标措施分为预防性康复、恢复性康复、支持性康复和姑息性康复四大类，这有助于临床医师根据患者疾病的发展阶段、严重程度和治疗的具体情况，帮助患者建立适当的功能目标、制定个性化的康复治疗方案。

1.预防性康复

采用各种措施降低预期的残疾影响，强调患者教育，预防措施还包括改善患者躯体功能与全身状况的各种方法，如药物和物理因子治疗、运动疗法等。此外，心理咨询有助于早期识别患者心理情绪调整方面的问题，有助于有针对性地进行早期心理干预。

2.恢复性康复

采用措施使患者恢复至先前的身心、社交与职业能力水平，包括患者重返工作岗位的计划。乳腺切除和头、颈肿瘤患者重建术后的关节活动度训练、营养疗法就是这类干预的典型范例。

3.支持性康复

主要是为了教会患者适应残疾并减少疾病的功能影响。包括教患者使用假肢(截肢后)及其他用具以及协助自我管理、自理能力与独立行使功能的方法。其他支持性干预包括在患者应对生活方式改变过程中提供与调整问题有关的情感支持。

4.姑息性康复

在姑息治疗阶段,由于处于疾病晚期,患者常常有病情和残疾的加重,干预与目标应围绕减轻或消除并发症,并提供抚慰与支持。姑息性康复措施包括疼痛控制、预防挛缩与压疮、防止不活动所致的不必要的病情加重、给患者与家庭提供心理支持等。

(三)恶性肿瘤患者常见问题的康复措施

1.心理障碍

心理障碍的康复干预方法包括心理支持疗法、音乐疗法、认知疗法、行为矫正疗法、生物反馈疗法(肌电反馈仪、脑电反馈仪等)、物理因子治疗(重复经颅磁刺激治疗)、运动训练、作业疗法、传统运动疗法(八段锦、太极拳、易筋经等)、中医治疗(传统中医针灸疗法、电针、中药方等)、药物治疗等。目标主要是稳定患者的情绪、减少或消除负性行为、增强康复信心、提高心理调节能力、帮助患者适应新的生活。

2.疼 痛

恶性肿瘤患者的疼痛可能源于以下几方面的影响:肿瘤本身、肿瘤相关治疗,以及非肿瘤相关的如肌肉骨关节病、高钙血症、骨质疏松、长期制动、免疫抑制等。主要包括以下康复治疗措施。

(1)药物疗法:为最常用的镇痛措施,需遵循WHO推荐的癌性疼痛三级阶梯治疗方案。第一阶梯用药方案选用非阿片类镇痛剂类药物,用于控制轻度至中度疼痛;第二阶梯用药方案首选弱阿片类镇痛剂,用于控制中度至较重疼痛;第三阶梯用药方案首选强阿片类镇痛剂,用于控制重度疼痛。

(2)注射疗法:对于病因及定位明确者可以选用局部麻醉剂、6%苯酚(石炭酸)、10%苯酚甘油或无水酒精等进行神经阻滞治疗。

(3)中医疗法:针灸对持续性疼痛有很好的镇痛作用。针灸产生的镇痛作用可以归因于一系列机制,如多模式受体放电、增加循环阿片肽水平和改善血液流动。

(4)神经调节技术:采用经皮神经电刺激治疗调节周围神经的活动、重复经颅磁刺激或经颅直流电刺激调节中枢神经系统活动。

(5)心理疗法:予以心理支持、认知行为疗法、催眠疗法帮助患者缓解恐惧、焦虑和抑郁情绪,指导患者放松训练。

(6)运动疗法:太极拳、气功、瑜伽等有氧训练;肌力及耐力训练等。

（7）其他：矫形器与支具的应用、手术治疗等。

3. 疲 劳

肿瘤患者疲劳的常见原因有药物或药物副作用、药物相互作用、疼痛、情绪困扰、睡眠障碍、贫血、营养缺乏等。因此，有益的干预包括运动锻炼和耐力训练、心理社会干预、营养管理和睡眠优化。

4. 营养不良

许多癌症及肿瘤治疗会影响营养状况，导致伤口愈合延迟、住院时间延长、生存率降低和功能水平下降。及时的营养评估和干预对有效的癌症康复至关重要。根据评估和检查结果分析营养不良的原因，以制定有针对性的治疗方案。对吞咽困难患者，需先帮助患者改善吞咽功能，选择最适合患者的进食方式；放射性肠炎患者或吸收不良患者，可能需要肠外营养；指导长期幸存者养成健康饮食习惯等。

5. 淋巴水肿

淋巴水肿是一种不规则、无痛的液体积聚，通常发生于肢体，也可累及面部、胸部或腹部，继发于淋巴系统的紊乱。与之相关的最常见恶性肿瘤包括乳房、黑色素瘤、妇科恶性肿瘤和淋巴瘤。为减轻症状、保持外观、维持功能、降低感染风险，康复干预措施包括手法淋巴引流；皮肤护理；弹性绷带包裹，促进淋巴引流；气压治疗；体位管理，如术后经常抬高术侧上肢；受累肢体各个方向主动活动及静力性等长收缩。

6. 躯体功能障碍

躯体功能障碍包括运动障碍、感觉障碍、日常生活活动受限等，多源于肿瘤本身、治疗并发症或心理因素等。最常采用的康复措施为运动训练，疾病早期的床上肌力训练、呼吸训练，有助于预防深静脉血栓形成、坠积性肺炎、肌肉萎缩、关节僵硬等并发症；体位转移训练、步行训练、耐力训练有助于增加心肺功能水平、改善心理睡眠状态。另外，通过作业疗法和职业训练患者功能独立能力，帮助患者早日回归家庭和社会。

（四）常见恶性肿瘤的康复

1. 肺 癌

肺癌是发病率和病死率最高的肿瘤，主要的治疗手段是手术治疗。在肺癌的围手术期，患者常存在呼吸功能、活动能力及心理方面的问题。主要功能障碍包括：①肺功能障碍，表现为胸闷、气喘、呼吸困难；②运动功能障碍，肺癌本身及其治疗常导致运动能力下降、易疲劳；③心理问题多源于对于手术的恐惧和预后情况的担忧。

（1）康复评定：①呼吸困难程度评定常用评定方法为改良 Borg 量表、改良英国医学研究委员会呼吸困难量表（mMRC）等；②运动功能评定包括 6 分钟步行试验、6 分钟踏步试验、心肺运动试验等评估，以及运动耐力、肢体肌力评估、吸气肌/呼气肌力量评估、膈肌活动度评定等；③心理评定；④生活质量评定采用圣乔治呼吸问卷、CAT 量表、SF-36 量表、慢性呼吸问卷等进行评定；⑤营养评定。

（2）康复治疗：以解决症状和功能缺陷为目标。术前预康复采用结合有氧训练、抗阻训练和呼吸肌训练等的综合肺康复措施,以减少肺癌手术患者术后并发症和住院时间、改善术后预后。术后早期肺康复包括心、肺、胸外物理治疗(肢体活动、体位管理、呼吸控制及模式调整、气道廓清技术、有效咳嗽、呼吸肌肌力训练)、四肢肌力和耐力训练、柔韧性训练、神经肌肉电刺激等在内的综合肺康复治疗。另外,心理支持、营养管理与肺癌相关健康教育亦十分重要,应贯穿始终。其中,心理康复主要根据病程发展各阶段的心理特点进行针对性干预,主要方法包括支持性心理疗法、行为疗法、改善癌症相关的躯体功能与外观形象受损等。疼痛管理主要遵循WHO推荐的癌症三级止痛阶梯疗法予以患者药物治疗,运动疗法可缓解由手术相关组织粘连和活动受限导致的疼痛。

2.乳腺癌

乳腺癌是女性最常见的恶性肿瘤,常用的治疗手段包括保留乳房手术、乳房切除术、放疗、化疗和抗激素治疗等。目前通过改进筛查方案,改善早期诊断和治疗,乳腺癌的5年总体生存率约为90%。主要功能障碍包括:①淋巴水肿,最常见损害之一,由手术干预、淋巴结清扫和放射治疗所致;②上肢运动功能障碍,主要表现为术后胸、腋部皮肤高张力导致的肩关节活动受限;③术后疼痛综合征包括幻乳痛、切口疼痛、神经瘤形成、胸肌疼痛和肋间臂神经病变;④心理问题,是因对自身外观不满、害怕丈夫或他人会有异样眼光而自卑、焦虑等所致;⑤部分患者因心理负担重发生性功能障碍;⑥日常生活活动能力受限;⑦社会参与能力减弱。

(1)康复评定:肢体周径评定、肩关节活动能力评定、疼痛评定、心理评定、日常生活活动能力评定和社会参与能力评定。

(2)康复治疗:以解决症状和功能缺陷为目标。术前预康复干预阶段行乳腺癌手术围手术期健康知识宣教、有氧运动、运动疗法、关爱与心理支持等,心理康复、疼痛管理同肺癌康复。术后运动康复主要包括呼吸功能康复和肢体运动康复,如肩关节活动度训练及上肢肌力训练。淋巴性水肿的康复手段主要包括手法淋巴引流、气压治疗、运动疗法、弹力袖套、肌内效贴和皮肤护理等在内的综合性消肿疗法(complex decongestive therapy,CDT)。为恢复美观,减轻心理压力,可行义乳安装、乳房重建术。

3.头颈部肿瘤

头颈部肿瘤包括鼻腔、鼻窦、口腔、唾液腺、舌、咽和喉部的癌症。头颈癌及其治疗会导致一些功能损害。根据肿瘤部位的不同,临床症状表现多样,包括声音嘶哑、鸣音、发音困难、吞咽困难、颅神经麻痹、疼痛、颈面部淋巴性水肿等。头颈部肿瘤的主要功能障碍包括:①言语功能障碍,张口减少导致的沟通困难,如构音障碍、发音困难和由舌头、声带引起的失音,或由肿瘤或治疗引起的其他功能障碍;②吞咽功能障碍,放射治疗所致的口腔黏膜炎和口干症可带来疼痛和唾液黏稠,并导致吞咽困难、口腔卫生差、真菌感染和龋齿风险增加;③运动功能障碍,手术导致的斜方肌功能障碍和上躯干、肩部和颈部的生物力学不平衡,可造成颈部和肩部的功能障碍和疼痛;④淋巴水肿,手术切除对淋巴系统的损害引起头面、颈部淋巴回流受阻;⑤营养不良,张口困难和吞咽困难影响进食,亦导致营养不良;⑥心理问题,多为上述不适症状及癌症本身导致的抑郁、焦虑情绪。

（1）康复评定：主要包括言语、吞咽功能评定，运动功能评定，营养和心理评估等。

（2）康复治疗：以解决症状和功能缺陷为目标。患者可能有包括黏膜炎、口干症、张口困难、言语功能、吞咽功能，及头颈肩部的姿势与功能活动、瘢痕问题、淋巴水肿等症状或功能障碍需要处理。应开展预防教育，严格的口腔、鼻腔卫生护理，全程心理支持。必要时，口腔科参与评估及营养管理，饮食调整，生活习惯的教育等。

4.其他恶性肿瘤

（1）神经系统肿瘤：如颅内和脊柱的原发性及转移性肿瘤，导致的运动、感觉、认知、言语等功能障碍，神经病理性疼痛，神经源性膀胱或直肠，以及癫痫等，需要积极的康复干预，帮助患者缓解症状，提高功能水平。

（2）原发性或转移性骨肿瘤：常伴随难以忍受的癌痛、较高的病理性骨折发生率、运动功能下降，需行疼痛管理、物理治疗、功能锻炼、假肢或康复辅具等方面的康复治疗。

（3）前列腺癌和子宫内膜癌：患者常有组织瘢痕、盆底功能障碍、感觉功能减退、性功能障碍、以及心理等方面的困扰。康复干预应涉及瘢痕组织松解、神经肌肉功能重建、盆底肌力与感觉训练、生物反馈、有氧运动以及健康教育等。

五、总　结

随着恶性肿瘤治疗及管理水平的提高，患者的存活率和治愈率逐渐提高。然而，所有的恶性肿瘤患者都不可避免地存在不同程度的身心功能障碍，贯穿于癌症确诊前后、治疗前后以及癌症终末期，严重影响了他们的生存质量。临床治疗、护理、康复治疗、家庭和社会因素都是影响患者预后的重要因素。其中，肿瘤康复应包括医学康复、教育康复、社会康复、心理康复，及职业康复五个方面的全面康复，致力于减轻患者的痛苦和症状，减少并发症的发生，降低残疾发生率或严重程度，帮助患者树立战胜疾病和重返家庭和社会的信心，最终提高生存质量。

目前，肿瘤康复的发展仍面临一些不可避免的挑战。人们的肿瘤康复意识仍有欠缺，甚至包括肿瘤科、甲状腺与乳腺外科、血液内科等相关科室在内的医务人员亦如此。肿瘤康复的规范化诊疗流程和康复治疗方案有待进一步优化。但随着医学科学与医学教育的不断发展，随着肿瘤康复医学专业教育与科普宣传的强化，以及肿瘤康复临床研究与探索的不断深入，这些问题终将得到解决。

（郭尔钢、郭铁成）

第五节　肝脏移植康复

一、概　述

器官移植是目前临床上治疗终末期器官功能衰竭最为有效的手段,是指通过移植手术将一个个体的器官摘除,并把它置于同一个体(自体移植)、同种不同个体(同种异体移植)或不同种个体(异体移植)的相同或不同部位的手术方式。

临床上器官移植通常指实体器官的同种异体移植,目前已经开展了肝、肾、心、肺、胰、小肠、脾等器官移植或多脏器联合移植等。以肝脏移植为例,随着移植手术技术及免疫抑制药物等医学方面的不断发展,接受移植的患者生存率逐渐得到提高,这对患者术后生活质量的恢复要求也随之提高,因此,肝脏移植康复得到了广泛关注。

二、加速康复外科新理念下的肝脏移植康复

自1997年加速康复外科(enhanced recovery after surgery,ERAS)理念提出以来,已在多个外科领域得到开展实施,可以安全加速外科患者术后康复。同时,随着肝脏移植手术技术的逐步提高,肝移植术后早期康复介入的理念逐渐被接受,不少肝脏移植中心引入了ERAS理念,并安全开展实施,令患者获益。肝脏移植术的康复包含术前、术中、术后乃至出院后多个阶段,是一整体、续贯的康复策略,通过充分镇痛,促进心肺、胃肠功能恢复,早期活动三方面措施,促进患者康复。

三、康复评定

为了提高患者生活质量,进一步延长患者生存时间,全面、系统、科学的康复评估是肝脏移植患者实施康复的第一步。肝脏移植术后康复评定侧重于对功能活动与参与的评定,此外也包括临床实验室检查和仪器检查,以追踪随访移植肝脏的结构与功能的变化。

(一)身体结构与功能

围手术期可以通过化验相关功能指标监测评估肝肾功能;通过监测心排血量、每搏输出量、心脏指数、肺通气功能等评估心肺功能;同时可采取6分钟步行试验(6MWT)、心肺运动试验(CPET)等方法,检测患者运动耐力,进一步综合评估患者的全身运动功能状态。此外,还需进行营养状态评估,肝硬化或营养不良患者应接受营养支持治疗。

(二)活动和参与

1.活动评定

主要评估日常生活活动能力,评定可以采用改良Barthel指数(MBI)、功能独立性评测量表(FIM)及Frenchay活动量表(FAI)等进行评定。MBI包括进食、洗澡、穿脱衣服、大便小便控制、平地行走等10项内容,分5个等级评定,具有患者接受程度高、临床可操作性强的优

点。FIM除躯体功能外,还涵盖言语、认知和社会功能的评估,分7个等级进行评定,能更全面、敏感反映患者的功能变化,但同时应用也更为复杂。FAI包含户外活动、工作休闲、社会交往、家庭活动四类共15个项目,具有可操作性强、患者接受程度好等优点。

2.社会参与能力评定

主要包括生活质量评定、劳动力评定和职业评定等方面的评定。移植患者常用SF-36量评估生活质量,共8个维度36个条目,包括生理功能、躯体疼痛、精力、社会功能、情感职能和精神健康等。在此基础上将简明SF-36调查量表与肝脏疾病相关条目组合设计成专用的肝病生活质量量表(liver disease quality of life,LDQOL)。

(三)环境因素

肝脏移植患者对生活和工作环境提出了更高要求,需进行环境评定,包括居家环境、社区环境和工作环境的评定。环境评定不仅包括物理环境,也包括非物理环境的评定,如社会环境等。社会支持度与生存质量密切相关,社会支持水平越高,患者的生存质量越高,可以采用社会支持评定量表对患者术后的社会支持程度进行评估,分为客观支持、主观支持以及对支持的利用度三个方面,可以反映患者与社会联系的密切程度和质量。

(四)个体因素

除评估个人情况外,还需了解个人文化背景、兴趣爱好、价值观等方面,也包括个人康复需求和生活质量的评定。患者在肝脏移植前后均有较普遍的心理问题,如焦虑、抑郁、恐惧甚至是绝望等情绪反应。可根据患者的表现采用相应量表进行评定,如采用焦虑自评量表(SAS)和抑郁自评量表(SDS)等进行评定。康复需求可应用加拿大作业表现测量表(COPM)评定,生活质量评定可应用通用量表,如SF-36、WHOQOL、WHOQOL-BREF等量表。

四、加速康复治疗

(一)术前康复

传统理念中,康复是指患者在手术后恢复健康的过程,但随着ERAS理念在器官移植领域的逐步开展,移植术前康复的重要性越来越引起重视,康复策略须贯穿整个围手术期过程,从术前延伸至术后。其中,术前康复也被称为预康复,以增强患者机体各方面功能,提高对手术的适应性。移植术前康复的内容包括生活方式改进、营养支持、心理支持和锻炼活动等。对于等待移植的患者,可在康复医师指导下于术前6~8周开始实施术前康复,并定期到康复科门诊接受随访评估和后续指导。

1.生活方式改进

一般指戒烟、戒酒、减肥或增重、根据病情改进饮食结构等,如肝功能衰竭、肝性脑病患者需低蛋白饮食。

2.营养支持

肝脏移植患者术前多伴有肝硬化或恶性肿瘤,往往存在不同程度的营养不良,首先推荐经口或鼻饲肠内营养支持,成分建议富含支链氨基酸、膳食纤维、寡糖及多种维生素的营养混合物。

3.心理支持

根据患者心理评估情况进行心理支持,缓解抑郁或焦虑情绪,必要时可与精神卫生科会诊,共同治疗。使患者及其家属了解手术过程及术后的康复计划,减轻患者紧张及担忧情绪,增加患者对术后康复治疗的依从性,提高家属对患者的支持与帮助能力。

4.锻炼活动

接受术前的训练活动一般包括呼吸、肌肉、心血管等方面功能训练。呼吸功能训练可以改善呼吸模式,增加肺通气量,并预防术后肺部感染,其训练形式包括深吸气、腹式呼吸、咳嗽咳痰训练、呼吸操等。肌力和心血管训练通常合并做有氧运动,对于病情允许的患者,术前可以通过伸展收缩肌肉、步行、慢跑等合适的锻炼形式增强心肺功能、增加肌肉强度。

(二)术后康复

根据ERAS理念,在病情平稳的情况下,接受移植患者术后早期即可开始康复治疗,包括早期拔除气管插管及有创管路、早期胃肠功能恢复、多模式镇痛、术后呼吸功能训练、术后早期活动等均可于术后早期安全实施。

1.术后早期拔除气管插管

肝脏移植患者应在术后3～8小时内评估拔管,推荐评估后早期拔除气管插管,同时强化气道管理,可过渡到无创机械通气或高流量吸氧,以预防机械通气相关肺炎的发生。此外,需加温湿化氧疗,并后续配合以翻身拍背和呼吸功能锻炼等措施。

2.术后液体管理

术后建议应用目标导向性补液,避免过量补液或补液不足,维持生命体征稳定。同时也可以降低术后并发症的发生率,如肠梗阻等。

3.多模式镇痛

良好的镇痛可提高患者对早期进食、早期活动等的依从性,可加快胃肠道功能恢复和早期功能锻炼,减少术后深静脉血栓形成和肺动脉栓塞的发生。推荐预防、按时、多模式的镇痛策略,镇痛措施始于术前,覆盖整个术中和术后。镇痛方式包括硬膜外阻滞麻醉、患者自控镇痛泵(patient control analgesia,PCA)和腹横筋膜平面(transversus abdominis plane,TAP)阻滞等。

4.预防性抗血栓栓塞

大手术是公认的血栓形成的危险因素,肝脏移植术后深静脉血栓形成(deep venous thrombosis,DVT)、肝动脉血栓形成(hepatic artery thrombosis,HAT)、门静脉血栓形成(portal vein thrombosis,PVT)的风险都很高。预防性抗血栓形成措施包括基础预防、机械预防和药物预防。基础预防和机械预防,指早期活动、穿戴弹力袜或下肢间歇性充气加压(intermittent pneumatic compression,IPC),目前认为是较为安全的。药物预防包括普通肝素或低分子肝素、华法林、抗血小板药物等,目前临床上多采用普通肝素或低分子肝素,并基于活化凝血酶原时间监测调整用量。

5.早期进食、预防恶心呕吐等

根据患者情况,肝脏移植后12～24小时应开始经口饮食或肠内营养。早期胃肠功能的恢复也有利于促进恢复免疫功能并降低感染发生率。对于恶心呕吐的预防需从术后立即开始,可使用5-HT3受体阻滞剂或甲氧氯普胺等药物。

6.早期拔除各项引流管

早期拔除各种引流管,包括胃管、导尿管和术区引流管,降低腹腔感染风险,减少由机械压力、侵蚀或抽吸造成的潜在损伤,促进各系统功能尽快恢复。

7.呼吸锻炼

其内容同术前基本一致,形式和强度可以根据患者病情变化选择,可于术后24小时左右开始训练,如进行深吸气训练、咳嗽训练辅以叩背、腹式呼吸训练、复合呼吸操等。

8.早期活动

接受移植患者术后早期活动参与比例普遍较低,主要障碍有躯体活动受限、活动能量不足、恐惧担忧或存在并发症。然而研究表明,在充分镇痛的情况下,早期活动可以明显提高患者的活动能力和身体耐力,并显著改善患者术后生活质量。移植术后早期卧床期间上下肢运动可从被动、主动、抗重力到抗阻力练习。病情允许时,患者应争取早期下床活动,并逐步完成床边站立、步行、活动平板上步行、固定脚踏车运动等不同程度训练。运动时可以通过监测心率变化以判断运动强度,平均心率一般需达到储备心率的60%,心率最高控制在储备心率的70%～80%以下。住院期间如发生中度或更严重的急性排斥反应,则需要改变训练计划,减弱或暂停除被动活动外所有的训练活动,直至排斥反应充分缓解。

9.心理治疗

心理治疗对改善或消除器官移植患者术后焦虑、抑郁、恐惧乃至绝望的状态有重要作用。一般采用心理支持、谈话疏导的方法,必要时需请专业心理医生进行心理治疗。此外,帮助患者建立社会支持,加强与家属的沟通,并建立广泛的人际交往。

(三)出院后康复

移植患者出院后可以立即至康复科门诊就诊,与康复医师制定相应的出院后康复计划,理想情况下,患者应该分别在医师指导下和独立环境下进行锻炼。术后6～8周,患者一般已从手术中充分恢复,可以进行运动分级测试,以评估心肺功能并完善运动计划。一般锻炼应包括热身和放松的过程,有氧运动时间可逐渐增加至30～60分钟,次数增加至每周4～6次,锻炼形式包括步行、骑车、慢跑、游泳等,但仍需避免重体力劳动和剧烈体育运动。此外,可鼓励患者根据个人兴趣,参加多种休闲性娱乐活动等。

(四)康复治疗中的指标监测

康复治疗中应注意监测各项指标,如心率、血氧饱和度、血压、体温、尿量、体重等,并记录患者的饮食、睡眠、大小便和精神状态等,以确保患者生命体征平稳。同时,还可以应用便携的可穿戴设备实时监测患者心率、外周血氧、睡眠时间等,除记录生命体征外还可指导患者锻炼康复,提高患者的生活质量,以延长生存时间。

五、总　结

肝脏移植康复治疗的目的是预防和减少并发症,增强肌肉力量,增加运动耐力,延长患者生存时间,提高日常活动能力,改善患者生理、心理状态,增加患者社会融入度,最大限度地提高肝脏移植患者的生活质量。

(张晓雨)

第六节　外科手术的加速康复

一、概　述

加速康复外科（enhanced recovery after surgery, ERAS），是指在围手术期通过综合应用多学科管理方法整合一系列具有循证医学证据的优化措施，通过有效、合理、适度地改良常规手术治疗流程，优化围术期处理，降低手术应激反应，减少手术并发症，降低手术风险，加快术后恢复，缩短住院时间，减少住院费用，提高患者的生命质量。ERAS 的核心是尽量减轻术中术后机体的应激反应，阻断传入神经对应激信号的传导，减轻患者心理及机体的损伤，预防并发症。

早在 1966 年，我国的曾祥熙、谭风美、裘法祖等就做了在保证医疗质量的前提下，简化术前化验，调整输血、留置胃管、输液、抗生素的应用等以降低和缩短外科各种常见疾病的住院费用、住院床位日数的尝试。1997 年，丹麦哥本哈根大学 Kehlet 教授正式提出了快速康复外科（fast-track surgery, FTS）。2005 年，欧洲临床营养和代谢学会（ESPEN）进一步制定了 ERAS 围手术期规范化整体方案。随着微创外科手术技术与医疗器械的发展和进步，以及更多的循证医学证据，ERAS 已取得了国际医疗领域包括结直肠、骨科、乳腺、泌尿和妇科在内的成功推广应用，我国东部战区总医院（原南京军区南京总医院）全军普通外科研究所还将其应用到更为复杂的胃癌手术中。现在，ERAS 不仅适用于择期手术患者，也同样适用于急症的患者，甚至内科及重症监护患者。

二、外科手术患者的功能康复需求

一般情况下，健康个体应对生理性应激并恢复身体生理性平衡的过程为稳态应变。外科手术是机体经过病变所造成的损害后，为去除病灶、修复组织与重建功能再一次接受治疗的创伤应激。因此，外科手术既是接受治疗的过程，也是遭受创伤的过程，手术应激反应程度与患者的术后恢复程度密切相关，手术患者能否实现稳态应变受很多因素影响，包括术前的功能状态、住院和麻醉、手术相关的各种心理冲击及躯体创伤刺激/应激等。过度应激及炎性反应有可能导致器官功能不全及出现并发症，严重的还可能导致多器官功能障碍综合征（MODS）。此外，接受外科手术治疗的患者其术前的功能状态也与术后的恢复密切相关。随着年龄的增长，人体的适应能力逐渐下降，因此老年群体、无运动习惯的人群多普遍存在营养状况差、体力活动减少、心肺肝肾脏器功能下降、恢复偏慢以及心理问题。围手术期涉及感染预防、血糖血压控制等问题，当出现多重脏器合并症叠加，如心脑血管疾病时，多脏器多系统并发症的风险增高。虽然外科术后由于伤口管理的需要和其他情况需要必要的卧床休息，有利于疾病和术后的恢复，但长期的卧床则会导致患者胰岛素抵抗、血栓形成、骨骼肌萎缩、坠积性肺炎、压力性损伤等问题出现，影响消化系统、呼吸系统等多系统功能恢复，延迟术后恢复时间,远期甚至还会影响患者术后的肌肉力量及心肺系统的恢复,不利于康复。

这些因素单独作用或协同作用,都会导致患者功能的持续下降,增加术后并发症发生和死亡的风险,导致住院时间的延长或者非计划性再次入院,甚至遗留永久的运动功能障碍和日常生活活动能力的下降。ERAS就是整合了围手术期循证医学证据措施的一种集成创新,采取优化的临床路径,强调预防性和治疗性措施减少创伤应激、促进器官功能早期康复、减少并发症和缩短患者住院时间的临床实践过程。

三、基于ERAS的功能性预康复

ERAS的功能性预康复通过术前干预措施保证患者在术前等待期得到最佳的优化方案、达到最佳的功能状态(见图5-6-1)。术前功能性预康复涵盖了ERAS理念中的住院前阶段及术前阶段,医务工作者应对患者已知的危险因素进行筛查和监测,并对患者进行生理与心理评估,建立基线功能水平,并基于个体差异及不同的手术策略选择预测其术后可能发生的并发症,采取必要的预防措施,予以营养建议及心理支持,并切实提高患者的基线功能水平,使其为更好地承受手术带来的创伤及为更快地术后恢复做好准备。

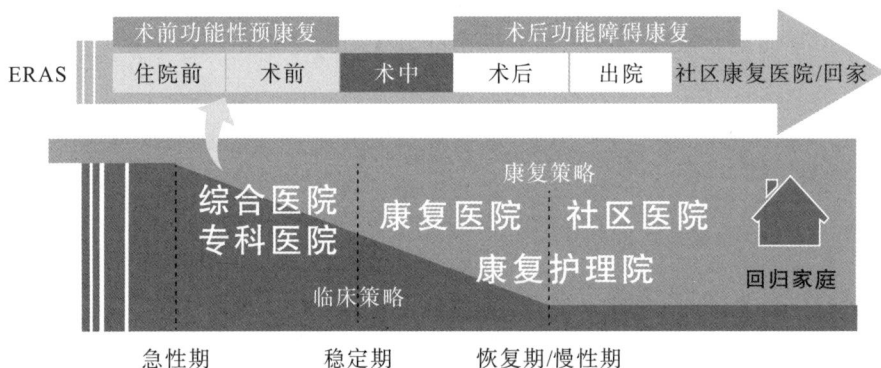

图5-6-1 康复策略优化ERAS方案(绿色为康复策略,红色为临床策略)

(一)健康宣教(戒烟、禁酒和风险教育)

吸烟与术后组织氧合降低、伤口感染增加、血栓栓塞以及肺部感染等并发症风险,及术后住院时间和死亡率等有显著关联性,推荐应至少戒烟2周,戒烟4周可减少术后并发症的发生。戒酒时间长短不同对器官功能的影响不同,戒酒2周即可明显改善血小板功能,但一般推荐术前戒酒4周。此外,建议术前行全面的营养风险筛查,高血压、贫血和深静脉血栓形成(deep vein thrombosis,DVT)的风险评估,按指南进行宣教并给予预防性抗血栓治疗,辅以肢体锻炼、间歇性压力等机械性预防措施。

(二)呼吸系统管理

呼吸系统管理是ERAS的重要环节且贯穿围手术期全程。手术类型、术式及涉及的脏器均可能直接影响呼吸系统。例如腹部(尤其是上腹部)手术后初期患者肺活量下降可达25%~50%,某些患者还叠加了术前自身肺活量的下降,从而导致其肺活量极低。因此,患者术前应常规行肺功能评估,包括呼吸困难程度、气道炎症、吸烟指数和肺功能检查等,必要时行心肺运动试验,以客观评估患者的运动功能储备,识别高危风险,预测手术效果及术后心血管事件发生率,筛选并确定手术类型及手术范围。通过制定针对性的呼吸锻炼计划,术前提高患者的肺活量,指导患者进行有效咳嗽、体位引流、排痰方式练习等,以帮助及时清除呼吸道分泌物,保持呼吸道通畅,不仅可以提高患者对手术的耐受性,也可以降低术后并发症,从而有效降低死亡率。

(三)营养评估与管理

营养状况评估、临床衰弱评估及活动耐量评估可以及时了解其面临的临床问题,针对问题制定康复干预计划,指导康复。根据手术类型的不同,必要时行术前炎症控制,并尽早行营养干预、减肥或增重、根据病情改进饮食结构等,以及进行术前适应性训练。

(四)肢体运动功能及体能的评估及干预

术后功能恢复除了与患者术前营养状况相关外,也与肢体功能及体能状况息息相关,绝对卧床或长时间卧床、制动等也会使患者的心肺系统、神经系统功能下降,出现关节僵硬,肌肉萎缩无力。部分患者需要等待的手术时间比较长,术前的活动量减少,导致了机体功能、活动能力减退和健康水平下降。

(五)认知功能、心理状况评估及干预

老年人比年轻人面对的压力更多,老年患者的认知功能障碍会显著增加术后并发症和死亡的风险。认知及心理状态评估主要包括谵妄、痴呆和抑郁。认知功能筛查可采用简明精神状态检查量表(MMSE)和蒙特利尔认知评估量表(MoCA)。MoCA涵盖认知领域较多,以25/26为轻度认知功能障碍诊断界值,总体诊断效能较强,虽然特异度较低,但敏感度较高,筛查效果优于MMSE等其他量表,可作为术后评估的基线参考值。恶性肿瘤或慢性病患者术前往往存在焦虑或抑郁情绪,可采用相应焦虑抑郁量表对其心理状况进行评估,必要时请专科医生会诊干预。

四、围术期康复管理

(一)术前准备

术前准备阶段的功能性预康复内容和住院前略有不同,主要包括术前宣教、术前是否需要肠道准备、选择禁食还是流质饮食、机体的代谢状态和是否放置鼻胃管等问题,降低围手术期焦虑等情绪并鼓励患者的康复意愿,缓解手术引发应激反应,促进患者运动功能的早期独立性。针对不同患者,采用卡片、手册、多媒体、展板等形式对患者及家属和陪护人员详细说明治疗计划,促进康复的相关措施(包括术后早期进食、早期下床活动等)和各阶段可能的时间,令其熟悉流程,充分配合项目的实施。此外,还应全面筛查患者营养状态、心肺功能及基础疾病,并经相关科室会诊予以针对性处理;审慎评估手术指征、麻醉与手术的风险及患者耐受性等,针对伴随疾病及可能的并发症制定相应预案。术前糖化血红蛋白水平控制在7%以下,并根据最新的术前禁食指南保持最低限度的禁食时间以利于减少术前饥饿、口渴、

烦躁、紧张等不良反应,减少术后胰岛素抵抗,缓解分解代谢,缩短术后的住院时间。

(二)术中管理

手术所致的创伤是围手术期最重要的应激因素,包括手术相关创伤、术中失血、低体温、不适当的液体治疗,ERAS理念的核心原则就是减少手术创伤带来的机体应激反应。因此,提倡在精准、微创及损伤控制理念下,针对患者的具体情况制定个体化管理方案,减少创伤应激,最大限度地保证围手术期安全、保障手术质量并通过减少术中出血、缩短手术时间、避免术后并发症等环节以实现真正意义上的加速术后康复。

术中着实有效抗应激管理,监测并调控血糖浓度不超过8.33mmol/L。根据患者的实际情况术前预防性应用抗生素以帮助降低择期手术术后感染的发生率;皮肤消毒首选葡萄糖酸氯己定乙醇皮肤消毒液;麻醉药物的选择应以手术结束后患者能够快速苏醒、无药物残留效应和快速气管拔管为原则,选择全身麻醉联合硬膜外或椎旁神经阻滞、切口局部浸润镇痛等满足手术无痛的需求并抑制创伤所致的应激反应,低阿片多模式镇痛策略有利于术后肠功能的快速恢复;有效的炎症管理,优化循环、容量、全身及器官氧供需平衡并实施低气腹压,避免脏器缺血缺氧;采用气道管理及肺保护性通气策略;提倡麻醉镇静深度监测、脑氧供需平衡维护及有效的抗应激及抗炎管理的脑保护策略;提倡以目标导向性液体治疗联合预防性缩血管药物指导围手术期液体治疗,维持等血容量(体液零平衡)。术中常规监测患者体温直至术后,维持患者核心体温不低于36℃;降低出血和异体血输血需求,改善免疫功能,缩短全身麻醉后苏醒时间,还可借助加温床垫、加压空气加热(暖风装置)或循环水服加温系统、输血输液加温装置等措施以尽可能避免低体温;此外,如果术中留置鼻胃管以排出气管插管时进入胃中的气体的,应在患者麻醉苏醒前拔除。

(三)术后管理

术后并发症的重要病理生理基础除了手术所致的创伤及机体应激反应外,还包括术后疼痛、患者长期不活动等导致的应激反应。为了进一步提高患者的生活质量、缩短住院时间、延长生存时间,患者术后的康复管理至关重要。在全面、系统、科学的康复评定的基础上,针对个体问题制定康复治疗计划。

1.术后康复评定

术后康复评定应侧重对患者的功能活动水平与参与水平进行评定,目前多以《国际功能、残疾和健康分类(ICF)》框架来选择和制定ERAS患者功能结局评价系统。

(1)身体功能与结构:包括脏器功能和运动、认知心理等相关方面的评估。患者术后心、肺、肝、肾等重要脏器功能同术前器官基础功能、术中输血量、术后液体平衡量及术后相关脏器功能均密切相关。围手术期可通过微创或无创方式直接评估术后相关器官的功能状况,并进一步综合评估患者的全身运动功能状态。此外,肝肾功能可以通过定期化验相关功能指标、尿量监测,必要时器官穿刺病理诊断等方式进行评估。关节活动度及灵活性,肌肉力量与功能表现及技能活动等,以及认知、抑郁、焦虑、疲劳、衰弱等均可采用相关量表来评定(详见第二章第三节)。

（2）活动和参与：活动评估主要指基本日常生活活动功能的评定和工具性日常生活活动能力的评定。参与能力主要包括家庭和社会参与能力，家庭参与能力包括家庭决策、子女抚养，社会参与能力主要包括生活质量评定、劳动力评定和职业评定等方面。

（3）环境因素：指构成人们生活和开展生活活动的自然、社会和态度环境。环境因素中的社会支持度与患者的生存质量密切相关，社会支持水平越高，患者的生存质量越好，可以采用社会支持评定量表对患者术后的社会支持程度进行评估，分为客观支持、主观支持以及对支持的利用度三个方面，可以反映患者与社会联系的密切程度和质量。

2.疼痛管理

疼痛管理是ERAS的关键内容，贯穿围手术期全程。术后充分镇痛是促进患者早期活动的重要保障，推荐多模式镇痛方案，以实现更为有效的动态痛控制（VAS评分<3分）、较低的镇痛相关不良反应发生率，以促进患者术后早期肠功能恢复，利于术后早期下地活动并防止术后跌倒风险。依据术后恶心呕吐（postoperative nausea and vomiting，PONV）防治共识推荐的措施预防，当PONV预防无效时，给予不同药理学种类的止吐治疗。且有必要在适当的镇痛和相关副作用之间进行平衡，并尽可能选择局部镇痛方法，避免不良的全身效应。

3.呼吸训练与有效咳嗽

评估患者的呼吸模式，纠正错误呼吸模式的潜在诱因，改善患者的呼吸节律并获得有效控制。如果患者术前呼吸训练做得较好，术后大多可以顺利完成，呼吸训练的内容也基本同术前，但具体的形式和强度需要根据患者病情的变化调整，部分患者因为术式的选择，需要对伤口进行加压，或呼吸控制活动时肢体活动幅度需要控制在安全范围。通过呼吸肌训练、电刺激、呼吸训练和强化吸气锻炼及肢体运动增加呼吸通气，清除呼吸道分泌物，降低术后肺炎的发生，改善心脏静脉回流，并维持四肢肌肉张力，减少早期及远期并发症的发生，促进功能恢复和症状控制。

评估患者的咳嗽，确定患者咳嗽周期的哪个阶段有障碍并康复。正常情况下，咳嗽是保护呼吸道和肺的重要机制，但有时无效干咳表现过度，也有潜在损伤呼吸道黏膜的可能。

4.早期活动

ERAS术后康复的核心理念是早期活动，即在患者生命体征稳定后，应用物理或新技术的方法进行被动或主动的、在床或离床的运动治疗，有别于以卧床休息为主的传统观点。经临床医师评估术后病情稳定，意识清楚，能配合诊疗，无严重术后并发症者，可给予适当的有针对性的干预。术后康复的禁忌证包括严重并发症，如严重疼痛、肠梗阻、重症感染、出血或栓塞、肺栓塞、双下肢动脉栓塞等；未控制的严重高血压，体位性低血压；呼吸功能不全，或大量胸腔积液；切口愈合不良、感染或出血；肾功能不全或严重电解质紊乱等。

术后早期活动主要包括床上活动（翻身、横移等）、坐起、站立、病房内走动、走廊短距离步行及适宜强度的运动。但早期下床活动是建立在术前宣教、有效伤口管理、多模式镇痛以及早期拔除腹腔引流管、鼻胃管和尿管等各种导管，以及培养患者对康复自信的基础之上的。在充分镇痛的情况下，合理的有氧训练可以显著提高患者的活动能力和身体耐力，改善患者术后生活质量。《中国加速康复外科临床实践指南(2021)》推荐术后清醒即可半卧位或适量床上活动,无需去枕平卧6小时;术后1天即可开始下床活动,建立每日活动目标,逐日增加活动量。避免低强度及无监督的活动。部分危重患者术后会转入ICU,但也需要特别强调在ICU期间的早期评估和康复来预防和减少功能失调及躯体生理功能丧失。

5.物理因子治疗

ERAS可以选择的物理因子治疗方式有很多。常用的物理治疗因子有高频电疗(微波、超短波)、光疗(激光照射、红光或紫外线照射)、经皮电神经刺激疗法(TENS)、超声波治疗及高压氧治疗等等,有消炎、扩张血管、加强血液循环和缓解术后各种急慢性疼痛等作用,能够辅助消炎、抗过敏、促进伤口愈合。

6.营养干预

术后康复是一个长期的过程,营养干预和体能恢复是基础保障。应根据患者耐受性尽早恢复经口正常饮食,严密血糖管理,当经口摄入不足正常量60%时,应添加营养补充,出院后亦可继续营养补充。基于循证医学证据围绕纠正贫血、优化止血以及尽量减少失血等一系列管理措施对患者进行评估与诊疗。

(四)出院标准及出院后康复随访

ERAS注重缩短患者住院日,降低医疗费用,但更注重提升患者的功能恢复。因此,秉承安全第一、效率第二的基本原则,基于患者心理状态及生理状态恢复,制定以保障患者安全为基础的、可量化的、可操作性的出院标准。具体为:恢复半流质饮食或口服营养补充;无需静脉补液;口服镇痛药物可以很好地控制疼痛;伤口愈合佳,无感染迹象;器官功能状态良好,可自由活动;患者同意出院等。

患者出院后可根据情况选择到康复医院、社区医院或回家继续进行功能康复。持续、规范的康复锻炼可以减少术后各系统并发症及再入院率,提高外科手术的临床有效性。此外,应加强出院后的随访,建立明确的再入院的"绿色通道"。在患者出院后24~48小时内常规电话随访及指导来促使其成功过渡到家庭;术后7~10天门诊回访,进行伤口拆线、告知病理检查结果、讨论进一步的治疗等;临床随访应至少持续到术后30天,定期评价患者的功能恢复程度,督促患者积极功能康复,及时发现并处理并发症。

(五)方案失败的定义及改进

实际临床工作中,康复医学的介入及ERAS理念的推广也使得更多的日间手术成为可能。但评判ERAS结局的指标并不是出院时间,而是术后并发症的发生率。目前国内外已经发布了多个领域的ERAS指南或专家共识,但是专科疾病本身及其病生理基础均有其特殊性与复杂性,加之患者的基本情况和术式的不同,ERAS方案失败尚缺乏统一的标准。根据多数文献研究,术后30天内死亡、术后ICU监护时间、术后再手术和再入院或住院时间的延长被定义为ERAS方案失败。

ERAS方案的改进,最重要的挑战在于更好地理解和控制围手术期病理生理不良反应和随后发生的器官功能障碍风险。ERAS是基于对术后恢复病理生理学更好的理解,采用多学科方案发展起来的。因此,良好且完善的组织实施是保证ERAS成功的重要前提,通过全面整合、优化围手术期的处理及治疗方法,实现外科手术的少疼痛、低风险,治愈患者并帮助患者快速康复。虽然术后住院时间是衡量外科手术患者康复的重要标志,但促进患者的快速康复,并不仅仅是为了早期出院,而是提供更好且有效的医疗服务,通过减少并发症、提供更好的预后来改善外科手术治疗,最终缩短住院天数,减少患者的医疗费用。

五、总　结

加速术后康复是外科学发展的必然结果。ERAS理念的变化与医学科学(认识和技术)的发展相一致,内涵也从最初的优化术前、术后临床管理流程、患者诊疗流程的FTS,发展为目前的在术前、术中及术后运用各种已证实有效的方法减少手术应激及并发症,加速患者术后康复。从"加速康复外科"到"加速外科康复",再到"加速术后康复",其名称改变的背后也反映了"以患者为中心"的观念,临床逐渐从医治"疾病"转向医治"患者",而多学科协作模式的推广应用也使ERAS得到了更为广泛的发展。鉴于医疗临床实践的复杂性及患者的个体的差异性,不同学科团队的紧密合作更超越了传统的多学科会诊模式,所以ERAS实施过程中应结合实际情况,因地制宜,从更广泛的视角,结合经济学、管理学、社会学等各个领域的知识和理论,来推动其健康发展。

(吴小红、朱雪琼、倪玲美、许志生)

第七节　血管障碍康复

一、概　述

造成血管障碍的疾病种类繁多,主要的病理改变是血管的狭窄、闭塞、扩张、破裂以及静脉瓣膜关闭不全等。本节所阐述的主要是周围血管相关疾病导致的血管障碍,包括动脉粥样硬化、血栓闭塞性动脉炎、雷诺氏病、下肢静脉曲张、深静脉血栓、糖尿病相关周围血管疾病等动静脉疾病。血管障碍的病程长、治疗困难、致残率高,患者常常不能彻底康复,极易留下后遗症。专业的康复评估与治疗在减轻疼痛、缓解症状、缩短病程、提高疗效等方面有一定的帮助,对患者的预后起到了重要作用。

二、主要功能障碍

(一)感觉障碍

1.疼　痛

(1)间歇性疼痛:一般与肢体活动、肢体体位或温度变化有关。肢体活动引起的活动性疼痛包括慢性动脉阻塞或静脉功能不全时出现的间歇性跛行(claudication);与体位有关的体位性疼痛,如动脉阻塞时抬高患肢或静脉阻塞时下垂患肢会诱发、加重症状;与温度相关的温差性疼痛,如血管扩张性疾病和血管痉挛性疾病分别在炎热和寒冷时症状可加重,以及好发于小腿和足部的肌痉挛性特发性疼痛。

(2)持续性疼痛:又称静息痛(rest pain),根据病因不同可分为动脉性静息痛、静脉性静息痛、炎症及缺血坏死性静息痛;常见于动静脉阻塞、血管炎症或血管缺血坏死等情况。

2.浅感觉异常

可表现为麻木、针刺、蚁行感等感觉异常。当血管疾病引起肢体血流量发生变化时,可伴有肢体温度的改变,表现为寒冷或潮热。

3.深浅感觉丧失

严重的急性动脉栓塞可导致缺血肢体的深浅感觉减退或丧失,此时常伴有肢体运动障碍。

(二)运动障碍

运动障碍以行走障碍较为常见。如间歇性跛行表现为行走过程中间歇出现跛行,适当休息后可缓解;深静脉瓣膜关闭不全引起的下肢沉重酸胀感可有下肢拖曳步态的表现。

(三)其他症状或功能障碍

其他常见症状或功能障碍包括肿胀、皮肤色泽和(或)温度改变、皮肤营养性改变等。

三、康复评定

(一)视 诊

1.形态改变

肢体肿胀多见于下肢静脉回流障碍引起的局部水肿,呈凹陷性,以足踝、胫前部较为明显,抬高患肢肿胀可减轻。静脉曲张是浅层的静脉扩张、充盈血液、凸起于皮肤,当曲张静脉出现炎症时,可表现为局部硬结、压痛。

2.色泽改变

(1)局部色泽改变:动脉供血不足时皮肤可有发绀或苍白色表现,静脉血液淤积时表现为暗红色,可伴皮温升高。

(2)指压性色泽改变:动脉血流减少、静脉回流障碍常导致按压后皮肤色泽复原时间延长,若发绀部位指压后未出现暂时的苍白色则提示局部组织已发生不可逆坏死。

(3)运动性色泽改变:运动后肢体远端呈苍白色提示动脉供血不足。

(4)体位性色泽改变试验(Buerger试验):先抬高下肢70°~80°,保持60秒,若皮肤呈苍白色,则提示动脉供血不足;再将下肢垂于床沿,若恢复时间>45秒且色泽不均匀,则进一步提示动脉供血不足;若肢体持续下垂出现明显潮红或发绀,则提示静脉回流障碍。

(5)色素沉着:常见于静脉淤滞的下肢远端,以内踝上方和足部最多见,色黑,中间呈片状,周缘色淡,呈点片状,可伴有瘙痒。

3.溃疡或坏死

缺血性溃疡好发于肢体远端,常伴剧烈疼痛,底部可见灰白色肉芽组织。静脉性溃疡好发于小腿远侧1/3的内踝上方;底部常有湿润的肉芽组织,易出血。肢体远端持续性缺血则可引起局部坏死。

(二)触 诊

动脉闭塞性疾病常累及包括上肢的桡动脉、尺动脉、指动脉,下肢的胫前胫后动脉、腓动脉等,其中桡动脉、胫后动脉、足背动脉位于皮层较浅位置容易触及,当动脉存在阻塞时,常可扪及血管搏动减弱或消失。

(三)听 诊

听诊主要检查血管搏动及血流音等,当血液在血管中流动的过程中出现震颤或杂音时,常提示存在管腔狭窄、动静脉瘘等情况。

(四)辅助检查

1.节段性肢体血压测定

踝肱压力指数(ankle brachial index,ABI)是指踝动脉收缩压/肱动脉收缩压的比值。临床上正常时比值≥1.0,比值<0.8时则可出现间歇性跛行,比值<0.5时则提示动脉严重狭窄,而比值<0.4时则可出现静息痛。

2.影像学检查

多普勒血管超声、磁共振血管成像、X线血管造影、数字减影血管造影（digital subtraction angiography，DSA）等影像学检查可用于评估血管狭窄和闭塞的位置、程度和范围。

四、康复治疗

（一）基础治疗及护理

积极控制危险因素如吸烟、肥胖、高血压、高血脂，治疗原发病如糖尿病需控制血糖（饮食、运动及药物疗法）、缓解症状如使用止痛药物等。详细观察并记录患肢局部的温度和色泽变化，动脉搏动情况，溃疡、坏死的程度。糖尿病患者易发生足部溃疡，而患有慢性溃疡的糖尿病患者的截肢风险明显增高，应充分认识并掌握足的保护、护理技术，加强指导帮助。

（二）物理治疗

1.体位改变

平卧位将双下肢抬高或垫高，高度应高于心脏水平面，平卧抬高患肢以30°为宜，膝关节呈微屈曲位。该体位可以促进静脉回流，减轻患肢水肿，缓解疼痛。可用于下肢静脉曲张、下肢深静脉瓣膜关闭不全、浅静脉炎、静脉性溃疡等疾病。

2.运动疗法

（1）被动的姿势性运动：布格运动（Buerger运动），通过利用改变体位的方式来增进末梢血液循环，促进侧支循环的建立，改善肢体血供，并保持关节活动功能。此运动适用于糖尿病足、血栓闭塞性脉管炎、动脉硬化闭塞症等慢性肢体缺血性疾病患者，动静脉血栓形成时需制动，以防血栓脱落造成栓塞。

（2）主动的负荷性运动：推荐在监测下进行下肢渐进性负荷增加的主动运动，如跑台运动。为使运动产生效果，应坚持较长时间如3～6个月，中途停止训练则步行耐力也会下降。训练方案可采用自行车、踏步器和跑台。

主动方案一般不适于静息痛及伴坏疽者；若运动中出现不适症状，则应立刻停止运动。

3.物理因子疗法

主要选择温热疗法、电刺激治疗、超声波治疗、光疗、间歇空气压迫等。在改善血液循环、减轻疼痛、控制感染、促进愈合和防止术后的废用性萎缩与关节挛缩等方面有积极作用。

（三）高压氧疗法

高压氧疗法是将患者置于高压氧舱，吸入高浓度纯氧治疗。高压氧可使组织细胞供血和氧浓度增加，促进新陈代谢，改善微循环，促进毛细血管再生和侧支循环建立。可应用于糖尿病足、动脉硬化性闭塞症、血栓闭塞性血管炎等疾病的治疗。

（四）辅具疗法

使用辅具减轻足部压力，设计合理的足部辅具有助于降低糖尿病足溃疡的发生率和复发率、延缓足溃疡恶化和截肢周期。外用弹力绷带或弹力袜可促进下肢静脉回流，应用于治疗静脉曲张、静脉炎等下肢静脉疾病。

五、总　结

动脉、静脉功能障碍可能是患者到康复科就诊的主诉,也可能是严重的伴随疾病,但也有可能患者自己都没有意识到。详细询问病史、体检以及有选择的诊断性检查对康复评定都是不可或缺的。经专业人员早期确诊,给予患者运动、适当压迫、物理因子治疗、体位治疗、防护措施,甚至着合适鞋类等干预处理,可减少血管疾病患者对药物和侵入性手术的需求。

(吴　毅)

第八节　淋巴水肿康复

一、概　述

(一)定义与分类

1.定　义

淋巴水肿(lymphedema)是指因淋巴系统受损或发育异常导致淋巴回流障碍,引起机体某些部位或局部组织器官的淋巴液淤积在组织间隙内造成的水肿。由于积聚的淋巴液富含蛋白质,长期刺激可造成包括组织水肿、慢性炎症和组织纤维化等一系列的病理改变。多发生在机体的一个部位,最常见于肢体,也可以发生在面部、颈部、躯干及外生殖器。

根据 WHO 1992年所定标准,外周淋巴水肿可分为三级。

轻度(Ⅰ级):肢体抬高时水肿可恢复正常,皮下几乎无纤维化形成。

中度(Ⅱ级):水肿不能自行恢复,存在皮下纤维化。

重度(Ⅲ级):出现象皮肿样皮肤变化。

2.分　类

临床上淋巴水肿常分为原发性和继发性。原发性淋巴水肿见于淋巴系统先天性发育不全或发育异常,按照发病年龄分为先天性、早发性和迟发性淋巴水肿。另外,青春期及之后淋巴管原发性纤维化也是造成原发性淋巴水肿的原因之一。先天性淋巴水肿可在出生时表现为肢体远端非对称性水肿;早发性淋巴水肿,通常在青春期发病,发病年龄多为13~30岁;迟发性淋巴水肿发病年龄通常在30岁之后。继发性淋巴水肿更为常见,为后天各种因素导致淋巴管阻塞而引起的。全球范围内引起继发性淋巴水肿最常见的原因是丝虫病,通常发病部位在下肢。在发达国家,造成继发性淋巴水肿最常见的原因是乳腺癌手术和(或)放疗。

二、淋巴水肿的功能障碍与风险因素

淋巴水肿患者通常表现为一侧或双侧肢体的无痛性非对称性水肿,肿胀可发生在淋巴管功能受损区域的近端或远端。患肢抬高不能缓解肿胀,且受累区域有疲劳、沉重、压力或紧缩感,甚至麻木、刺痛。皮肤可见异常如囊肿、瘘管、淋巴漏、乳头状瘤和过度角化。水肿早期通常为凹陷性的,夜间休息后减轻,皮肤可呈浅粉色改变。慢性淋巴水肿夜间休息后不能缓解,且为非凹陷性。与静脉性水肿不同,通常累及足和脚趾,导致无法扪及足背动脉和关节标志。在健康人身上,在第二趾或中指的基部处皮肤的褶皱可以被夹紧并被提起,当皮肤褶皱不能提起时,说明Stemmer征阳性(淋巴水肿独特体征)并象征淋巴水肿。

继发性淋巴水肿主要与以下因素有关。

(1)感染:引起淋巴管炎、淋巴管栓塞而致病,如丝虫病、复发性丹毒、蜂窝织炎等。

(2)非感染性炎症:酒渣鼻、痤疮因损伤淋巴引流通路所致。

（3）创伤：手术、意外创伤、放疗后组织淋巴管不能满意的再生和再通，可致淋巴水肿。

（4）静脉性疾病：静脉功能不全、静脉高压、毛细血管滤出量超越淋巴管引流负荷。

（5）恶性肿瘤：可能引起静脉梗阻、低蛋白血症导致水肿，手术、放疗、复发性肿瘤直接浸润淋巴集合引流通路而产生淋巴水肿。

（6）淋巴管功能异常：淋巴管引流需要由运动或锻炼产生局部组织受压的周期性改变致起始淋巴管输送，静止不动时，淋巴管引流极少，可产生功能性淋巴水肿。

三、康复评定

新发的单侧肢体淋巴水肿患者，无论是上肢水肿还是下肢水肿，必须排除急性深静脉血栓。其他的可能诊断包括静脉炎后综合征、慢性静脉功能不全、肿瘤阻塞、慢性感染和脂肪水肿。同时，系统性疾病如充血性心力衰竭、肝肾病变、抗炎和某些抗高血压的药物导致的液体潴留也是引起水肿的原因。因此，对患者做全面的评估是十分必要的。

（一）检　查

（1）淋巴核素显像：大分子放射性标记物能被顺利吸收进入淋巴管内，完整显示淋巴回流路径，确定淋巴回流状况及淋巴系统发育有无异常。

（2）磁共振成像：因其具有任意方向成像、软组织分辨率高、对液体及管道系统显示较佳且无放射性等特点，在淋巴管疾病诊断方面具有重要价值。

（3）间接淋巴管造影：可显示区域淋巴管结构状况。在原发性淋巴水肿中，多用于淋巴管发育状况的判断；在继发性淋巴水肿中，多用于淋巴管扩张、瓣膜功能、淋巴管回流情况的判断。

（4）直接淋巴造影：直接显示淋巴管腔内结构，并通过动态观察，直接反映淋巴管疾病导致的淋巴系统动力学改变，主要应用于淋巴管疾病不能明确诊断的病例。

（5）超声：主要用于判断淋巴结肿大及形态，有助于诊断和鉴别。

（二）评　估

淋巴水肿评估技术的重要作用主要表现在淋巴水肿早期诊疗、淋巴水肿程度评估和治疗后疗效评估。淋巴水肿评估技术包括肢体周径测量、软尺肢体周径测量估算体积、排水法测量体积、光电容积测定、水分测定技术等。

四、康复治疗

淋巴水肿治疗的关键在于消肿和功能恢复，以及预防受累区域感染。治疗分为保守治疗（非手术）和手术治疗。无论采用保守治疗还是手术治疗，要取得良好的治疗效果，首先都要注意皮肤卫生和精心护理，需要对患者进行教育和培训。其次是在患肢压力包扎的情况下进行恰当的四肢基础运动锻炼，如散步、爬楼梯等日常生活活动。肢体抬高对于正在接受治疗的患者也有帮助。

(一)淋巴水肿的非手术治疗

1.综合消肿治疗

CDT主要包括四个部分:①皮肤护理和控制感染;②使用手法淋巴引流(manual lymphatic drainage,MLD)技术促进淋巴液回流;③压迫淋巴水肿区域;④抬高患肢和适当运动以减轻水肿。CDT使用压力治疗需要考虑到动脉疾病、静脉炎后综合征或隐匿的内脏肿瘤等禁忌证。一般情况下,患者所承受的最大压力为20~60mmHg。CDT可以应用于各期不同部位的外周淋巴水肿。在肿瘤治疗(化疗和放疗)不间断的情况下,CDT也可以用于缓解肿瘤转移压迫引起的继发性淋巴水肿。

2.空气波压力治疗

按照上、下肢设计的含有节段的可充气腔体的肢体套,充气后对患肢从远心端向近心端进行序贯加压,驱出组织中滞留的水分,但水分驱至腋窝或腹股沟可能加重肢体近心端水肿。

3.远红外辐射热疗

远红外辐射热疗又称"烘绑治疗",此项针对肢体淋巴水肿的治疗至今已有数十年发展历史。其利用特制的具有增温功能的腔体仪器结合弹性绷带包扎治疗肢体的淋巴水肿,具有缓解水肿和减少感染并发症的效果。有研究表明皮肤局部增温能够刺激病变组织中免疫细胞,增强其功能。

4.药物治疗

(1)利尿剂:短期使用利尿剂的同时抬高患肢和加压包扎,对于住院患者急性水肿的消退可能有效。对于慢性淋巴水肿患者利尿剂通常治疗效果有限,因为利尿剂会使大的蛋白质分子聚集在间质中反而会加重水肿。

(2)抗生素:外周淋巴水肿的常见并发症为淋巴管炎(丹毒)和蜂窝织炎,抗生素用于控制淋巴水肿并发的感染,以防反复感染破坏残存的淋巴管从而加重临床症状。典型的感染体征包括红斑、疼痛、高热,少数甚至会出现感染性休克。真菌感染通过抗真菌药物进行治疗。患肢皮肤涂抹抗生素、抗真菌霜剂有助于治疗和预防感染。

(二)淋巴水肿的手术治疗

手术治疗的目的是增加淋巴液流入静脉或缩小患肢的体积。手术方式包括淋巴管-静脉吻合、淋巴结或淋巴结复合组织游离移植、淋巴管移植等显微淋巴手术及脂肪抽吸、病变组织切除等。手术应严格掌握适应证,良好的治疗效果取决于适应证的选择。早期凹陷性水肿为最佳手术期,或者在CDT无效时考虑手术治疗。目前,还没有针对原发性淋巴系统(淋巴管和淋巴结)病变的手术治疗,原发性外周淋巴水肿原则上采用非手术治疗。手术治疗前需做淋巴系统影像学检查,了解淋巴管的功能,排除静脉系统的疾病。病变组织切除则最常用于晚期阴囊淋巴水肿的治疗。

五、总　结

淋巴水肿的病因十分复杂,全身血管、重要脏器、代谢、免疫、感染、肿瘤等均可能是肢体肿胀的重要病因或混合病因,所以淋巴水肿的确诊对于正确的治疗至关重要。因此,整合较多相关信息如查体、病史询问、临床检查做出综合分析才能诊断。原发性淋巴水肿预后较好,多数患者淋巴管发育不全及功能障碍较轻,病情进展慢,可多年肿胀,但不严重。少数病例早期即产生淋巴水肿并有反复的淋巴管炎发作,病变较重,治疗较困难,需手术治疗。继发性者预后视原发病不同而异。如果能早期发现,采用包括皮肤护理、适当加压、体位改变、手法引流等早期干预措施可以减少患者承受更激进的药物、手术治疗等不必要的痛苦。

（吴　毅）

第九节 截肢康复

截肢是常见的肢体毁损性伤害,是将已失去生存能力、危及生命安全或已丧失生理功能的肢体切除,以挽救生命或促进功能活动。截肢虽然使患者失去了部分肢体,且丧失了一定的生理功能,但通过假肢装配和康复训练,仍可以获得较好的功能,更好地参与社会生活。

一、概 述

(一)定义和分类

1.定 义

截肢(amputation)是指将没有生机和(或)因局部疾病严重威胁生命的肢体全部或部分切除,以挽救生命的治疗措施。

关节离断(disarticulation)是指关节连续性的改变,是经关节平面的截肢。

假肢(prosthesis)也称为义肢,指为截肢者或出生时肢体缺陷者弥补部分或全部肢体缺损,以代偿其失去的肢体功能而制造、装配的人造肢体。

残端痛(stump pain)也称残肢痛、患肢痛,指残存端或肢端发生的慢性疼痛。多因炎症、神经粘连、神经瘤、骨端过长和骨刺使皮肤受压、血运不良而造成。不仅影响假肢的安装和使用,而且给患者带来痛苦。

幻肢痛(phantom limb pain)指患者感到被截除的肢体仍存在,且在该处发生疼痛的情况。疼痛多在断肢远端出现,疼痛性质有多种,如电击样、切割样、撕裂样或烧灼样疼痛等。

幻肢觉(phantom limb sensation)指患者感到被截除的肢体仍存在,且在该处发生异常的感觉,如麻木等。

2.分 类

截肢有多种分类方法,但临床上多按截肢部位进行分类。根据截肢部位的不同,截肢可分为上肢截肢和下肢截肢两大类。上肢截肢包括肩关节离断、上臂截肢、肘关节离断、前臂截肢、腕关节离断、掌骨截肢和指骨截肢;下肢截肢包括半骨盆截肢、经骨盆截肢、髋关节离断、大腿截肢、膝关节离断、小腿截肢、足部截肢等。

(二)流行病学

目前缺少可获得的详细的全国性的截肢流行病学统计数据。根据2006年第二次全国残疾人抽样调查,我国截肢者有226万人,其中70%为下肢截肢。截肢常见病因包括严重创伤、糖尿病、严重感染、肿瘤、血液循环障碍、神经损伤或疾病、先天发育异常等。血管性疾病和糖尿病是下肢截肢的主要原因,而外伤是成人上肢截肢的主要原因。外伤是我国截肢的主要原因,美国血管性疾病和糖尿病是截肢的主要原因。

二、决策原则和治疗方案选择

(一)截肢手术基本要求

1.截肢手术的选择

截肢是为挽救生命而进行的破坏性治疗措施,哪怕是仅保留一个小指的功能也会优于假肢的功能,所以手术需慎重,不到万不得已,一般不建议采取截肢手术。

2.截肢手术的要求

为了利于术后假肢装配和功能的发挥,要求一般包括残端为圆柱形,尽可能保留足够的残肢长度,尽可能保留关节,皮肤和软组织条件良好,皮肤感觉良好,关节活动良好,残端骨骼、皮肤、肌肉、血管、神经处理良好。

3.残肢长度的选择

随着医疗技术和科技的进步,假肢装配水平得到了较大提高,对残肢长度的要求也有了新的观点。在确保截肢手术安全和治疗需要的前提下,截肢残端越长越好,长的残肢有利于保留肌肉功能和提供足够的杠杆力臂,利于假肢功能的发挥。小腿由于远端血运不佳、软组织少,一般不适合在远端截肢,而以小腿中下1/3为佳。

(二)截肢术后主要症状及功能障碍

截肢后主要症状及功能障碍目前多以《国际功能、残疾和健康分类(ICF)》框架来选择和制定截肢患者的功能结局评价,包括肢体缺损、肿胀、运动功能障碍、感觉障碍、情绪心理障碍、活动和参与障碍等。

1.肢体结构障碍

表现为肢体缺失、残肢肿胀、肢体萎缩、畸形等。

2.肢体功能障碍

截肢后常见功能障碍包括运动功能障碍、感觉障碍、情绪心理障碍等。

(1)运动功能障碍:常见肌力减退、关节活动度受限、站立及步行功能障碍(下肢截肢)、手上肢功能障碍(上肢截肢)。

(2)感觉障碍:常见残端痛、幻肢痛、幻肢觉、麻木、感觉过敏等感觉障碍或异常。

(3)情绪心理障碍:表现为情绪激动、易怒、抑郁、焦虑、体像障碍等。

3.活动和参与障碍

包括因站立步行障碍而不能进行功能性移动、家庭和社区活动受限、日常生活能力障碍、职业能力障碍、社会参与障碍等。

(1)日常生活能力障碍:如上肢截肢者可能影响进食、穿衣、洗澡、个人卫生、修饰、大小便后处理等;下肢截肢者常见转移、步行、上下楼梯、如厕、洗澡等活动障碍。

(2)职业能力受限:截肢可能造成移动困难、手上肢功能丧失、情绪心理障碍等,可能影响职业能力,如下肢截肢者常难以胜任复杂环境下的工作及经常需要移动甚至负重移动的工作;上肢截肢者会影响手工操作技能,难以进行需要手部精巧配合的工作。

（3）娱乐休闲活动和社会参与受限：因肢体外形、运动功能障碍、疼痛、情绪心理障碍等原因，可能影响截肢者的娱乐休闲活动和社会参与。

（三）截肢后假肢的选择

1.假肢的种类

根据不同的分类标准，假肢有不同的分类，包括按部位分类、按动力来源分类、按装配时间分类、按结构分类、按材料分类等。

（1）按部位分类：包括上肢假肢、下肢假肢。上肢假肢包括肩关节离断假肢、上臂假肢、肘关节离断假肢、前臂假肢、腕关节离断假肢、假手、假指等；下肢假肢包括髋部假肢、大腿假肢、膝关节离断假肢、小腿假肢、足部假肢等。

（2）按动力来源分类：分为自身力源假肢和外部力源假肢。

（3）按装配时间分类：分为临时假肢、永久假肢。

（4）按结构分类：分为壳式假肢（也称外骨骼假肢）和骨骼式假肢（也称内骨骼假肢）。

2.假肢选择原则

假肢的选择应以利于功能发挥，促进活动和参与为原则，在选择时需团队合作，医生、假肢师、物理治疗师、作业治疗师、患者、家属共同商讨，决定选择何种假肢。假肢选择时需考虑患者的年龄、医疗状况、全身情况、截肢位置、残肢情况、功能情况、使用环境、使用场景（如主要是在日常生活中使用、工作时使用、运动时使用）、认知状况、经济情况等因素。

三、康复评定

（一）身体结构与功能

包括全身情况（如身高、体重、血压、心率、呼吸等）、影像学检查等，以及残肢、假肢的检查评估。其中最为重要的是残肢及身体功能的评定。

1.残肢情况检查

包括外观、感觉情况、运动情况、并发症等。

（1）外观：包括检查残端形状、皮肤情况、瘢痕情况、残肢长度、周径、有无畸形、软组织情况。

（2）感觉检查：包括深浅感觉、复合感觉的检查，特别是疼痛的检查。

（3）运动功能检查：检查肌肉情况、残肢活动情况、肌肉力量等。

（4）并发症情况：检查有无窦道、破损、挛缩、疼痛等。

2.假肢的检查

包括检查假肢的适合度、使用情况。

（1）上肢假肢检查：检查重点包括接受腔是否合适，各配件连接是否完好，穿戴是否方便，假肢控制和使用情况是否良好，与健肢外观上有无差异，穿戴后的感觉如何等。

（2）下肢假肢的检查：下肢要在站立位、坐位、步行时以及脱下假肢后进行检查。内容包括接受腔、悬吊方式、假肢对线情况，假肢承重功能、外观、步态等。

3.身体功能方面评定

包括运动功能、感觉功能、情绪心理等方面。

(1)运动功能:包括肌力、耐力、关节活动度、平衡、步行、步态等方面。上肢截肢还需重点看残肢的灵活性、假肢控制下的活动情况,下肢重点看站立、步行和步态情况。

(2)感觉功能:包括深浅感觉、复合感觉等,重点是疼痛评定,包括残肢痛及幻肢痛的评定,具体内容包括疼痛部位、性质、持续时间、频率、严重程度、诱发及缓解因素等。

(3)情绪心理方面:重点评估有无抑郁、焦虑或创伤后应激障碍综合征(PTSD),还需对体像障碍进行评定。常用抑郁自评量表(SDS)、焦虑自评量表(SAS)、创伤后应激障碍自评量表(post-traumatic stress disorder self-rating scale,PTSD-SS)、截肢者体像评估量表(amputee body image scale,ABIS)等进行评定。

(二)活动和参与

包括使用上肢假肢的活动、使用下肢假肢的步行、日常生活能力评定、职业能力评定、娱乐休闲与社会参与的评定。

1.使用假肢的活动

包括上肢假肢的控制,使用假肢进行抓、捏、松开、旋转、进行日常活动等;应用下肢假肢步行、上下楼梯、社区活动、蹲、弯腰等。

2.日常生活能力评定

包括进食、穿衣、如厕、洗澡、个人卫生、步行、上下楼梯、家务活动等。基本日常生活能力(BADL)评定可使用Barthel指数(BI)、改良Barthel指数(MBI)、功能独立性评定(FIM),工具性日常生活能力(IADL)可使用诺顿日常生活量表等进行评定。

3.职业能力评定

包括功能性能力评估(FCE)、工作模拟评估、工作分析、现场工作能力评估、职业性向评估等。

4.娱乐休闲与社会参与评定

娱乐休闲评定可用兴趣量表等进行评定,社会参与评定可使用社会功能缺陷筛选量表(social disability screening schedule,SDSS)、功能状态问卷(function status questionnaire)、社会行为计划量表(social behavior schedule)等进行评定。

(三)环境因素

1.环境因素评定

截肢后特别是下肢截肢对生活和工作环境提出了更高要求,需进行环境评定,包括居家环境、社区环境和工作环境的评定。环境评定不仅包括物理环境,也包括非物理环境的评定,如社会环境等。

2.辅助器具评定

包括针对假肢的评定和其他辅助器具(如轮椅、拐杖、生活辅具等)的评定,辅助器具评定包括需求的评定、适合度评定、假肢满意度评定、使用评定等。

(四)个体因素

除评估个人情况、发病或外伤情况外,还需了解个人文化背景、兴趣爱好、价值观等方面,也包括个人康复需求和生活质量的评定。康复需求可应用加拿大作业表现测量表(COPM)进行评定,生活质量评定可应用通用量表(如 SF-36、WHOQOL、WHOQOL-BREF 等量表)进行评定,也可使用截肢专用生活质量量表 Trinity 截肢和假肢体验量表(the Trinity amputation and prosthesis experience scales,TAPES)进行评定。

(五)残疾标准与功能丧失率

1.肢体残疾评定

按我国残疾人相关标准,截肢计入肢体残疾范围。但随着时代的进步和科技的进展,残疾的概念也发生着变化,能否单纯以肢体缺损制定残疾标准也值得商榷。

(1)一级肢体残疾:四肢在不同部位截肢或先天性缺肢;单全臂(或全腿)和双小腿(或前臂)截肢或缺肢;双上臂和单大腿(或小腿)截肢或缺肢;双全臂(或双全腿)截肢或缺肢。

(2)二级肢体残疾:双上肢(上臂或前臂)或双大腿截肢或缺肢;单全腿(或全臂)和单上臂(或大腿)截肢或缺肢;三肢在不同部位截肢或缺肢。

(3)三级肢体残疾:双小腿截肢或缺肢;单肢在前臂、大腿及其上部截肢或缺肢;双拇指伴有示指(或中指)缺损。

(4)四级肢体残疾:单小腿截肢或缺损;单侧拇指伴有食指或中指缺损;单侧保留拇指,其余四指截除或缺损。

2.肢体截肢后功能丧失率的评定

截肢平面不同,肢体或整体功能丧失情况见表5-9-1。

表5-9-1　不同截肢平面肢体功能丧失情况表

	截肢平面	功能丧失率
上肢截肢	一侧肩部完全离断	上肢功能丧失100%,整体功能丧失60%
	一侧肘关节离断	上肢功能丧失100%,整体功能丧失57%
	一侧手完全离断	该上肢功能丧失90%,整体功能丧失54%
	一侧拇指离断	该手功能丧失40%,上肢功能36%,整体功能21.6%
	一侧中、示、环、小指分别离断	该手功能分别丧失20%、20%、10%、10%
	拇指从指间关节离断	该拇指功能丧失50%
	示、中、环、小指分别从远端指间关节、近端指间关节、掌指关节离断	该手指功能分别丧失45%、80%和100%
下肢截肢	下肢从髋关节离断	整个下肢功能100%丧失,整体功能丧失40%
	大腿截肢	一侧下肢功能丧失90%,整体功能丧失36%～40%
	膝关节离断	一侧下肢功能丧失90%,整体功能丧失36%
	小腿截肢	一侧下肢功能丧失70%,整体功能丧失28%～36%

续表

截肢平面		功能丧失率
下肢截肢	踝关节离断	一侧下肢功能丧失62%
	一足五趾完全缺失	该足功能丧失31%,下肢功能丧失22%
	一趾从跖趾关节缺失	足功能丧失17%,下肢功能丧失12%
	四趾中任一趾从跖趾关节缺失	足功能丧失3%,下肢功能丧失2%

四、康复治疗

(一)康复原则

截肢康复一般需遵循早期康复、团队协作、全面康复、循序渐进、主动参与等原则。

1.早期康复

指康复需及早介入,一般在截肢手术前已介入康复,早期康复可有效预防关节挛缩、肌肉萎缩、关节畸形等并发症。

2.团队协作

截肢康复需要骨科医生、康复医生、康复治疗师(物理治疗师、作业治疗师、心理治疗师等)、假肢师、社工、护士等专业人员的良好合作,同时也应将患者及家属或利益相关者纳入康复团队。

3.全面康复

除肢体康复、假肢装配外,截肢康复还包括心理康复、社会康复、职业康复,对儿童和青少年,还包括教育康复等内容。

4.循序渐进

循序渐进是所有康复均需遵循的原则,康复过程需结合残肢恢复情况、个人情况循序渐进,避免过度激进。

5.主动参与

与其他康复一样,截肢康复需充分调动患者的积极性,促进患者及家庭成员的主动参与,以获得最佳治疗效果。

(二)不同阶段康复内容及疗效标准

截肢康复从手术前开始,恢复全程进行康复干预,主要包括以下几个阶段,不同阶段所进行康复治疗不同。

1.截肢术前康复

对于紧急截肢手术,术前康复主要是功能评定和截肢平面的选择。对于择期手术,主要康复任务是维持患肢的运动功能,增强心肺功能,进行心理干预,尽量改善患肢条件(如关节活动度等),为截肢手术及术后康复做好准备。

(1)维持和改善肢体功能:包括心肺功能训练、患肢力量、关节活动度的练习,以及其他针对基础疾病的康复治疗。

（2）截肢术后康复准备：包括下肢截肢前站立、平衡训练、拐杖等辅助用品的使用训练以及日常生活活动训练等；上肢截肢术前则包括利手转换训练、健侧上肢力量及灵活性训练、日常生活指导等。

（3）教育及指导：进行术前教育及心理辅导，使患者正确认识截肢，从而正确对待术后康复等。

2.截肢术后早期康复

包括早期体位处理、肿胀及疼痛治疗、术后即装假肢的使用训练、残肢训练、全身功能训练等，为假肢装配和应用打好基础。

（1）维持良好的肢体体位：如前所述，截肢后容易出现肢体挛缩并发症，需早期预防，将肢体置于对抗可能发生挛缩的位置，如大腿截肢下肢平放、内收，而不是放于屈髋残肢抬高位，小腿截肢膝关节保持伸直位，包括坐在轮椅上也需保持伸膝位。

（2）肿胀及疼痛治疗：针对肿胀，采用抬高患肢（需注意大腿截肢避免过多抬高）、加压包扎、制作压力肢套、向心性按摩、理疗、早期主动活动等方法。对于疼痛可采取药物治疗、理疗（TENS、超声波等）、针灸治疗、音乐治疗、镜像治疗等。针对残肢端痛及幻肢痛的治疗见本节（三）并发症预防和康复。

（3）早期运动：在不影响创面愈合的前提下，尽早开始早期运动治疗，包括未受累肢体的力量、关节活动度训练，残肢的关节主动、被动活动训练等，为日后假肢使用打好基础。若残肢存在感觉异常，如感觉过敏，需进行脱敏训练及感觉再教育等。为早日适应穿戴假肢的需要，需对残肢进行负重、耐摩擦方面的训练。

（4）全身功能训练：使用假肢会使能量消耗增加，因此整体功能训练十分有必要，包括力量、耐力、心肺功能、平衡功能等的训练。

（5）日常生活能力训练：进行日常生活指导，使患者尽可能做到生活自理。

（6）活动和参与训练：包括站立、步行，使用或不辅助器具进行功能性活动，参与娱乐休闲活动甚至部分职业活动等。

（7）辅助技术应用：早期下肢截肢者可能需使用轮椅、助行器具，上肢截肢者可能使用生活辅具，如穿衣棒、扣扣器、改装筷子等。

（8）术后即装假肢使用训练及早期临时性假肢使用训练：训练内容包括早期负重、站立、平衡、步行等。

3.假肢装配后康复

假肢装配后康复训练的重点是假肢的控制和使用，同时进行肢体功能训练，维持和改善肢体及全身功能。

（1）假肢使用训练：上肢假肢使用训练包括假肢的穿脱，假肢的控制，开合、抓、握、捏、放松、旋转，使用假肢够取、拿放物品，使用假肢进行日常活动等。下肢假肢使用训练包括穿脱、站立、下蹲、步行、上下楼梯等。

（2）肢体功能训练：包括强化力量训练，关节活动度维持练习，全身肌力、耐力、心肺功能训练等。

（3）活动和参与训练：包括穿戴假肢进行日常生活活动练习（包括自理活动、家务活动）、娱乐休闲活动、工作和社交活动的参与等。

（4）辅助器具应用及环境改造：对于严重损伤或疾病，如双侧截肢、多肢截肢、合并严重基础病，虽然配备了假肢，但仍可能需要使用轮椅、拐杖、生活辅具等辅助器具，需进行相应训练，必要时需进行环境改造及环境适应训练。

4.截肢后期康复

指假肢功能稳定、残肢完全恢复后的时期，对于成年人，此阶段的重点是职业和社会康复，促进患者早日重返工作岗位和社会生活；对于儿童，重点是重返校园或正常入学。

（1）职业康复：包括工作模拟训练、工作强化训练、工作行为训练、现场工作强化训练、就业安置等。

（2）社会康复：包括伤残适应、心理调适，社区、社会资源合理利用等，促进患者积极融入社会生活。

（3）社区及居家康复：功能恢复良好，符合出院条件的患者或已出院的患者，出院后的社区和居家康复同样重要，需在住院期间就做好出院准备和出院后的康复教育。社区康复机构或居家康复机构也可进行上门康复服务或远程康复服务。

5.疗效标准

（1）上肢截肢：理想康复效果应达到，①独立穿脱假肢，日常生活自理；②可使用工具完成基本家务活动；③能耐受白天穿戴假肢，使用假肢活动占双侧活动的1/4以上；④虽持重物受限，但可参加一般工作；⑤恢复基本社交活动和娱乐休闲活动。如为双侧上肢截肢，则可在借助部分辅助器具情况下日常生活自理；⑥恢复简单工作。

（2）下肢截肢：单侧下肢截肢应达到，①穿戴假肢可独立平地、斜坡行走和上下楼梯，无需其他辅助；②独立穿脱假肢，日常生活完全自理；③可持续站立2小时，行走2小时，能跪地及站起，一般跳跃没有不适；④可恢复多数工作；⑤恢复基本社交活动和娱乐休闲活动；⑥如为双侧截肢则站立和步行应能达到1小时；⑦必要时可能会使用轮椅或拐杖等辅助器具；⑧生活自理；⑨恢复一般娱乐休闲活动和社交活动；⑩可恢复部分工作。

（3）截肢后康复效果分级标准：参照假肢安装后效果评定标准（见表5-9-2）。

表5-9-2　假肢安装后效果评定标准

级别	恢复程度	表现
Ⅰ级	完全康复	仅略有不适感，能完全自理生活，恢复原工作，照常参加社会活动
Ⅱ级	部分康复	仍有轻微功能障碍，生活能自理，但不能恢复原工作，需改换工种
Ⅲ级	完全自理	生活能完全自理，但不能参加正常工作
Ⅳ级	部分自理	生活仅能部分自理，相当部分需依靠他人
Ⅴ级	无恢复	仅外观、美容改善，功能无改善

（三）并发症的预防和康复

1.残端痛

指发生于截肢残端的疼痛,原因包括:①神经断端刺激,神经粘连或牵拉,神经瘤;②残端循环障碍;③残端肌肉紧张、痉挛;④残端骨刺;⑤假肢接受腔不良。

预防和康复措施包括:①手术过程对残端进行良好处理,特别是神经的处理、骨组织的处理和皮肤处理;②术后早期康复治疗,包括理疗(镇痛、消肿、消炎、促进血液循环)、主动活动、中医治疗等,必要时应用药物治疗;③假肢适配合适,避免假肢因素引发疼痛。

2.幻肢痛

指已截除的肢体所发生的疼痛,可于截肢后早期出现,一般持续6个月到2年,其原因尚未完全清楚,主要包括中枢因素(脑及脊髓相关神经因素)、外周因素(来自残端的刺激)、精神心理因素三个方面。

康复治疗方面包括中枢性止痛药物、治疗癫痫药物卡马西平、理疗(TENS、NMES、超声等)、中医治疗(中药、针灸、按摩等)。术后即装假肢或早期使用假肢有助于预防和缓解;镜像治疗在部分患者中取得较好疗效;此外,治疗措施还包括音乐治疗、心理治疗等。

3.关节挛缩

上臂截肢常见肩关节内收挛缩,前臂截肢易出现肘关节屈曲挛缩,大腿截肢常见髋关节屈曲、外展、外旋挛缩,小腿截肢常见膝关节屈曲挛缩,足部截肢出现马蹄内翻足等。主要原因包括截肢后肌肉力量失衡及康复锻炼不足,部分是残肢瘢痕挛缩牵拉所致。

主要预防措施是术后早期良好的肢体摆放,对抗可能出现的挛缩,早期主动活动训练,瘢痕治疗等。对于已出现的挛缩可采用牵伸、理疗、中药熏蒸等治疗。

4.皮肤问题

包括破损、坏死、出血、感染、窦道等,预防方法包括选择合适的截肢平台,良好的残肢处理,减少或避免局部摩擦等。已出现皮肤问题及时处理,包括局部换药、药物治疗、理疗,甚至手术治疗等。如已愈合的残肢出现皮肤破损,则需重点检查假肢接受腔是否合适、是否需加衬垫,假肢穿戴及使用是否正确。

（四）老人和小儿截肢的康复

1.老年截肢康复

(1)老年截肢特点:①多伴有基础疾病,老年截肢主要原因为糖尿病和血管性疾病,因此多伴有多种基础疾病,如糖尿病、高血压、关节炎等;②老年人身体各项功能减退,假肢安装和使用均更为困难,如皮肤松弛、肌肉萎缩等不利于假肢的装配,肌力减退、平衡协调功能下降,不利于假肢的使用;③由于基础疾病进展,再次截肢比例增加,研究显示,糖尿病截肢者2年后需再次截肢的比例高达46%~66%;④其他老年疾病对假肢使用造成影响,如脑卒中后截肢或截肢后发生脑卒中,为假肢使用带来更大困难。

(2)老年人假肢的选择:基于以上特点,老年人使用的假肢应尽量轻便、稳定,接受腔压力分布均匀,使用简便,穿脱方便,配合其他辅助器具使用,如轮椅、拐杖等。

（3）老年截肢的康复：老年截肢康复原则与其他年龄段大体相同，但需注意同时进行基础疾病和合并或伴发疾病的康复治疗。此外，由于老年人心肺耐力差，假肢的使用增加了体能的消耗，所以全身功能特别是心肺功能的训练尤为重要。此外，节省体能技术、辅助器具应用训练也十分必要，老年人平衡功能减退，加之受截肢的影响，本来老年人容易出现的跌倒问题就更容易发生，因而预防跌倒也是截肢后康复的重要内容。

2.儿童截肢康复

（1）儿童截肢特点：①儿童截肢大部分是外伤引起，小部分是肿痛或先天发育异常引起；②儿童骨骼生长主要在干骺端，所以儿童截肢应尽量保留长骨的骨骺；③截肢残端过度增生是儿童截肢较为常见问题，为假肢应用带来不便；④儿童生长发育快，为假肢的选择和更换带来更高要求。

（2）儿童假肢的选择：儿童假肢应根据儿童发育特点和阶段选择，以保证运动系统和神经系统发育为前提；假肢要求重量轻、小巧、外观美观，易于控制；儿童皮肤娇嫩，易磨损，接受腔需处理良好；需根据生长发育情况及时更换。

（3）儿童截肢的康复：基本原则与成人截肢接近，但康复训练需更好结合儿童特点，寓康复训练于玩耍中。

五、总　结

截肢是肢体的毁损性损伤，会给患者带来严重的身体及心理问题，康复治疗可以有效减少并发症，促进功能恢复，促进活动和社会参与，最终提高生活质量。因而康复治疗需早期介入，如有可能，在手术前就应介入，术后不同阶段进行针对性的康复评定与治疗，包括药物治疗、物理治疗、作业治疗、心理治疗、中医治疗、职业康复、社会康复、康复护理等。治疗需多学科团队合作，团队成员包括骨科医生、康复医生、假肢师、物理治疗师、作业治疗师、心理治疗师、社工、患者及其家属等。

（李奎成）

第十节　盆底康复

一、概　述

(一)定　义

盆底功能障碍性疾病(pelvic floor dysfunction,PFD)是指各种原因导致盆底组织结构缺陷或退化、损伤导致盆腔脏器的位置和功能异常而出现的系列临床相关症状,主要表现为储尿及排尿障碍、盆腔器官脱垂、粪的储存及排泄障碍、盆腔疼痛及性功能障碍等。

狭义的盆底又称盆膈,包括肛提肌、尾骨肌及覆盖于两肌上下面的盆膈上筋膜和盆膈下筋膜。广义的盆底是指封闭骨盆出口的多层肌肉、筋膜、韧带、神经血管等所有软组织包括盆壁、盆底、会阴及膀胱尿道、子宫阴道和肛门直肠组成的盆底复合结构,此概念已被广为接受。盆底组织如肌肉、结缔组织、神经及骨与关节等相互作用,共同维持盆底的动态平衡和正常的生理功能,包括①与膈肌、腹横肌及多裂肌共同作用维持内核心的稳定;②承托盆腔器官于正常位置;③尿粪自制,传导盆底内脏感觉(痛觉、扩张、尿意、便急等),并完成储尿、储便、排尿和排便功能;④参与性反应周期的各个阶段,如控制阴道的紧缩度、促进并维持阴蒂或阴茎勃起、阴道润滑、射精及性高潮等。

(二)临床表现与分类

PFD临床表现复杂,可能有多种病症并存,且存在同病异症、同症异病现象。PFD一般可分为排尿障碍、排便障碍、盆腔脏器脱垂、盆腔疼痛及性功能障碍(见图5-10-1)。

二、盆底功能障碍性疾病发病机制

(一)发病机制

"盆底整体理论"认为,盆底是一个由肌肉、神经、结缔组织及盆底脏器组成的相互关联的有机整体。PFD有着共同的发病机制,即各种原因导致支持盆腔器官的盆底肌肉、结缔组织或神经损伤造成的盆底功能障碍,即结构决定功能。

盆底支持韧带或结缔组织最易受到损伤,并呈现不同的临床表现。耻骨尾骨肌及耻骨直肠肌向前牵拉,肛提肌/联合纵肌向后/向下牵拉,协同闭合尿道或肛门直肠。若这些肌肉无力、耻骨尿道韧带或者子宫骶骨韧带薄弱,尿道或肛门直肠无法闭合,就会出现尿失禁或粪失禁。子宫骶骨韧带或会阴体薄弱,尿道或肛门直肠无法打开,就会出现排尿困难或便秘,同时伴随膀胱膨出、直肠脱垂、子宫脱垂或慢性盆腔疼痛。阴道下段、耻骨尿道韧带或肛提肌的损伤,膀胱尿道下移使膀胱颈呈漏斗样改变,常导致压力性尿失禁和阴道前壁脱垂。阴道上段及子宫骶骨韧带损伤、前列腺增大、支配盆底神经的异常引起膀胱逼尿肌、尿道括约肌及球海绵体肌等异常活动所致下尿路症状。75%超过60岁的男性与女性有不同类型的下尿路症状。

肛门内外括约肌、联合纵肌、耻骨直肠肌等构成的肛直肠环是肛门自制的重要结构。因产伤、盆腔手术及神经系统疾病等出现大便失禁,成人粪失禁发病率为2%~24%。便秘的确切机制至今尚未明确,一般认为与盆底肌协调障碍、腹部肌肉无力、肛门内括约肌功能障碍等原因相关。据报道,便秘约占总人口的15%,老年人便秘患病率更高,女性便秘患病率约为男性的两倍。

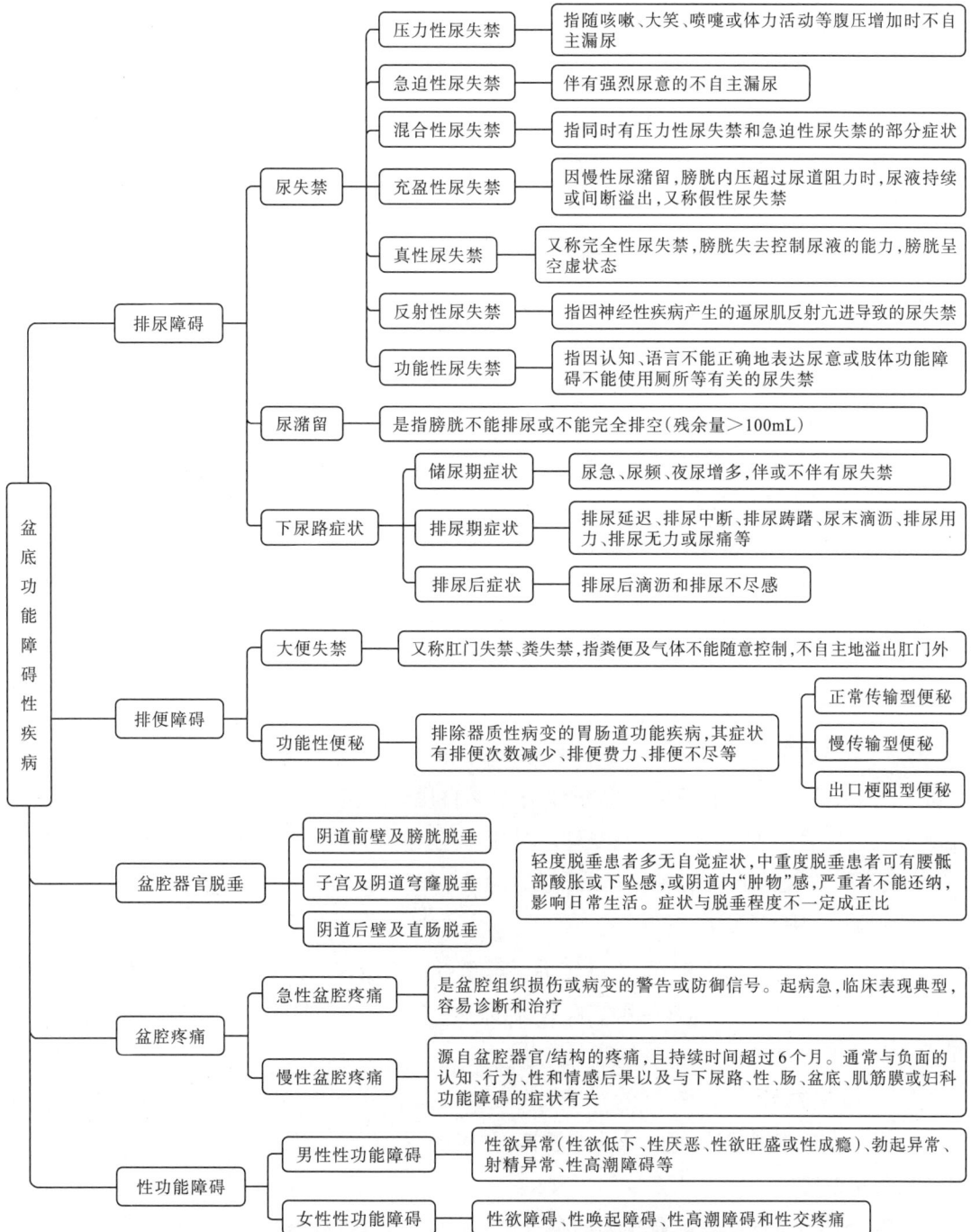

图5-10-1 盆底功能障碍性疾病的分类示意图

盆底肌和筋膜及韧带松弛导致其张力减低,不能支撑膀胱、子宫及直肠,出现盆腔器官脱垂如子宫及阴道穹窿脱垂、阴道前壁及膀胱脱垂、阴道后壁及直肠脱垂。性功能障碍源于情感、文化、宗教、道德、人格等多种因素,也与球海绵体肌、海绵体感受器、肛提肌、阴部神经及神经末梢病变密切相关。慢性盆腔疼痛的机制尚不明确,可能与盆腔炎性疾病、血管病变、免疫、内分泌、代谢性疾病、分娩、肌筋膜触发点等相关。慢性盆腔疼痛没有明显盆腔局部器官、组织感染或其他病理改变者,称为慢性盆腔疼痛综合征(chronic pelvic pain syndrome,CPPS)。若能定位于某个器官的,则命名为该器官疼痛综合征,如膀胱疼痛综合征;若不能定位于某个器官或出现在多个器官的,则以CPPS命名。骶髂关节、耻骨联合及其肌肉、筋膜和韧带维持骨盆的稳定,神经肌肉骨骼筋膜失调常导致CPPS。最新的证据支持中枢敏化在CPPS中的重要性。

(二)女性PFD的主要病因

女性骨盆宽而浅,下口宽大,盆膈较薄,而且由于妊娠期生物力学改变及分娩损伤,女性更容易罹患盆底功能障碍性疾病。女性PFD的主要病因可归纳为以下内容。

(1)老龄化:不论男性或女性,50岁以上人群均容易出现一种或多种盆底功能障碍。

(2)肥胖:肥胖是盆底功能障碍的独立危险因素,尿失禁患病率均随体重指数的增加成比例地增加。

(3)妊娠与分娩:妊娠与产伤是导致女性盆底功能障碍性疾病最重要的危险因素。

(4)久坐或缺乏运动。

(5)盆腔手术、神经系统疾病、糖尿病等。

(6)长期高腹压:如慢性便秘、重体力活动、长跑运动员等。

(7)其他:与激素分泌(绝经)、先天发育障碍、药物性、心理及行为等因素密切相关。

三、康复评定

盆底功能障碍的典型病例依据病史及临床体格检查就能诊断,复杂的PFD需根据病因、症状、解剖缺陷、专科检查及辅助检查,临床多学科协作来明确诊断及鉴别诊断,这是康复评定的基础。完善病史、体格检查及专科检查,明确盆底功能障碍的病因、类型及严重程度,进行全面、系统的康复评定,合理选择治疗方案和干预时机。

(一)病 史

评估始于全面的病史询问,围绕主诉了解患者盆底整体功能障碍状况、严重程度、伴随症状及相关的全身疾病,如神经系统疾病、糖尿病、脊髓炎等。此外,女性患者还应询问盆腔手术史及孕产史等。

(二)体格检查

包括全身检查和盆腔检查,集中在腰骶部、腹部、盆底器官和会阴部。

1.全身检查

检查包括与盆底功能障碍相关的全身疾病,仔细进行神经系统、肌肉骨骼系统、呼吸系统、循环系统等体格检查,以及姿势、步态、呼吸及骨盆的动态评估。

2.盆腔检查

评估外阴发育情况及皮肤状况(是否有肿胀、囊肿、瘢痕和损伤)、会阴体长度、阴裂长度等。阴道检查包括阴道口、阴道、阴道分泌物、阴道松弛度、盆腔疼痛图谱、膀胱颈抬举试验、Valsalva运动评估(盆腹协调性、阴道膨出物、会阴体活动度)等。直肠指检主要评估直肠脱垂、耻骨直肠肌、肛门括约肌、尾骨的压痛及活动性等。

(三)量表评估与问卷调查

PFD的检查有共性的常规评估有盆底肌肌力测试,使用较广泛的为Laycock改良牛津肌力分级(modified Oxford scale,MOS)(见表5-10-1)、盆腔器官脱垂POP-Q评估及PREFECT方案评估(见表5-10-2)及Glazer盆底表面肌电评估,必要时完善盆底肌电图、盆底超声及盆底MRI等特殊检查。盆底超声检查具有实时、无辐射、可重复性好且动态成像的优点,作为PFD的常规检查手段。由于盆底解剖结构复杂、组织器官精细,且盆底功能障碍性疾病常累及多个器官,因此正确选择相关的泌尿、肛肠、性功能等专科评估和检查尤为重要(见图5-10-2)。常用的症状相关问卷包括盆底功能障碍问卷(PFDI-ZO)、国际尿失禁咨询委员会问卷(ICIQ)中国版简表、尿失禁(ICIQ-UI)、尿失禁生活质量问卷(I-QOL)、Cleveland便秘评分系统、便秘患者生活质量量表(PAC-QOL)、大便失禁严重程度评分(FISI)、大便失禁生活质量评价问卷(FIQL)、性生活质量问卷、疼痛问卷、疼痛位置标志示意图、盆底功能随访表等。

表5-10-1 改良牛津肌力分级

分级	收缩	提起或紧绷
0	无收缩	无
1	收缩感或颤动收缩	无
2	微弱,不完全收缩	无
3	中等,完全收缩,无对抗	有较弱的提起或紧绷,收缩可见
4	良好,完全收缩,轻微对抗	保持5秒以上
5	强力,完全收缩,持续对抗	保持10秒以上

表5-10-2 PERFECT方案评估

代号	评估内容	结果
P(Power)	进行最大自主收缩的肌力	MOS肌力分级0~5级
E(Endurance)	耐力	0~10秒
R(Repetition)	重复收缩能力	0~10(次)
F(Fast)	快速收缩能力	0~10(次)
E(Elevation)	阴道后壁抬高	是/否
C(co-contraction)	下腹部肌肉协同收缩	是/否
T(Timing)	同步(咳嗽时盆底肌的反射性收缩)	是/否

注:患者取仰卧位,头下方垫两个枕头,双膝弯曲。

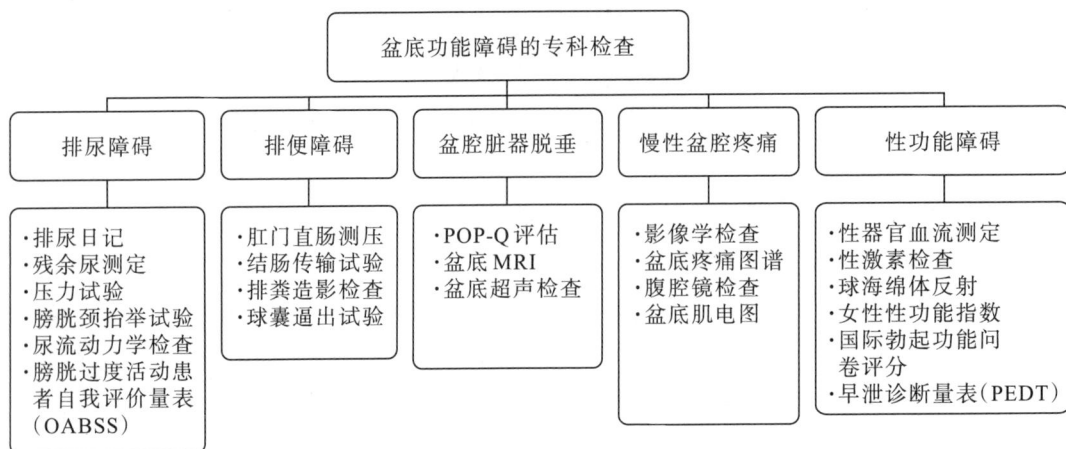

图 5-10-2　不同类型盆底功能障碍的专科检查

四、康复治疗

盆底功能障碍的临床症状复杂多样,可表现为多种病症共存,病症前后也可不一致。其处理原则为改善盆底整体功能的基本治疗、多学科协作制定最优化的专病治疗方案。

(一)改善盆底功能的基本治疗

1.生活方式干预

包括健康宣教、情绪管理、调整饮食、避免久坐和便秘、控制体重(BMI<30kg/m²)、保持规律的性生活及加强体育锻炼等等。

2.盆底肌肉训练

盆底肌肉训练(pelvic floor muscle exercise,PFME)是盆底功能障碍最有效的一线治疗方法。首先,要认识和感知盆底肌所在位置、收缩与放松状态,学习正确收缩盆底肌。然后,渐进式的PFME,控制盆底肌的收缩速度、力量、协调性和重复收缩的能力。具体实施如下:①盆底肌收缩较差(0～2级),可采用电刺激、磁刺激、电针、手法等,加强本体感觉输入,激活盆底肌收缩,常需医疗设备并由医务人员操作下完成。②盆底肌肌力达3级或3级以上时,指导患者有意识性地加强盆底肌自主收缩。③当肌力达到4级或以上时,可以辅助其他训练如生物反馈或阴道哑铃抗阻训练,强化盆底肌。④盆底肌有了一定的肌力及耐力后,就开始练习快速反应力。坐位、站立位模拟咳嗽、运动等情况下快速收缩盆底肌,建立前馈机制达到有效控尿、控便。⑤当患者正确掌握PFME后,可自行家庭训练。随时、随地、任何体位进行练习,不分年龄阶段。遗尿症的患儿可以练习下蹲运动。PFME也包括盆底肌放松训练,配合呼吸激活和放松盆底肌。

3.物理治疗

盆底物理治疗常见的有神经肌肉电刺激、盆底磁刺激及生物反馈疗法,治疗安全、无创,通过作用于盆腔肌肉、组织器官或支配它们的神经纤维或神经末梢,促进盆底功能改善。男性常用直肠电极,而女性可选择直肠或阴道电极,盆底磁刺激无内置电极,可穿透衣服作用于盆底深部组织,尤其适合老年人和儿童。新兴的激光和射频技术也逐渐广泛应用于治疗盆底功能障碍。经颅磁刺激主要用于治疗神经系统疾病相关的盆底功能障碍或慢性盆腔疼痛。

4.中医治疗

通过辨证论治,提供中药、电针、灸法或穴位注射等传统康复治疗,提升盆底临床康复疗效。

5.手法治疗

中西结合的整骨疗法及肌肉能量技术、神经肌肉本体感觉促进(PNF)技术及肌筋膜徒手治疗,促进骨盆骨骼调整、软组织功能恢复、改善神经肌肉功能,预防和治疗各类盆底功能障碍。

6.盆底康复常用辅助用品

尿失禁患者使用外部导管或避孕套导管、尿布、尿裤、尿垫,慢性盆腔疼痛患者使用骨盆带,尿失禁或子宫脱垂患者使用子宫托等等。

(二)常见盆底功能障碍性疾病的康复治疗

因为盆底解剖缺陷和功能障碍的差别,在改善盆底功能的基本治疗上,不同类型盆底功能疾病的康复治疗又有显著差别,需要泌尿外科、妇科、肛肠科等多学科协作。轻中度盆底功能障碍性疾病首选非手术治疗,非手术治疗无效时可考虑手术治疗,现代盆底重建手术强调微创化及解剖和功能的重建,相对安全、简单、有效。手术有创伤、出血、感染、侵蚀、排尿困难及复发的风险,部分病种手术效果不确切。

1.尿失禁

PFME对所有类型尿失禁均有效。采用神经肌肉调控技术进行盆腹协调性及控尿训练,建立控尿的前馈机制是压力性尿失禁康复治疗的关键。手术治疗常采用尿道吊带悬吊术或尿道填充剂等。急迫性尿失禁包括行为治疗(饮水管理、膀胱训练)、药物治疗及骶神经调节。膀胱训练包括延迟排尿和定时排尿。抗毒蕈碱类药物(如索利那新、托特罗定)及 $\beta3$ 肾上腺素能受体激动剂(米拉贝隆缓释片)是治疗急迫性尿失禁及膀胱过度活动症的主要药物,抑制逼尿肌收缩、降低膀胱内压,提高膀胱顺应性和安全容量。逼尿肌A型肉毒毒素重复注射治疗、膀胱扩大术和骶神经调节术用于治疗急迫性尿失禁。混合性尿失禁的治疗要比单纯性尿失禁复杂,视急迫性尿失禁或压力性尿失禁病因权重来确定治疗的重点和先后次序。

2.排便障碍

(1)便秘的治疗:包括健康教育、饮食调整(摄入足量的食物、膳食纤维和水等)、运动疗法、定时排便、解除焦虑、电刺激及生物反馈、直肠内气囊治疗(加强恢复肛门的感知觉和直肠肛门抑制反射)、手法治疗(调整尾骨及肛提肌)、骶神经调节、中医内服方剂、中医外治(电针、穴位贴敷、艾灸、推拿)等等。

(2)粪失禁的治疗:包括饮食调整(富纤维饮食)、药物治疗(洛哌丁胺、纤维补充剂、致便秘药物、三环类抗抑郁药物等)、定时排便(排便反射)、硬化剂注射、生物反馈疗法、骶神经调节、传统中医治疗等。

3.盆腔脏器脱垂

根据患者的年龄、脱垂的程度、身体状况及对生育的要求,选用不同的治疗方案。消除诱因,如肥胖、咳嗽和便秘等;调整呼吸,建立盆腹协调性;改善筋膜张力;盆底电或磁刺激;生物反馈疗法、子宫托治疗;手术治疗。

4.性功能障碍

(1)女性性功能障碍的康复:对于女性性欲/性唤起障碍的康复治疗包括教育、心理治疗、手法刺激或电磁刺激、生物反馈疗法、药物治疗和器械治疗,提高球海绵体肌感受器、神经末梢的敏感性、球海绵体肌及肛提肌收缩力。性高潮障碍的治疗包括用于减轻焦虑和认知行为疗法,替代治疗方案包括机械设备,如振动刺激器和厄洛斯之类的阴蒂治疗设备。肛提肌、闭孔内肌和盆底浅肌的过度活动或痉挛是导致性交疼痛的主要原因,其治疗通常包括盆底电磁刺激、射频或激光、阴道内肌肉松弛剂、触发点注射或肉毒杆菌毒素注射。盆底物理疗法可能包括患者的教育、手法(肌筋膜松解技术、软组织/结缔组织松动技术、扳机点放松术)、生物反馈疗法(见表面肌电图训练和盆底肌神经肌肉再教育)以及治疗性锻炼(肌肉柔韧性或协调训练)。

(2)男性性功能障碍的康复:通过原发性疾病处理(性腺功能减退症补充睾酮)、心理治疗、性治疗、性行为技巧、夫妻咨询及盆底肌训练等综合治疗,改善男性性功能。勃起功能障碍的治疗包括磷酸二酯酶-5抑制剂(PDE-5),如西地那非(伟哥),以及其他如盆底康复、真空收缩装置、海绵体内注射治疗、尿道内前列地尔治疗及阴茎假体植入。早泄的治疗选择包括认知行为疗法、心理咨询、盆底治疗和药物治疗,减少阴茎敏感性,提高阴茎勃起的硬度及耐力。阴茎振动刺激或直肠探头电射精配合使用可提高射精成功率,用于治疗射精延迟不射精症和男性性冷淡。

5.慢性盆腔疼痛

联合运用盆底物理治疗、电针、性治疗或认知行为治疗,神经性药物(5-羟色胺-去甲肾上腺素再摄取抑制剂)及阿片类镇痛药治疗慢性盆腔疼痛,不建议常规使用腹腔镜粘连松解术治疗慢性盆腔痛。建议单独使用触发点注射盐水、麻醉剂、类固醇或阿片类药物或与其他治疗方式结合使用,以改善肌筋膜慢性盆腔痛患者的疼痛和功能。

五、总　结

盆底功能障碍涉及的疾病种类多而复杂,临床上需要多学科协作诊治。盆底功能障碍性疾病可防可治,正确认知疾病,早评估、早发现、早预防、早治疗和早康复。盆底康复能有效预防盆底功能障碍高风险人群及治疗轻中度盆底功能障碍患者,促进和维持盆底健康。

(李旭红)

第十一节　前庭康复

一、概　述

（一）定义和分类

1.定　义

前庭功能减退是由众多疾病（如高血压、高黏血症、动脉硬化等）导致的内耳前庭供血障碍，各种感染引起的前庭神经炎、内耳迷路炎、梅尼埃病等对内耳造成影响的结果之一，其最常见的症状为眩晕，如果未得到及时治疗，往往会引起一系列心理问题，如抑郁、焦虑等，严重影响患者生活质量。

前庭康复（vestibular rehabilitation）是一个对前庭功能减退患者进行的以训练为基础的治疗计划，旨在提高患者的前庭位觉、视觉和本体感觉对平衡的协调控制能力，调动中枢神经系统的代偿功能，从而增强患者的平衡功能并提高其对眩晕的耐受能力。目前前庭康复尚无明确的定义，可以理解为由专业人士制定的一系列反复进行的头部、颈部及躯体的运动训练，其目的是增强凝视的稳定性、提高姿势的稳定度、改善眩晕和改善日常活动。

2.分　类

前庭功能障碍可分为外周前庭功能障碍和前庭中枢病变两大类。外周前庭功能障碍主要涉及前庭末梢器官和（或）前庭神经，产生各种症状和体征。主要分为良性阵发性位置性眩晕（benign paroxysmal positional vertigo，BPPV）、前庭神经炎、梅尼埃病、外淋巴瘘、前庭阵发症、双侧前庭病。中枢性前庭综合征具有眼动、姿势和感知症状。临床可根据前庭眼动反射（vestibulo-ocular reflex，VOR）的三个主要平面简单分类为水平面、冠状面和矢状面，明确的VOR综合征可以对脑干病灶平面与侧面分别进行精确的定位诊断。

（二）流行病学

前庭功能障碍常见症状为头晕，这也是40岁以上患者到医院就诊的主要原因。前庭功能障碍1年患病率为4.9%，终生患病率为7.4%。流行病学研究表明偏头痛和眩晕之间存在相关性。前庭功能障碍还与中风和脱髓鞘疾病有关。25%的前庭功能障碍患者有中风史。前庭功能障碍的患者眩晕和步态不平衡导致跌倒的发生风险比普通人更高，这也是70岁及70岁以上患者受伤的一个主要原因。

二、前庭功能障碍疾病的临床表现及并发症

（一）常见的前庭疾病及其症状

常见的前庭疾病包括BPPV、前庭神经炎（vestibular neuritis，VN）、梅尼埃病（Ménière's disease，MD）和前庭性偏头痛（vestibular migraine，VM）。主要症状包括眩晕、恶心、呕吐、头部运动不耐受、步态不稳和姿势不稳，预示着急性前庭综合征。除良性阵发性位置性眩

晕外,症状至少持续24小时。

1.BPPV

发作的时间通常为短短数秒,患者经常表现出某个特定的头部运动或位置可诱发症状。可伴有眼球震颤,没有相关的神经症状或听觉症状。

2.前庭神经炎

表现为单次急性发作然后持续数日,眩晕可能伴有病毒综合征,外周性症状为眼球震颤,撞击/摇头眼球震颤测试异常。患者有向病灶一侧跌倒的相关神经学症状,但无脑干症状,通常也无听觉症状。

3.梅尼埃病

表现为反复发作,持续数分钟至数小时。眼球震颤为外周性症状,无相关神经症状。患者有耳塞和(或)疼痛、眩晕、单侧听力丧失和耳鸣等相关听觉感觉症状。听力测试显示单侧低频感音神经性听力损失。临床测听指标可采用林内试验(Rinne test,RT)和韦伯试验(Weber test,WT)。

4.前庭性偏头痛

患者可能存在偏头痛病史,通常有持续几分钟到几个小时不等的病史。眼球震颤可有中枢性或外周性的特征。偏头痛可伴随神经性眩晕或其他症状。

(二)常见并发症

前庭功能障碍常见的并发症为平衡障碍、跌倒以及听力损失,在老年患者尤为如此。BPPV与系统性疾病(高血压、糖尿病、骨关节病、骨质疏松和抑郁症)可能存在统计学上的联系。前庭功能障碍风险增高的危险因素包括女性、较低的教育水平、年龄40岁以上、心血管疾病和抑郁。

三、康复评定

前庭功能的作用主要包括三个方面:①感受人体在三维空间的位置,包括前后、左右和旋转运动,即使闭眼也可以感受到;②前庭系统正常时可保持清晰的视野,当头转动时,通过前庭眼动反射运动,黄斑部对准物体产生清晰的视觉;③前庭系统能维持人体正确的姿势,维持平衡而不使其跌倒。

前庭功能障碍则会使机体平衡系统紊乱。临床上,前庭功能障碍通常急性出现,患者症状复杂,包括眩晕、恶心、呕吐、头部运动不耐受、眼球震颤、步态不稳和姿势不稳。外周前庭功能障碍和中枢前庭功能障碍的症状可能重叠,病史和全面的体格检查有助于区分二者,而规范、系统的康复评定则是疗效的保障。

(一)一般资料

包括病史检查、问卷调查、体格检查、靶向计算机前庭测试和影像学检查(包括CT和MRI)。在诊断疾病时,全面的病史评估是非常必要的。病史可以提供必要的定性诊断信息,从这些问题中收集的总结性信息巩固了鉴别诊断。以一份全面的眩晕问卷为病史记录奠定基础,收集的信息应包括患者对症状的描述、发作的持续时间、伴随的问题等等。

(二)问卷调查

以下几种问卷可用于评估前庭功能障碍患者的主观感受。

眩晕障碍量表(dizziness handicap inventory,DHI)是一种常用于前庭康复的主观量表,旨在量化眩晕对患者健康的影响程度。DHI包括25个项目,分为功能、身体和情感三类;得分60分以上与严重头晕和反复跌倒有关;得分下降18分以上可认为有显著的临床进展。

平衡功能信心量表(activities-specific balance confidence,ABC)是另一种评估患者居家和社区ADL活动时平衡功能信心的问卷。ABC量表可以帮助临床工作者确认患者在执行日常功能活动时是否缺乏信心或受到限制,也可以用来记录患者的康复进展情况。

(三)前庭测试

通过调查问卷收集病史和基本情况后,需进行前庭系统体格检查。常见的体格检查包括凝视试验(Gaze test)、龙贝格试验、Fukuda踏步试验(Fukuda stepping test)、林内及韦伯(Rinne and Weber)试验、头脉冲试验(又称甩头试验)(head impulse test,HIT)以及Dix-Hallpike检查。

1.凝视试验

指当患者盯着静止的视觉目标时,监测眼球是否出现震颤或其他异常的眼球运动。自发眼球震颤是眼睛在一个方向上缓慢偏离目标,紧接着是在相反方向上的快速矫正运动。眼震包括了快相和慢相运动,眼震的方向根据快相运动的方向而定。因而,快相运动的反方向提示冲动发放率下降的一侧前庭系统(可能为功能低下)。

2.Fukuda踏步试验

通过前庭脊髓反射来评估前庭迷路的功能。患者闭眼,双臂呈90°展开,在标记好的网格上原地踏步,分别记录50步、100步的旋转和位移的量,并将其与健康数据对比。Fukuda踏步试验可能无法准确筛查外周性前庭不对称的长期头晕患者。

3.Rinne和Weber试验

用于听力损失的测试,可帮助确定是否有传导性或感音神经性听力损失。Rinne试验通过比较空气传导和骨传导来评估听力损失;Weber试验可以评估传导性和感音神经性听力损失;通过识别单侧感音神经性听力损失定位病变的周边病因。

4.头脉冲试验

通过评估前庭眼动反射来区分前庭性头晕与非前庭性头晕。测试时,嘱患者眼睛注视一物体或目标,检查者转动患者头部,然后回到原来的位置,重复动作。正常反应是眼睛仍然聚焦在物体上;异常反应是眼睛在头部旋转的同时产生眼球震颤或矫正性的扫视。该测试对表现为长时间眩晕的患者和鉴别周围和中心病变的患者很有帮助。

5.Dix-Hallpike检查

是指在位置性眩晕患者中,利用体位变化来重现眩晕和眼球震颤。该测试适合休息时无头晕或眩晕的患者,通过测试内耳的后耳道功能障碍以确定患者是否存在BPPV。眼球震颤延迟发作30秒,短暂的和递减的重复反应,以及持续减弱的眼球震颤对BPPV具有重要意义。

仅靠病史和体格检查不充分或需要进一步数据以确诊的病例,除了病史、问卷调查和体格检查外,还需要使用各种复杂的计算机前庭检查。这些试验可以提供与功能障碍部位(外周性,中枢性或二者兼有)有关的信息,也可以在治疗后应用以提供有关前庭康复潜在益处的信息。经典的前庭功能检查包括主观水平视觉(subject visual horizontal,SVH)检查、眼震电图(electvony stagmography,ENG)/视频眼震电图法(videony stagmography,VNG)、转椅试验、主观垂直视觉(subject visual vertical,SVV)检查、视频头脉冲试验(vHIT)、前庭诱发肌源电位(vestibular-evoked myogenicpo tential,VEMP)、计算机动态视敏度(DVA)、凝视稳定性测试(gaze stabilization,GST)和计算机动态姿势描记术(computerized dynamic posturography,CDP)。

(四)步态和平衡检查

步态和平衡的检查对判断患者的功能状态很重要,检查包括静态平衡和动态平衡(如重心转移,自动姿势反应和移动平衡)。但步态和平衡试验不能单独用来判断前庭系统的病变,需结合前文所述检查综合考虑。表5-11-1包括了常见的平衡检查以及预期的结果。

表5-11-1　常见的平衡检查和特定诊断相关的预期结果

检查	BPPV	单侧前庭功能低下	双侧前庭功能低下	中枢病变
Tandem Romberg试验	阴性	阳性,闭眼	阳性	阳性
单腿站立试验	阴性	可能为阳性	急性:阳性 慢性:阴性	可能无法完成
步态	正常	急性:步态基底增宽、缓慢、摆臂增多以及转体 有代偿者:正常	急性:步态基底增宽、缓慢、摆臂增多以及转体 有代偿者:轻微步态偏差	可能表现为共济失调
行走转头试验	可能轻微步态不稳	急性:可能无法保持平衡 有代偿者:正常	可能无法保持平衡或减慢步速	可能无法保持平衡,共济失调加重

四、康复治疗

(一)适应证与禁忌证

(1)适应证:①非进行性前庭病变、自发代偿不良或运动功能异常如BPPV;②各种破坏性前庭手术术后;③使用过耳毒性药物的患者;④多因素所致平衡功能障碍的老年患者。

(2)禁忌证:①进行性或波动性的前庭疾病如非稳定性的梅尼埃病、症状未能控制的偏头痛、外淋巴瘘及未修复的上半规管裂;②突聋、单耳或双耳感到受压或发胀到不适的地步和单侧或双侧严重耳鸣;③患者术后出现脑脊液漏的情况。

(二)BPPV康复

为BPPV患者制定个体化的治疗目标和预期结局通常基于以下基本要点:①耳石会回到前庭内;②患者头部活动相关的眩晕减轻;③患者平衡改善;④患者涉及头部运动的独立

日常活动功能改善。由于来自不同半规管所处于重力依赖位置时产生的眼震类型不同,据此可明确病因选择恰当的治疗方法。目前主要的治疗方法包括耳石复位手法、管石解脱法(Semont)和Brandt-Daroff前庭康复训练。

1.耳石复位手法

基于管内耳石病中耳石碎片在半规管内自由漂移的理论,通过连续地将患者的头移动到不同的位置将使耳石碎片移出半规管进入前庭(包括了球囊和椭圆囊)。一旦碎片回到前庭,相应的症状就会消失。耳石复位后嘱患者头部保持直立1~2个晚上(睡在躺椅上),之后的5天应避免患侧卧位。

2.管石解脱法

管石解脱法最先用于治疗后半规管的良性阵发性位置性眩晕。以设定好的动作快速移动患者将耳石碎片移出壶腹帽。这一方法作为管内耳石病的替代治疗也有效,但患者较难耐受。

3.Brandt-Daroff前庭康复训练

最初主要为使中枢神经系统习惯于刺激位置。这一训练也可将耳石碎片移出半规管。训练前要向患者解释运动需要快速进行而且可能会诱发眩晕,还要告诉患者训练完成后正常情况下仍会有平衡失调和恶心的残留症状。残余症状通常是暂时的,训练还需要继续进行。注意,治疗后还应教会患者如何在家中进行治疗,以防症状复发。

（三）前庭功能低下的康复

前庭功能低下患者的康复主要是解决患者头部活动时的凝视不稳定、平衡失调和共济失调。通常基于以下基本要点来制定个体化的治疗目标和预期结局:①患者头部活动时凝视稳定性改善;②患者凝视不稳定减轻;③患者静态和动态稳定性改善;④患者可独立进行家庭训练项目,包括步行;⑤患者在有关基本日常生活活动和工具性日常生活活动中的技能提高。

前庭功能低下的患者依赖本体感觉和(或)视觉来维持姿势稳定,平衡训练中需要加强这些感觉刺激。经过前庭适应训练,患者的步态(单侧或双侧)、姿势和动态视觉灵敏度有改善。为了确保患者能够坚持长期训练,整个过程应当多给予鼓励并反复强调其治疗目标和预后。由于此类患者很可能会跌倒,要确保训练安全进行。如可耐受,患者必须从每天的行走训练开始。通过改变行走的地面类型(草地、石径、沙地等)及环境(超市、商场)可进行加强训练。从开始进行前庭功能康复到恢复的时间平均为6~8周。因患者康复时间较长,日常活动必须在整个前庭康复的治疗过程中持续开展。其他建议的活动包括泳池中的锻炼和太极运动。在大部分案例中,患有前庭功能低下的患者会出现活动受限或残疾。必须限制一定的活动,如夜间行走、夜间开车或需要头部快速运动的体育活动。老龄患者可能需要辅助设备,如手杖,以便在夜间或不平坦地面安全行走。

（四）中枢前庭功能紊乱康复

中枢前庭病变的治疗策略必须谨慎选择,通常基于以下基本要点来制定个体化的治疗目标和预后预期：①针对患者居家或社区日常生活活动、训练安全性所采取跌倒预防策略和必要的安全保护措施的决策技能获得提高；②患者可更好地运用针对凝视稳定性所使用的代偿策略；③患者可独立进行家庭训练项目，包括步行。中枢前庭病变康复中发挥作用的是初始中枢病变部位受损后中枢调控的适应性机制。恢复时间至少为6个月，且可能无法完全恢复。因此，康复前要向患者描述治疗预期。尽管前庭康复对创伤性脑损伤患者有效，但因其具有刺激性并不作为首选。由于中枢前庭病变患者常诉有头晕，治疗最初适合使用适应性练习。治疗中训练策略不宜太过激进，以免加重患者病情。此外，结合本体感觉、视觉和前庭觉的步态和平衡训练对这类患者有效。

（五）替代性康复

替代性康复技术涉及将外用补偿的技术来替代受损的感觉功能。视觉和体感提示是前庭康复治疗这一方面的关键组成部分。虽然加强视觉和躯体感觉线索的使用来达到的平衡和姿势控制可能无法充分补偿前庭损伤，但可能有助于功能恢复。

（六）康复教育

对于前庭障碍的患者，平衡障碍、跌倒和听力损失是常见的并发症，特别是老年或骨质疏松患者尤其需要注意。因此，对患者及其家属关于防跌倒的宣教尤为重要。包括床-椅转移、坐起、步行、如厕等日常生活功能。必要时可使用手杖等辅助器具以代偿平衡功能，或进行家居生活改造，以减少跌倒的风险。

五、总　结

前庭康复主要通过中枢神经系统与前庭系统的可塑性和功能代偿来实现。前庭代偿是一个中枢过程，其发生机制极其复杂，凡是与前庭系统有关的结构都可能参与此过程。前庭康复对单侧外周性前庭障碍患者疗效显著，在改善主观头晕报告方面，较其他形式的治疗方法（例如药物）或安慰剂干预更为有效，还可改善步行、平衡、视力和日常生活质量，但目前尚无明确推荐的最优方案。对出现中枢性症状的头晕和眩晕患者进行早期鉴别很重要，临床医生需要熟悉鉴别中枢性和外周性病因的临床检查方法。此外，还应明确头晕的类型，并认识到非特异性头晕或眩晕与中风有关，症状与外周性眩晕相似。因此，组建跨专业的前庭康复团队提供给患者完整的、综合的康复方案和护理，以达到更好的康复效果。

（窦祖林）

第十二节 血友病康复

一、概 述

(一)定义与分型

1.定 义

血友病是一种X染色体连锁的隐性遗传性出血性疾病。

2.分 型

(1)根据凝血因子缺乏的种类可分为血友病A和血友病B两种,前者为凝血因子Ⅷ(FⅧ)缺乏,后者为凝血因子Ⅸ(FⅨ)缺乏,分别由相应的凝血因子基因突变所致。

(2)根据凝血因子活性水平可将血友病分为轻型、中型和重型,不同分型的出血频率和严重程度不同(见表5-12-1)。

表5-12-1 出血严重程度与凝血因子水平的相关性

临床分型	因子活性水平	出血症状
轻型	<1IU/dL(<0.01IU/mL)或<正常值的1%	大的创伤或手术可致严重出血,罕见自发性出血
中型	1～5IU/dL(0.01～0.05IU/mL)或正常值的1%～5%	小的创伤或手术可致长时间出血,偶有自发性出血
重型	5～40IU/dL(0.05～0.40IU/mL)或5～<正常值的40%	肌肉或关节自发性出血

(二)流行病学

血友病的发病率无种族或地区差异。在男性人群中,血友病A的发病率约为1/5000,血友病B的发病率约为1/25000。所有血友病患者中,血友病A占80%～85%,血友病B占15%～20%。女性血友病患者罕见。由于经济等各方面的原因,血友病的患病率在不同国家甚至同一国家的不同时期都有很大差异。截至2023年6月,我国共有261家中心通过全国血友病登记系统,登记包括血友病在内的遗传性出血性疾病共计4万余例。

二、临床表现与常见并发症

(一)临床表现

血友病A和血友病B的临床表现相同,主要表现为关节、肌肉和深部组织出血,也可有胃肠道、泌尿道、中枢神经系统出血以及拔牙后出血不止等。其中,关节出血是血友病最常见且具有特征性的出血表现,占所有出血的70%～80%。最常受累的关节是膝关节,其次是肘关节、踝关节、肩关节、腕关节、髋关节。肌肉出血的发生率仅次于关节出血。肌肉出血最常见的部位是髂腰肌和臀部,其次是股四头肌、腓肠肌和前臂肌等。若反复出血,不及时治疗可导致关节畸形和(或)假肿瘤形成,严重者可危及生命。

(二)常见并发症

1.慢性滑膜炎

急性关节出血诱发滑膜的炎症反应和增生,增生的滑膜和血管较为脆弱,轻微损伤即可引起再出血,而反复关节出血又刺激滑膜及其血管的进一步增生。因此,某一关节一旦发生第一次出血,便容易进入出血-滑膜增生-再出血的恶性循环,逐渐进展为慢性滑膜炎。慢性滑膜炎通常表现为关节持续肿胀,此时关节疼痛可减轻或仅间断出现疼痛。关节周围肌肉可能出现萎缩,关节活动度早期可无明显受限,后期可能减小。此期可以通过超声波或核磁共振检查确认滑膜增生的存在。如不能得到及时治疗,慢性滑膜炎可以持续数月至数年,导致关节损伤并丧失活动能力,进而发展为慢性血友病性关节病。

2.血友病性关节病

在关节积血期间,血液对关节软骨的直接影响使病情发展,又由于持续性慢性滑膜炎和反复关节出血加剧了病情,导致关节软骨发生不可逆性损害,从而引起慢性血友病性关节病。随着软骨进行性损伤,血友病性关节病进展到晚期,表现为滑膜纤维化、关节间隙狭窄和关节面凹凸不平,造成关节疼痛、活动度受限,最终出现继发性软组织挛缩、肌肉明显萎缩、关节强直和畸形,导致关节功能部分或近乎完全丧失。初期关节活动和负重会引起剧痛,关节强直后,疼痛可能减轻或消失,随着滑膜和关节囊的进行性纤维化,关节肿胀消退。超声或核磁共振检查能够显示早期软组织和骨软骨改变。X线检查只能显示晚期骨软骨改变包括骨损害和软骨下骨囊肿、关节面不规则、髁间窝增宽、成角畸形、间隙狭窄、纤维性或骨性强直。

3.血友病性假肿瘤

血友病性假肿瘤是血友病一种少见但致命的并发症,其本质是发生在肌肉或骨骼的一种囊性包裹的血肿,通常是发生出血后凝血因子替代治疗不充分而长期慢性出血的结果。目前认为血友病假肿瘤包含两种不同的病理类型,第一种发生在周围长骨,尤其是生长发育中的儿童长骨,主要是在骨内形成并扩展,可以突破骨皮质扩展;第二种是发生于骨盆周围区域,通常是由软组织血肿逐渐发展而来,可以变得巨大,侵蚀破坏邻近的骨骼及脏器。通过必要的影像学检查,了解假肿瘤的部位、大小、生长速度及其对周围结构的影响,从而制定相应的治疗方案,包括因子替代治疗、抽吸和手术切除。

三、康复评定

(一)身体结构与功能

1.关节功能

包括采用量角器测量关节活动度;通过测量关节周径或触诊评价关节肿胀情况;通过触诊感知有无关节皮温升高。

2.肌肉功能

徒手肌力检查可采用Lovett肌力分级法;肌肉萎缩可通过视诊及皮尺测量肢体周径的方法进行;血友病患者腘绳肌缩短的发生率高,应注意肌纤维长度的检查。

3.神经系统功能

血友病患者有时会因血肿压迫而致中枢或周围神经受损,在神经支配区域出现感觉和运动功能障碍,应进行相应检查。如髂腰肌出血后股神经损伤所致大腿前部皮肤麻木、感觉减退、伸膝无力。颅脑出血可出现中枢神经系统损害的症状和体征。

4.疼　痛

可采用视觉模拟评分法(VAS)等评估患者疼痛程度。

5.步　态

血友病患者常见的异常步态包括减痛步态、长短腿步态、关节挛缩步态、股四头肌步态等,可进行目测步态分析或采用步态分析仪进行评估。

6.影像学检查

可采用X线、核磁共振检查(MRI)和超声检查监测血友病关节病的进展情况。一些量表可对关节在影像学上的变化进行量化评估,如Pettersson评分用于X线评估,Denver MRI血友病关节评分用于磁共振影像评估,HEAD-US-C量表用于超声评估。

7.综合评估

血友病关节健康评分(hemophilia joint health score,HJHS)中文版可用于4~18岁血友病患者关节肌肉功能的综合评价,评估内容包括双肘、双膝、双踝关节及其周围肌肉的功能状况和整体步态。

(二)活动和参与

个体活动性可采用血友病功能独立性评分(functional independence score for hemophilia,FISH)、血友病活动能力评估量表(hemophilia activities list,HAL)、Ped HAL等量表评定。

参与能力体现的是社会水平的功能状况,通常通过疾病相关生活质量进行评估,对于成年血友病患者,可采用成人血友病生活质量调查问卷(adults haemophilia quality of life questionnaire,Hemofilia-QOL)或SF-36等进行;儿童血友病患者可采用中文版加拿大血友病儿童生活质量评估工具(Canadian hemophilia outcomes-kids life assessment tool,CHO-KLAT)。

(三)环境因素和个体因素

1.环境因素评定

需进行环境评定,包括居家环境、社区环境和工作环境的评定。环境评定不仅包括物理环境,也包括非物理环境的评定,如社会环境等。

2.个体因素

除评估个人情况、发病情况外,还需了解个人文化背景、兴趣爱好、价值观等方面,也包括个人康复需求和生活质量的评定。康复需求可应用加拿大作业表现测量表(COPM)进行评定,生活质量评定可应用通用量表(如 SF-36、WHOQOL、WHOQOL-BREF 等量表)进行评定。

四、康复治疗

(一)康复治疗的作用

物理治疗和康复对于血友病患者关节肌肉功能的恢复,残疾的预防具有至关重要的作用,包括促进肌肉血肿和关节积血的吸收、消炎消肿、维持正常肌纤维长度、增强肌肉力量、维持和改善关节活动度、增强本体感觉、提高运动的协调性和平衡能力。

(二)康复治疗的原则

在充分评估的基础上制定康复目标和治疗方案,尽可能使关节活动度和(或)肌力恢复到出血前水平。物理因子治疗应在确保急性出血停止后开始进行。运动治疗应稳而慢,从最简单、实用的功能性动作开始,循序渐进,契合患者的功能目标;重视等长运动,在肌力较弱或有关节疼痛时,最好以等长运动作为功能训练的开始;遵循无痛原则,如果在运动中出现新的疼痛,应加以仔细分析;因人而异制定运动量,稳定肌的训练应强调低强度多重复;重视肌肉力量训练,关节病变严重的患者可在非负重状态下练习;训练中充分考虑对其他关节的影响,避免加重其他关节的负担和损害;重视本体感觉训练和日常生活活动。

(三)急性关节肌肉出血后康复治疗

1.关节出血

表现为关节内异样感,进而出现疼痛、关节活动受限、皮温升高,出血量大时会发生关节肿胀。此时康复治疗的目标是减轻疼痛、恢复关节功能到出血前水平、恢复和保持关节周围肌肉力量。遵循 RICE 原则,即患肢休息制动(rest)、冰敷(ice)、局部压迫(compression)、抬高(elevation)。出血停止后早期可以进行关节主动活动、主动-辅助活动、关节周围肌肉等长收缩训练,配合低频脉冲磁疗、半导体激光、水疗等物理因子治疗以促进积血尽快吸收;后期逐渐过渡到适当的等张训练甚至抗阻训练。

2.肌肉出血

常表现为局部疼痛、肿胀、僵硬、皮肤瘀斑以及关节活动受限,深部肌肉出血可以没有瘀斑或明显肿胀。康复治疗的目标是恢复和维持肌纤维正常长度,恢复和维持肌肉的正常容积和力量,防止并发症。处理原则基本同关节出血,出血停止后早期可进行轻柔的牵伸,然后循序渐进进行肌肉力量训练。

(四)慢性滑膜炎的康复治疗

慢性滑膜炎康复治疗的目标是减轻关节肿胀、消除炎症、增强肌力、改善协调性、提高本体感觉。治疗方案应个体化,可通过脉冲短波、低频脉冲磁疗等物理因子消炎消肿、减轻疼痛。治疗性肌力训练应在出血被控制后进行,同时加强关节稳定性和本体感觉训练。

(五)血友病性关节病的康复治疗

康复治疗的目标是减轻疼痛、消除炎症、改善关节活动度、增强肌力、最大限度恢复和维持关节功能。肌力训练可采用非负重状态下的抗阻训练、闭链式抗阻训练。支具、夹板等辅助具有助于减轻部分患者的疼痛，改善功能。关节挛缩的治疗方法包括手法治疗、关节松动术、关节牵引、关节活动度训练、牵伸训练等，在治疗时应避免强力的手法；低负荷持续牵引的效果优于高负荷间歇牵引。

（六）健康教育

由于血友病性关节病的严重程度、体力活动减少等因素，血友病患者罹患低骨密度的风险可能会增加，应特别注意骨骼健康的维护、预防关节炎，进行规律、适当的体育活动和健身，同时维持健康的体重，补充足量的维生素D，进行防跌倒训练等。体育锻炼应注意加强肌肉力量训练，本体感觉和协调性训练，以非接触运动为主，如游泳、散步、慢跑、自行车、乒乓球、羽毛球等。除非有妥善的预防治疗方案，应尽量避免高接触碰撞运动或高速运动，如足球、篮球、滑雪等，以避免损伤。体育活动的选择还应考虑患者个人的身体状况和能力、兴趣爱好、可用资源等，在开始新的运动锻炼前要咨询康复医生或治疗师，采取适当的保护装备和监督措施。

五、总 结

血友病是一种罕见病，诊断和治疗复杂，应该建立血友病中心，以多学科综合关怀模式照护患者，以确保其可以获得全方位的临床专科治疗和适当的实验室服务。血友病综合关怀的重点包括防止出血和关节损伤；及时处理出血事件，包括关节出血后的物理治疗与康复；疼痛管理；肌肉骨骼并发症的处理等。多学科团队成员应包括血液科医生、儿科医生、护士、康复医生和治疗师、骨科医生、放射科医生、超声科医生、实验室专家等。其中康复医生和治疗师在团队中发挥着不可替代的重要作用，负责对血友病患者及其护理人员进行健康宣教、肌肉骨骼康复的咨询、康复评估和康复治疗等。

（刘 颖）

第十三节　衰老与康复

　　衰老既不是疾病,也不是残疾,是生命必然的一个过程;衰老时间长短不一表现各异,通常伴有渐进的生理调节能力减弱、疾病增加和多病共存的状态。衰老变化会导致老年人的运动能力、认知能力、感知能力、心理调节能力、活力等各项功能状况会随着增龄而出现不同程度地下降,从而影响到老年人的个人生活质量及其对社会的影响力。2015年WHO在《关于老龄化与健康的全球报告》中提出了"健康老龄化"的概念,即通过帮助人们发展和维护老年健康所需的功能发挥,维护个体能够按照自身观念和偏好来生活和行动的健康相关因素。因此,老年康复任务包括了通过有效的干预方式预防、延缓、最大限度地降低、甚至逆转生理机能的衰退,改善老年人的生理调节能力,让健康寿命延长;还要针对因疾病、创伤等各种原因导致的老年人急性功能障碍按老年生理病理特点进行相应的康复治疗,以改善功能,避免各种失能,提高生活质量。老年康复需要更注重功能,其核心要点可以概括为预防失能、延缓失能和改善失能。老年康复的过程依然遵循功能评估、确定现实目标、制定个体化方案并实施的流程,但其中每一个步骤中都需要根据老年人生理病理、心理社会等要素进行个性化的精心设计。

一、概　述

(一)老年期的概念

　　老化是指人体随时间而发生的改变。这一改变过程一般是可预测的,且与多种疾病易感性增加有关。以生命年龄(life age,LA)来划分,60岁就进入了老年期。生命年龄是人的生命周期年龄,又称"实足年龄"或"自然年龄",是个体出生后按生存时间确定的年龄,其增长不受时间以外的任何因素影响。但现实生活中生命年龄相同的人生理年龄(physiological age,PA)往往有着巨大的差别。生理年龄则是以正常个体生理学上和解剖学上的发育状况为标准确定的年龄,是个体当前的健康状况(如细胞、组织、器官、生理功能等)以及健康相关生理指标的反映。通常,生理年龄会随着增龄而发生老化性改变,但由于老化并不是一个同质过程,不同的个体或同一个体的不同器官受基因组成、生活方式选择及环境暴露等多种因素影响其老化速率并不相同,导致机体的生理功能、组织结构的衰退速度不同,差异很大。除外,还有心理年龄(mental age,MA)、社会年龄(social age,SA)等从不同方面反映老年状态的指标。因此,老年期并不是一个绝对的单一时间概念,而是一个动态的具有丰富内涵的生命阶段。

(二)共病、衰弱与失能

　　共病是同一人身上所有临床表现的疾病总和,衰弱是多个生理系统储备能力的亚临床损失的总和,失能则是个体进行独立生活必需的活动时有障碍或依赖。在老年期的人群中,共病、衰弱和失能大多是以不同程度同时存在的状况,三者之间并不一致或同步,患有多种疾病的人不一定衰弱程度很高,衰弱明显的人也不一定有严重失能,三者之间互有交集但又各自独立,正确理解三者的概念及相互之间的关系,对正确理解老年康复有着重要的意义。

很多疾病的患病率随年龄而增加,因此老年人是共病的主要患者群,这些疾病可能相互作用,也可能互不相干。共病患者发生明显不良健康结局的风险会超出仅患单一疾病的人,这些不良结局包括死亡、失能和残疾、虚弱、生存质量降低、高医疗资源消耗与费用支出等等。随着对共病研究的深入,目前比较一致的共病处理原则主要包括要充分认识到单一疾病治疗指南的局限性与多药治疗相关的风险;要注意患者的治疗和医疗保健的优先次序;要基于风险、负担、获益及预后来设计临床管理决策,充分考虑治疗的复杂性和可行性,选择获益最佳、危害最小且最有助于提高生存质量的治疗方法;停止非必需治疗,优先考虑非药物治疗方法,并强调个体化治疗方案。

衰弱是一种随着年龄增加出现的生理性衰退。目前比较一致的把衰弱症定义为是一种具有多重原因和促成因素的以力量、耐力和身体功能下降为特征的综合征。衰弱会导致老年人更易发生不良健康结局,如功能衰退和早期死亡。从严格意义来说,衰弱不是一种病症,而是一种生理储备下降导致的机体易损性增加、抗应激能力减退、生理调节功能下降的非特异性状态。衰弱是一个由稳定状态转变为非稳定状态的过程;或者说是一个精密调节能力减弱的过程,因此衰弱老人经历外界较小刺激即可导致一系列临床负性事件的发生,这一过程是系统性的,难以用单一的药物来调节,适宜的有针对性的运动训练是目前为止公认较为有效的抗衰方法。增龄或共病本身并不意味着衰弱,有许多老人在高龄或有多种疾患后依然强健,但衰弱的存在肯定会增加失能的风险。尽管目前尚无检测老年人衰弱症的"金标准",但已有多种衰弱症筛查工具用于风险评估和流行病学研究。通过这些工具可以识别临床中发生不良结局风险较高的老年人。在躯体性或综合征性衰弱症的发生过程中,免疫、内分泌、应激和能量反应系统失调具有重要意义。这种失调很可能与增龄相关的分子改变、遗传和特定病况相关,其中骨骼肌的增龄性改变是衰弱发生发展过程中的一个重要因素。

随着年龄的增长,老年人失能或基础功能性活动受限越来越普遍。有两个模型可以用于描述老年的失能残疾状况,一个是WHO的《国际功能、残疾和健康分类(ICF)》模型,即个体的功能水平(身体功能、执行任务活动的能力、日常活动参与)是健康状况与环境和个体因素交互作用的结果(详见第一章第四节)。另一模型是生态模型,即老年人的功能发挥是由其内在能力(个体在任何时候都能动用的全部身体机能和脑力的组合)和环境因素(即组成个体生活背景的所有外界因素,如建筑环境、人际关系、态度和价值观、卫生和社会政策、支持系统及其提供的服务等)两大要素决定的;失能是因内在能力和环境与任务要求不匹配所致,而任务需求又受环境与任务执行方式的影响。例如步行功能在高原环境和在平原环境对身体的要求就完全不同。人们可以通过提高内在能力(如通过锻炼增强力量,利用放大镜进行阅读等)、降低任务要求(如使用马桶增高器或浴椅减少起身站立,用坡道或电梯代替楼梯以达到上楼的目的)或者在提高能力同时降低任务要求(如手杖既能通过提供感觉反馈改善平衡,还可以分担减轻下肢承重)等途径达到改善失能状况的目的。

共病和衰弱是各自独立的失能影响因子,而失能又可能使共病或衰弱的进程或状况加剧,在老年人三种因素共存的情况下,如何在康复过程中寻找到恰当的切入点,以获得老年生活质量的最优化是老年康复的一个难点。但可以肯定的是尽早预防是目前的最优策略。

(三)成功老年化

人体在老化的过程中并非只是单方向的逐步衰弱,在衰弱过程中各个组织器官的老化也是非同步的。在老年化的研究中,把生活在社区里、在日常生活生理能力方面没有问题、在一般体力活动方面没有太大困难、在认知能力测验中取得高分、自评健康状况为很好或好的老年化称为成功老年化(successful ageing);而其余的老年化则属于"普通衰老"的过程。成功老年化的老人其生理功能退化较少甚至没有退化,能有充足的能力应付日常所需和应急状况。而达到这一状态的关键是衰老过程中生理功能"获得"与"丧失"的博弈;目前已经有许多的研究证实了在衰老的过程中可以通过运动、营养、环境等因素的改变而获得功能的改善,达到延缓衰老获得更好生活质量的目的。

二、老年的生理变化与器官组织的老化

(一)老年生理变化的模式特征

人体老化是一个非常复杂且个体差异很大的一个过程,老年生理变化主要表现出以下几个特征。

1.非线性的衰退过程

人体的老化过程在青年期就开始了,但其老化程度并非匀速表现的,而是在整个过程中会出现多个转折点,且各器官组织衰退速率也不同,甚至有的功能会是增进的表现。

2.节律漂移

老化会改变人体既往的生理节律,如体温节律、睡眠的昼夜节律和血浆皮质醇分泌节律等,导致节律的失同步或"内部相位漂移(internal phase drift)",如表现为老年人睡眠模式和睡眠质量改变等系列改变。

3.复杂性丢失

"复杂性"是一个源自非线性动力学领域的概念,复杂性丢失可能是所有老化系统的普遍现象,即机体对各种刺激作出快速、精准地对应调节的能力降低。在老年人中可以观察到的现象包括老年的心率变异性、血压变异性、脑电图频率、听觉频率反应及应激反应降低。然而,研究证明年龄相关的复杂性丢失是可改变的。

4.稳态储备衰减(homeostenosis)

指从成熟到衰老的过程中,可用于应付对稳态打击的生理储备逐渐减少,表现为老化过程中疾病易患性增加,患病后恢复困难以及合并症、并发症的增多。老年人生理储备的明显丢失使其耐受对稳态打击的缓冲能力下降;此外老年人须不断地消耗储备来代偿老化改变或者对年轻个体来说微乎其微的其他改变。这些稳态丢失的情况是老年易损性增加的部分原因。

(二)各器官组织的老化

在老化的过程中,各器官组织都会发生特有的变化,只有了解这些变化特征才能在进行康复治疗时具有针对性。

1.骨骼肌的变化

骨骼肌在青年时期就开始衰减了,但速率很慢,一般到55岁以后,骨骼肌的衰减速度会加快,无论在数量还是在质量上都会出现比较大的变化,数量上的变化主要是肌肉总量的减少且减少速度随年龄增长而加速,当肌肉总量比健康年轻成人平均值低2个标准差时就可诊断为"肌少症",纵向研究显示肌少症是老年人死亡的独立危险因素。老年性的肌肉量丢失并不是均衡的,一般而言,腿部肌肉丢失多于手臂。快肌纤维丢失大于Ⅰ型慢肌纤维;在肌束中肌原纤维体积先减小,然后是肌原纤维数目减少。50岁以后骨骼肌的神经支配会减少导致骨骼肌的运动单位数目减少同时伴运动单位代偿性增大。这一现象会使骨骼肌的肌力下降以外还会使肌功率快速下降,肌肉协调性减低,这也是老年跌倒的生理因素之一。老年骨骼肌除了形态变化还会有能量代谢变化,这些变化不但会使老年骨骼肌损伤时修复变得困难,而且更会影响到全身性的功能变化,如骨骼肌细胞膜上的受体的变化会使糖转化困难导致糖耐量的异常。

2.骨结构的变化

健康老年人骨量每年减少约0.5%,女性还会因绝经期激素分泌的改变而加剧。如果老年人还合并有维生素D缺乏则会进一步加速骨成分丢失。老年骨结构的变化包括了骨量的变化和与之相对应的骨功能变化,在人体衰老的过程中负钙平衡及骨矿物质丢失逐步增加,成骨细胞的活性降低而破骨细胞相对变化较小。这些变化导致老年人的骨皮质变薄,髓腔增宽,骨的密度降低,造成了老年人骨折概率增加,且骨折后修复速度减慢。

3.心血管系统的变化

尽管老年后心脏和血管都会出现功能下降的情况,但研究发现老化对静息心血管功能(如左心室射血分数)只有极小的影响。这反映了老年心血管系统采用的代偿策略足以抵抗细微、渐进性的、年龄相关生理、分子和生物化学改变,尽管如此稳态储备衰减现象仍然会出现,使得老年人对后续打击的代偿能力变小。临床上随着年龄增长,心肌梗死后的病死率和心力衰竭的发生率显著增加,说明了老年的心血管系统较年轻人更易受到损伤且恢复更困难。在运动中,老年人心脏和血管的适应调节能力与年轻人之间的差异则会明显显现,因此老年的心肺联合运动试验更能反映老年人真实的心脏血管功能状况。

4.呼吸系统

正常情况下,老化不会引起缺氧和肺炎。然而呼吸系统的解剖和功能改变依然随着年龄增加而发生。随着年龄增长,功能储备下降。非吸烟男性用力肺活量(FVC)每10年减少0.15~0.3L,第1秒用力呼气容积(FEV_1)每10年减少0.2~0.3L,60~80岁间的下降幅度更大;女性年龄相关的改变下降幅度较为缓和;但值得注意的是,身体活动活跃的老年人,吸气力和呼气力都显著更高,且其膈肌也更厚,提示着他们有更强的呼吸能力。

5.中枢神经系统

人脑容积在60岁以后每年减少0.5%～1.0%,以额叶和颞叶减少最明显,同时脑血流量也不同程度地减少,血压波动时维持脑血流量的机制开始退化。可能由于细胞凋亡,年龄相关的神经元丢失以小脑和大脑皮质的最大神经元最突出,即使是存留的神经元也存在树突丢失、突起缩短,以及突触减少等情况。但在某些区域,树突连接可能增加,神经元也会形成新的突触,并且一生中一直会形成新的神经元,但神经元的丢失速率大于新生速率。

通过老年人的认知测试我们可以了解到,辨认熟悉物体和面孔的能力以及维持对物体适当的视觉感知能力在一生中都可以保持稳定;在70岁前某些记忆表现随年龄增长仍能保存得很好,如程序性记忆、初级记忆和语义记忆等。但随着进一步老化这些过程也开始减退。情节记忆、工作记忆及执行功能是最常受"正常"老化影响的特定认知领域。在50～60岁后,这些功能往往随着进一步老化呈线性或加速下降;信息处理速度也随年龄增长而降低。但成功老化的95岁个体仍能维持其在社会、工作场所和家中的功能。

三、康复评定

康复过程"始于评定、终于评定",老年康复也是一样。老年康复评定的内容按应用场景分为两类,第一类是各种急性疾病损伤后相关功能障碍的评估(详见第二章第三节),第二类是老年失能评估。本节内容主要介绍第二类。

老年失能是一个多种因素交互作用的结果,往往很难找到失能的主因,老年共病患者则情况更加复杂。因此,老年失能应采用系统性的康复评定方法,通过评估明确失能的所有致残因素和失能程度,为恰当干预提供依据。虽然方法因目的不同而千差万别,但失能评估至少应包含以下几个要素:①清晰地描述失能的特征,通过病史记录描述清楚失能的起因、发展过程以及目前对患者及照料者的影响;②明确造成失能的功能障碍的严重程度及影响范围,可以通过相关的检查和各种问卷来了解受损状况,如通过老年体适能测试来了解老年人的运动能力及运动缺陷,通过有关认知的量表来了解认知水平等等;③描述清楚目前状况下患者的补偿策略,包括躯体功能障碍的补偿、环境因素的补偿、社会功能的补偿等;④明确健康问题,当发现相关器官系统的问题后,应当执行标准的鉴别诊断,以明确导致或促使失能的具体健康问题,如老年人常见的骨关节问题、神经功能损害问题、心肺功能障碍问题等,也有可能是多系统的问题都存在;⑤了解患者的生活背景和支持因素,患者的生活环境及支持决定了康复方案的制定与执行,因此任何一个失能评估都应包含对患者社会背景的综合评估。

四、康复治疗

老年康复的实施依据实施目标与场景的不同分为三大类:第一类是以社区和居家为主的老年失能康复预防;第二类是在医院急性治疗中的康复;第三类是已有失能状况下的康复。

(一)老年失能的康复预防

失能是老年生活中最大的健康威胁,因此如何采取合适的预防手段,努力"成功老化"是一个非常重要的问题。老年失能的康复预防可以从以下三个方面着手。

1.减小稳态储备衰减,优化功能储备状况

功能储备下降造成的衰弱是老年失能的关键因素,也是老年预防性康复的重点工作。可以通过老年运动功能评估,制定个性化的运动处方,优化老年运动训练,改善老年人的身体状况。老年运动的好处是十分明显的:通过运动可以改善老年状态、肌力、柔韧性和整体身体素质;可以提高老年人的关节活动度,减少活动度相关性失能的发生;降低心脏血管病、脑卒中、高血压、2型糖尿病、骨质疏松、肥胖、肿瘤、焦虑、抑郁和认知功能减退等疾病发生的风险;降低发生跌倒和跌倒相关性损伤的可能性;降低功能受限的发生率和严重程度,改善多种慢性疾病患者的结局。因此,个性化的老年体适能训练是老年康复预防的主要技术手段。AHA和ACSM指南建议老年人的运动量为每周5天、每天至少30分钟的中等强度有氧活动,或每周3天、每天至少20分钟的剧烈活动,或二者在一定程度上结合进行。体力活动超出最低推荐量将会产生更多的健康获益。对于老年人来说,任何时候开始体力活动都不晚,体力活动的益处(包括病死率降低和功能独立性)会因开始并坚持运动而出现。即使是既往久坐、晚至85岁才开始运动的个体,相比一直久坐者,也具有显著的3年生存获益。老年人运动通常不必一次完成整项活动,可在一天中分多次进行。超重的老年人可能需要每周进行合计约300分钟的中等强度体力活动并结合适当饮食,才能控制体重。慢性致残性疾病患者可能无法完成最低推荐量的体力活动,但也应在不造成伤害的前提下,尽可能参与体力活动。

2.弥补功能缺陷,减少危险因素

可能诱发或促发老年失能的常见且可预防的疾病包括心血管事件、感染、跌倒和骨折等。通过恰当的康复干预手段来降低此类事件的风险,包括血压、血糖管理,戒烟,老年人防跌倒的教育与专项训练,骨质疏松筛查以及预防练习,定期评估老年人口腔吞咽状况保证营养的摄入与误吸感染的预防等。

3.强调尽早干预,延阻失能发生

急性突发事件之后及早干预可预防或缓解失能的发生发展。加强住院患者的"离床护理",采用多专业评估和干预的急性期老年照护模式可改善功能转归,尽管具体项目各异,但一些回顾性队列研究显示,早期康复措施的应用,能降低检查、就诊、手术、注射和药物的风险,减少医疗费用,明显提高患者的生活质量,改善预后。

(二)急性治疗中的康复

在急性疾病的治疗过程中,康复应尽早介入,如ERAS等等,都能给预防失能或延迟失能提供技术支持。在此阶段的康复过程中应注意到以下几点:第一,应与患者及其家属一同制定切实可行的康复目标与计划;第二,辨别可增强的功能储备并制定降低功能需求的策略。其中,尽可能提高功能储备的方法可能包括启用或停用药物、营养和运动干预,提供人工装置等。采用降低功能需求的手段如使用辅助装置、改变环境、增加人力帮助以及进行适应性训练。

(三)已有失能状况下的康复

大多数老年人在老年的中后期会存在着不同类型、不同程度的失能状况,如何在已有失能的状况下,采取适当的策略,保持或延缓生活质量的降低,也是老年康复中的重要内容。目前比较常用的策略主要有两种。

(1)改善功能的策略:采取多学科手段,针对患者的主要失能问题,不以治疗疾病而以改善功能为出发点,进行临床和康复的干预,包括药物干预、手术干预、营养干预、运动干预、支具矫形器的应用等方法。

(2)如果改善功能的策略还达不到目标或者难以实施,可以考虑采用减少患者自身功能要求,通过辅助手段达到目的的策略:①改变环境,如通过使用轮椅来降低移动对患者的步行能力的要求,增加床旁扶手改变患者对翻身能力的要求等;②应用辅助装置,如助行器、延伸取物器等;③监督辅助,如陪护人员帮助提高患者的生活质量;④适应性及技巧训练,如能量节约技术等。

五、总　结

老年康复是一项十分有挑战性的任务,在当今的老龄化社会中具有迫切的需求,这一工作的复杂性决定了需要有综合团队来共同完成这一任务,更离不开患者本人和家属的理解和投入。只有在充分了解老年生理、老年病理、老年心理的基础上结合患者的生存背景和社会支持才能确定恰当的康复目标,实施个体化的康复方案,达到理想的康复效果。

(林　坚、林天高)

第六章　精神、智力残疾的康复

第一节　意识障碍康复

一、概　述

(一)定义与分类

1.定　义

意识活动包括觉醒和意识内容两方面。脑干上行网状激活系统和大脑皮质的广泛损害可导致不同程度觉醒水平的障碍,而意识内容变化则主要由大脑皮质病变造成。

意识障碍(disorders of consciousness,DOC)是严重脑损伤导致的一系列意识状态异常。随着急救技术的发展,严重脑损伤的患者得以存活,大量患者从重度昏迷转归为意识障碍。这类患者十分特殊,个体病理改变和脑损伤部位千差万别,但却共同表现为意识缺损。

2.分　类

意识障碍可分为昏迷(coma)、无反应觉醒综合征(unresponsive wakefulness syndrome, UWS)和最小意识状态(minimally conscious state,MCS)等几种不同层次。刚从意识障碍恢复时称为脱离最小意识状态(emergence from MCS,EMCS)。此外,还有闭锁综合征(locked-in syndrome,LIS),极易与意识障碍混淆。

(1)昏迷:严重脑损伤的结果,患者无法被唤醒(即使受到刺激也不会睁眼),没有睡眠觉醒周期、无法感知自己和他们周围的环境。这种状态是暂时性的,数天或数周后,患者可能进展为脑死亡(即不可逆昏迷伴脑干反射缺失和呼吸暂停)或显示部分或完全恢复。

(2)无反应觉醒综合征:原来被称为植物状态,指的是患者有睡眠觉醒周期,但对自身和周围环境没有觉知,当患者开始睁眼并且有表现出反射性运动时,他们被诊断为无反应性觉醒综合征。UWS患者未表现出觉醒体征,但可呈现多种反射性运动,如磨牙、打哈欠或呻吟。这种情况可能是一过性的也可能是长期的或永久性的。

(3)最小意识状态:患者有微弱、波动的但有确定的行为上表现出有意识的证据。MCS分为MCS-和MCS+。MCS-患者表现为存在视觉追踪和注视,可以对伤害性刺激进行定位或自动运动反应(如抓握床单);MCS+患者能遵循简单的指令,有可被理解的语言但不能进行功能性的交流,与UWS一样,MCS可以是暂时性的,也可以是永久性的。

(4)脱离最小意识状态:在意识障碍恢复的进程中会出现脱离最小意识状态,即患者可以进行功能性交流或物体使用。

(5)闭锁综合征:指患者脑干皮质脊髓和皮质延髓通路病变所致的四肢瘫痪和构音障碍。这些患者不能活动(有些恢复了一些远端运动,称为不完全闭锁综合征),但他们的感觉保持完整,他们是完全有意识的,不属于意识障碍。这些患者最常见的和外界的沟通方式是通过垂直眼球运动和眨眼。在完全闭锁综合征的情况下,患者的眼部活动会丧失从而使其无法进行任何交流,但可以通过脑机接口进行交流。

(二)流行病学

导致意识障碍最主要的原因包括颅内病变和颅外病变。常见的神经系统疾病如颅脑外伤、脑卒中、缺血缺氧性脑病、帕金森病、阿尔兹海默症后期等疾病都会涉及意识障碍的问题。意识障碍的程度和患者脑损伤的程度相一致,昏迷程度越深,持续时间越长则提示重型颅脑损伤,反之则提示轻度的颅脑损伤。意识障碍还提示脑损伤的病理类型,如伤后即发生昏迷,多为原发性脑损伤所致,清醒后昏迷,多为继发性脑损伤所致。

二、意识障碍的发展、恢复与预后

昏迷通常是急性且短期的,时间一般不超过4周,临床上常用格拉斯哥量表(GCS)来判断患者的昏迷程度。持续4周以上的意识障碍称为持续性意识障碍(prolonged DOC),此类患者可能恢复意识也可能无法恢复意识。有些患者如痴呆、帕金森病、多发性中风者在生命的最后阶段会进入到意识障碍的晚期,这两类患者对自己或周围的环境没有觉知,或觉知非常有限。所以对患者进行促醒康复治疗,恢复患者对自身和周围环境的觉知对患者之后的运动功能和其他功能的恢复具有非常大的促进作用。

昏迷1个月内为促醒的黄金时间,外伤所致的昏迷3个月内为关键期,一年内苏醒机会较大,非外伤性患者6个月内苏醒概率较大。以下几个因素可增加意识障碍患者的病死率:①格拉斯哥昏迷评分≤2分;②瞳孔反射和(或)角膜反射消失;③癫痫持续状态;④等电位脑电图;⑤体感诱发电位的缺失;⑥神经元特异性烯醇化酶血清浓度上升。医疗并发症如低血压、体温过高、高血糖、感染或长期机械通气均会降低存活概率。在重症监护病房和康复病房中最常见的死亡原因为泌尿系统和肺部感染、心力衰竭、恶病质以及器官衰竭。急性期后,一旦并发症被稳定控制,就应对患者恢复的潜力度进行重新评估。

意识恢复可以理解为患者出现非常明确的感知自我或环境的行为证据(诸如波动性的对语言或文字指令的自主反应、视觉跟踪、特定情境下的情绪反应等)。荟萃分析显示,43%的意识障碍患者意识水平提升,获得较好的预后。功能恢复的特点为有效的语言沟通、使用物件及学习、执行新任务,以及参加活动能力的恢复(EMCS)。若没有功能恢复,意识恢复同样可以发生。UWS患者通常会发展为MCS,继之可能会表现出功能恢复,进入EMCS。

6个月非创伤性脑损伤和12个月创伤性脑损伤的患者仍然会有临床诊断的变化。10%～24%的脑损伤昏迷患者多年后仍然有可能恢复意识。DOC患者自发性恢复的可能性比先前认为的高,一些UWS患者恢复到最小意识状态或者重新恢复意识,可以独立待在家中或者回归学习或工作岗位,因此持续意识障碍中的"持续"一词应该被摒弃。总之,意识障碍预后的判断仍在摸索阶段,单独使用一种预测模型或单一的方法可能有极高的错误预测风险,应该应用多模态评估,包括应用静息态或任务态EEG和fMRI评估。

三、康复评定

随着严重脑损伤患者存活率的提高,更敏感的检测方法可以更准确地预测患者的预后及监测治疗效果。近年来,临床上除了功能磁共振fMRI、PET、DTI等影像学评估,血流动力学、脑氧代谢检测及许多基于脑电的分析技术外,还开发了许多行为学量表以有效评估意识水平,帮助确立正确的诊断和评估患者意识恢复情况。其中,在国内外较为广泛应用的有GCS、昏迷恢复量表(CRS-R)、威塞克斯头部损伤矩阵量表(Wessex Head Injury Matrix,WHIM)量表、FOUR量表、感觉模式评估与康复技术(sensory modality assessment and rehabilitation technique,SMART)量表等。临床上急性期意识障碍用GCS较多,慢性期意识障碍常用CRS-R量表。

1.格拉斯哥昏迷量表(GCS)

GCS包括3个分量表,分别为睁眼功能、运动功能和语言能力,GCS总分为15分,最低分3分,8分以下为重度损伤,预后差,9～11分中度损伤,≥12分为轻度损伤,≤8分提示有昏迷,≥9分提示无昏迷,数值越低,预示病情越重。

2.昏迷恢复量表(CRS-R)

CRS-R可协助意识水平的诊断、鉴别诊断、预后评估、帮助之后治疗方案的制定。1991年美国JFK医学中心Johnson康复研究所发布,2004年进行了修订和出版。量表包括6个分量表,分别是听觉、视觉、运动、言语、交流和觉醒水平,其中听觉4分,视觉5分,运动功能6分,口部运动/言语功能3分,交流2分,觉醒水平3分,总分为23分。根据各子量表的得分可以对患者加以区分:①运动功能量表6分或交流评分量表2分,即可评为EMCS;②听觉功能量表3～4分,或视觉功能量表5分,或口部运动/言语功能量表3分,或交流评分量表1分,即可评为MCS+;③视觉功能量表2～4分或运动功能量表3～5分,即可评为MCS-;④其他得分均为UWS。

3.FOUR量表

可替代GCS来评估监护病房里严重脑损伤患者的意识水平。此量表由4项分量表组成,分别为眼睛、运动、脑干反射和呼吸类型,分量表的得分范围是3～15分。分数越低,表明死亡和残疾的可能性越大。在急诊中心,患者通常需要机械通气致使GCS量表中的语言功能无法测试,而FOUR量表弥补了这些不足。该量表可以监测视觉追踪,检测闭锁综合征患者遵从指令的眼球运动。Wolf等发现FOUR量表具有较好的可信度,有预后预测功能,而且

FOUR量表在鉴别更低意识水平时比GCS有更强的鉴别能力。

4.WHIM量表

设计用于探测各阶段的意识恢复变化,从昏迷恢复到脱离外伤后记忆缺失,以探测处于最小意识状态患者的细微变化。共计58条项目,分别评定患者觉醒和觉知、视觉(比如视觉追踪)、交流、认知(记忆和空间定位)和社会行为。

5.SMART量表

SMART量表是根据五种感觉通道(视觉、听觉、触觉、嗅觉,以及味觉),运动功能和交流反应水平来鉴定患者是否存在意识。通过多个感觉通道对刺激反应的情况来提高对患者阳性体征引出可能性,也可以作为一种指导工具,根据患者的行为反应和兴趣来确定下一步的治疗方式。SMART量表由29条标准化的条目组成,分正式和非正式两部分评估内容。正式评估包括检测者对患者行为观察和感觉的评估。非正式评估是来自亲属和照顾者所观察到的患者的行为反应,以及有关患者发病前的兴趣爱好。SMART量表能为意识存在提供更特异性的证据,也能进一步鉴别植物状态与最小意识状态甚至更高水平的意识状态。

四、康复治疗

意识的功能本质是机体既能感知外界环境,又能感知自身,并且能够整合并处理外界和自身的传入信息,做出有利于该生命体的正确反应。因此,意识障碍康复的前提和基础是感知能力。促醒的原则主要是增强患者感觉的输入和知觉的重塑。目前临床上意识障碍患者的康复治疗原则是增加中枢神经的传入刺激,改善中枢血供,促进各类神经生长因子的分泌。不过,目前意识障碍尚无确切有效、规范统一的治疗指南。

(一)药物治疗

严重脑损伤长期意识障碍者可受益于治疗干预。已知有些药物治疗是有益的,而且尽早干预可能取得更好的疗效,已有研究建议最早的用药时间为伤后3天。单剂量(如唑吡坦)或持续给药(如金刚烷胺、巴氯芬、左旋多巴)的方式会分别产生短时和长期的效应。其中,唑吡坦能提高大脑区域的神经元代谢和脑血流量,提高患者的觉醒度,并改善脑认知功能,增强交流和记忆能力。金刚烷胺作为一种间接的多巴胺激动剂,可以提高脑外伤患者的反应力和语言记忆,还能增加脑外伤性DOC患者在治疗期间功能恢复的速率,亦可以改善非外伤性DOC患者在治疗期间的意识水平及运动功能。哌甲酯、拉莫三嗪等则更适用于脑损伤但意识仍存在的患者以改善注意力缺陷。

(二)非侵入性脑刺激技术

1.经颅直流电刺激(tDCS)干预

将两个套上盐水浸泡海绵片的电极片放置于头皮上,刺激目标区域。阳极刺激增强刺激区域的兴奋性,阴极刺激降低刺激区域的兴奋性。tDCS对抑郁症、耳鸣、失语症等有作用。其具有安全、造价低、方便的优点,且不良反应较轻,主要有麻刺感、痒、轻微灼热、微痛等,故在临床和科研中使用较广。

2.经颅磁刺激(TMS)干预

原理是通过电磁感应定律制造出垂直于TMS线圈(置于头皮)平面的电场从而对相应脑区予以单次或多次刺激。在DOC领域中,TMS研究的关注点主要集中于其对DOC患者的意识评定及治疗作用。治疗作用主要关注的刺激靶点为初级运动皮层(M1)及背外侧前额叶皮层(DLPFC)。目前已被应用于多个神经精神疾病领域。

3.其他非侵入性脑刺激

如低强度聚焦超声脉冲(LIFUP)或经皮耳廓迷走神经刺激(tVNS)。LIFUP是一种利用低能量声波来刺激或抑制大脑活动的技术,与tDCS和rTMS相比,从理论上讲,它能够直接靶向和刺激皮层下和深部结构,比如丘脑。

(三)侵入性脑刺激技术

深部脑刺激(DBS)是一项通过对神经系统(多为丘脑或基底节)植入电极从而对相应的神经通路进行长期调节以达到治疗目的的技术,DBS的基本机制还没有被完全了解。在重型颅脑损伤患者中,以中央丘脑为主要靶区,以诱发投射丘脑皮质传入兴奋。电极通常被植入髓内核,因为该区域似乎与DOC患者的恢复水平特别相关,而且由于与中央丘脑的脑损伤和细胞丢失有关的病理生理学机制。目前已被应用于多种神经系统疾病。研究表明,意识的形成依赖于广泛的皮质网络及丘脑-皮质和皮质-皮质之间的功能连接。而DBS在DOC患者促醒领域的应用,多是通过对丘脑的刺激使整个功能联系被激活。

(四)多感官刺激疗法(SSP)

意识障碍患者往往长期无法获得常人应有的日常感觉输入,在某种程度上造成了感觉剥夺(指大脑对一切内外界刺激均不能产生反应的现象)。SSP基于大脑的可塑性以及感觉剥夺原理,规律地采用固定频率的外周感觉刺激,不同的刺激以固定的频率变换构成丰富的环境,潜在影响大脑的结构及功能,从而影响大脑的可塑性。实施各种感觉通道刺激时应尽量避免感觉剥夺,以提高患者的行为反应。SSP按一定顺序刺激,使患者以最佳的状态,最大的意愿对周围环境做出最好的行为反应。感官刺激程序包括站立床训练、床边被动活动、传统康复疗法、物理因子疗法、吞咽治疗、音乐疗法和基于听觉的训练等各种感觉通道刺激。

五、总　结

康复治疗在恢复患者意识障碍中起重要作用的前提是能够精准地评定出患者的意识障碍类型和程度。早期通过神经功能影像学评定和电生理学评定,结合量表评定全面的判断,精准诊断患者的损伤部分,区分意识障碍类型,减少误诊,并对患者进行个体化、精准化的有效康复促醒治疗,增加有利于恢复的因素,减少不利因素,合理分配医疗资源。

(狄海波)

第二节　智力障碍儿童康复

一、概　述

（一）定义和术语

1.智力障碍

智力障碍（intellectual disorder,ID）曾被称为精神发育迟滞（mental retardation,MR）、智力落后（mental retardation,MR）、智力缺陷（mental retardation,MD）等,现统一采用"智力障碍"作为诊断名词。ID是起始于发育期的智力水平明显低于同龄儿童正常水平,并且伴有社会适应能力障碍的发育障碍性疾病,表现为一般精神能力的缺陷,如推理、问题解决、计划、抽象思维、判断、学业学习等。这些缺陷导致了适应功能的损害,以至于个体在日常生活的一个或多个方面不能符合个人独立和社会责任的标准,包括交流、社会参与、学业或职业功能以及在家庭或社区的独立性。

2.全面发育迟缓

智力障碍术语通常应用于年龄≥5岁的儿童。对于年龄＜5岁,在2个及以上功能区（大运动或精细运动、语言、认知、社交和社会适应能力等）没有达到预期的发育标志,且无法接受系统性智力功能评估,可以考虑诊断全面发育迟缓（global developmental delay,GDD）。

（二）流行病学

智力障碍是儿童常见的致残原因之一,但常因诊断概念不一致,调查方法上的差异,流行情况的不同,不同国家和地区报告不一。目前,全球智力障碍患病率约为1%,重度智力障碍患病率约为0.6%。我国抽样调查显示智力障碍患病率为0.43%～0.96%。

二、相关风险因素及预后

智力障碍包括智力和适应功能两方面的缺陷,缺陷具体表现在概念、社交和实用三大领域中。智力障碍并不是个体内在、固有的特质,而是一种动态变化的功能状态,是个体与环境相互作用的结果。智力障碍相关风险因素按是否为遗传因素可分为非遗传性因素和遗传因素。非遗传性因素按照病因的作用时间,还可以进一步分为产前因素、围生期因素和产后因素。遗传因素可进一步分类为综合征型智力障碍和非综合征型智力障碍,综合征型智力障碍是指除智力障碍还存在特定临床表型或已知共患病的儿童,如唐氏综合征、Rett综合征等。在智力障碍的病因中,生物医学因素约占90%,社会心理文化因素约占10%。重度智力障碍绝大多数由生物学因素引起,遗传因素智力障碍占不明原因智力障碍病因的50%左右,在中重度智力障碍患者中比例达67%以上,轻度智力障碍通常受遗传和环境因素共同影响。

智力障碍儿童的预后与病情严重程度密切相关,也受共患病影响,临床上最常见的共患精神和神经发育障碍疾病包括注意缺陷多动障碍、孤独症谱系障碍、抑郁和双相障碍、焦虑障碍、刻板行为障碍、冲动控制障碍等。临床上应对患儿的病史、行为表现进行详细评估,以识别出共患病,及早予以恰当的干预。此外,患儿的预后还与诊断时间、康复介入的时机与方法方式等也有较大的关系。轻中度智力障碍儿童经过积极的综合干预,大部分患儿可参与社会活动,从事一些简单的工作,能够自食其力。重度智力障碍儿童经过综合干预后部分可生活自理。极重度智力障碍儿童经过综合干预能力可有一定程度改善,但生活难以自理,大部分患儿需要终生照顾。智力障碍儿童严重程度分级基于适应功能(见表6-2-1)。

表6-2-1　智力障碍儿童严重程度分级

分级	概念领域	社交领域	实用领域
	包括记忆、语言、阅读、书写、数学推理、获得实用技能、问题解决等能力	包括对他人思想、感受和经验的觉察,共情,人际交流技能,交友能力,以及社交判断能力等	包括自我照料管理、工作责任、财务管理、娱乐以及学业和工作任务的组织等
轻度	学龄前儿童可能没有明显的概念化落后,学龄儿童表现为学习技能缺陷,包括阅读、书写、计算、抽象思维、执行功能、记忆等能力落后	在正确感受同伴的社交线索方面存在困难,交流、对话和语言不成熟,情绪调节和行为控制存在困难,社交判断不成熟、易被欺骗	个体在自我照料方面,是与年龄相匹配的。与同伴相比,个体在复杂的日常生活任务方面需要一些支持,如交通工具使用、食物准备等
中度	在所有的发育阶段,个体概念化的技能均显著落后。学龄前儿童表现为语言和学业前技能发育缓慢。学龄儿童的学习技能有明显缺陷,在整个教育期间都进展缓慢。日常生活中的概念化任务需要每日、持续的帮助	表现为语言发展落后,不能精确地感受或解释社交线索,社交判断和决定受限等。为了更好的工作,需要较多的社交和交流的支持	在长时间的教育后,个体可以基本照顾自己的需求,包括吃饭、穿衣、排泄和个人卫生,可以参与简单的家务活动
重度	个体只能获得有限的概念化技能,几乎不能理解书面语言或涉及数字、数量、时间和金钱的概念。照料者在个体的一生中都要提供大量的支持	个体的口语表达能力显著落后,倾向于单字、短语或手势语交流。能理解简单的语言及手势。交流多用于满足社交需要而非用于阐述事件	几乎个体日常生活的所有活动都需要支持,包括吃饭、穿衣、洗澡和排泄。极少数个体存在适应不良行为如自残
极重度	个体仅能够使用一些目标导向的物体进行自我照顾、工作和娱乐。可获得一定的视觉空间技能,然而物体的功能性使用受限	在言语和手势的象征性交流中,个体的理解非常局限。主要是通过非语言、非象征性的交流表达情感和需要	个体日常的身体照顾、健康和安全都依赖于他人,少数个体可以帮助完成简单家务,如扔垃圾等

三、康复评定

康复评定始于诊断,首先从收集有关医学、心理、教育及社会等方面资料开始,排查智力障碍相关风险因素,再由专业人员进行智力和适应行为测验,必要时还应进行语言能力、运动能力评估、人格测验等,明确智力障碍程度,以便对智力障碍儿童制定针对性的教育和训练方案、判断预后,并进行长期指导。虽然标准化的智商测试为儿童智力障碍诊断提供了有力参考,但智商水平不再单独作为智力障碍严重程度分类的依据,而是通过适应功能的损伤程度来分度。诊断为非特定智力障碍的个体,需要间隔一段时间后重新进行智力功能评判。

(一)排查智力障碍相关风险因素

智力障碍患儿应为康复评定的关注中心,家庭成员也应充分参与评定过程。明确智力障碍相关风险因素有助于针对性康复治疗,按以下步骤进行排查:①通过病史、孕产史询问、视力听力检查等,排查各种非遗传性病因。②完善头颅影像学检查,确定是否存在脑发育或结构异常的情况。③排查各种遗传性及代谢性病因,包括确定患儿是否存在特定的病因和特定的综合征,确定是否存在遗传代谢性疾病。对仍不能明确病因的智力障碍患儿,推荐染色体微阵列芯片分析(CMA)和脆性X综合征检测。经过以上遗传学评估仍然没有明确病因,则应考虑单基因缺陷导致的智力障碍,推荐使用基于二代测序的相关方法进行检测。

(二)智能测试

智力功能评定主要测验语言和推理能力,能最大限度了解儿童智力潜在能力,在学龄期有较高的灵敏度,但对7岁以下儿童的诊断和中度以下智力障碍的分级实用价值较低。还要注意将智力障碍与特定学习障碍相鉴别。目前常用的诊断性量表包括格里菲斯发育评估量表-中文版、Gesell发育量表(Gesell development scale,GDS)和韦克斯勒智力量表。

1.格里菲斯发育评估量表-中文版

格里菲斯发育评估量表于2013年完成中国标准化、常模研究及工具修订,具有优异的效度、信度和反应度,成为儿童发育评估的"金标准"之一。该量表对运动、个人-社会、听力和语言、手眼协调、表现、实际推理6大能力进行评估,能较好地反应整体发育水平及能力的各个侧面。

2.Gesell发育量表

GDS以正常行为模式为标准来鉴定观察到的行为模式,以年龄来表示,再与实际年龄相比,计算发育商(DQ)。测试内容包括适应行为、大运动、精细动作、语言及个人社会共5个能区,适用于4周~3岁婴幼儿,结果判定同《0~6岁小儿神经心理发育量表》,若DQ<80则应怀疑有智能发育落后,再结合其他临床指标做出诊断。

3.韦克斯勒智力量表

韦克斯勒智力量表(Wechsler intelligence scale)分为韦克斯勒学龄前及幼儿智力量表(WPPSI)和韦克斯勒学龄儿童智力量表(WISC-R)。前者适用于4.5~6岁的儿童,后者适用于6~16岁的儿童。随着文化和社会生活的进步,该测试目前已更新至第4版并在国内广泛使用。该量表能较好地反映智力的整体水平,并通过11个分测验,对儿童的言语理解、知觉推理、工作记忆、加工速度进行评估。测试总智商<70分考虑智能水平缺陷。

(三)适应性行为评估

适应性行为又称社会生活能力,是指人适应外界环境赖以生存的能力,也就是个体对其周围的自然环境和社会需要的适应能力。评定常通过对儿童的带养人的访问获得,能较客观地反映儿童适应行为的现有水平。对适应行为的评定必须考虑年龄组和文化背景,评估时主要遵循以下两个标准:①个人独立的程度;②满足个人和社会义务和要求的程度。适应行为评定方法种类繁多,目前公认而常用的评定方法如下。

1.婴儿-初中学生社会生活能力量表

此量表共 132 项,包括 6 个行为领域,即独立生活能力、运动能力、作业、交往、参加集体活动和自我管理,适用于 6 个月至 14 岁儿童。

2.适应行为评定量表第 2 版(ABAS-Ⅱ)

ABAS-Ⅱ中文版适用于 6～18 岁儿童,对沟通、社区应用、学习功能、居家生活-学校生活、健康与安全、休闲、自我照顾、自我管理、社交、工作(或动作技能)等具体适应技能进行评估,能较好反映概念技能、社会技能和实用技能三大适应领域的水平。

3.AAMR适应性行为量表(adaptive behavior scale,ABS)

此量表包括个体在独立、个人与社会的责任等 9 个行为领域的能力以及个体不良适应行为。该量表在 1994 年完成了国内标准化工作并在全国推广。

4.文兰适应行为量表(Vineland adaptive behavior scale,VABS)

此量表适用于 0～30 岁的儿童、青年,包括 8 个行为领域,即一般、饮食、穿着、运动、作业、自我指导、社会化及实际能力。此量表测量行为领域宽、年龄跨度大,适合用于智力障碍儿童干预效果评价。

四、康复治疗

在完善相关评估的基础上,开展全面的康复治疗。部分遗传性代谢性疾病,根据病史、临床表现、特殊体征及家族史,进行有针对性的检测和干预,是可以取得良好效果的。伴随障碍(共患病)的治疗也非常重要,如共患癫痫的患儿,多次的癫痫发作可使患儿的脑损伤进一步加重,应进行系统的药物治疗并规律随访。伴有视觉、听觉功能障碍的患儿应进行佩戴助听器等相应矫治。合并情绪障碍的患儿应同时进行心理咨询、行为引导等。智力障碍患儿个体能力与环境需求不协调,应为其提供个体化的支持,提升功能水平。同时,智力障碍患儿的核心表现为适应功能的缺陷,因此通过环境支持改善适应行为对整体提升患儿的生活能力具有重要意义。

总的康复治疗原则为:①早期筛查、早期诊断、早期干预、早期康复;②全面评估、全面康复;③个体化治疗;④家庭、学校、社会共同参与,共同支持。

(一)物理治疗

智力障碍儿童存在运动发育落后,在跑、跳等运动技能、运动速度和平衡协调能力落后于同龄儿。改善其运动功能,有利于扩大其活动范围,获得更多社会技能。智力障碍儿童的物理治疗,应从患儿身体的结构和功能、活动和参与、个体因素、环境因素等方面在其综合评价的基础上实施,治疗应遵循以下原则:①遵循儿童运动发育的规律促进运动发育;②在抑制异常运动模式的同时进行正常运动模式的诱导;③使患儿获得保持正常姿势的能力;

④促进左右对称的姿势和运动;⑤诱发和强化所希望的运动模式,逐渐完成运动的协调性;⑥处理功能障碍;⑦管理肌肉骨骼系统;⑧根据需求采用目前国内外公认的技术。

(二)作业治疗

通过日常生活动作的训练如进食、更衣、书写等,提高智力障碍儿童的精细动作、操作的灵巧性、生活自理能力,从而提高其适应能力。

(三)言语治疗

智力障碍儿童在理解与表达上均存在不同程度的障碍,根据能力水平其言语治疗分为前语言能力训练、语言的理解与表达能力训练、词组的理解与表达训练、句子的理解与表达训练、短文的理解与表达能力训练5个阶段。早期通过视觉、触觉、听觉、嗅觉等多感官刺激训练,促进知识发育,加强对外界的感知和认知,丰富信息量,是促进脑发育和提高认知功能的有效治疗方式之一。

(四)感觉统合训练

感觉统合训练是指基于儿童的神经需要,引导对感觉刺激做适当反应的训练,训练内容包含前庭(包括重力与运动)、本体感觉 (包括肌肉与感觉)及触觉等多感官刺激的全身运动,其目的不在于增强运动技能,而是改善中枢神经系统处理及组织感觉刺激的能力。

(五)特殊教育

特殊教育是智力障碍儿童的主要康复训练手段。教育的最终目的是提高智力障碍儿童生活自理能力的水平,尽可能减少其功能受限程度,教育重点在于将日常生活情境融入其中,按照正常儿童的发育规律有目的、有计划、有步骤地开展针对性的教育。建议通过娱乐性、节律性意向激发患儿的兴趣,诱发儿童学习动机,鼓励和引导孩子主动思考,向往目标和积极参与意识。提倡利用环境设施、学习实践机会,最大限度地调动患儿的自身潜力。通过游戏让患儿在欢乐愉快的环境中主动接受语言、运动、交流、认知和行为等各种功能训练,在和其他孩子、老师的反复互动过程中学习,使他们的运动能力、认知能力和交流能力等得到全面的提高。其中,轻度智力障碍儿童提倡以在普通学校随班就读的形式进行融合教育,但需要课外特殊训练以使其尽可能融入社会;中重度障碍儿童建议在特殊学校或机构进行生活自理能力、社会适应能力和劳动技能的训练,可考虑在普通学校接受部分文化课教育;极重度智力障碍儿童侧重于掌握简单的交流和基本的生活技能,尽可能提高生活质量。

(六)行为管理及家庭教育

智力障碍儿童合并行为问题的风险较正常儿童高3~4倍,合并行为问题的儿童远期在适应技能的获得上相对更落后。行为管理有助于改善其行为问题,训练方法包括减少引发行为问题的诱因,用新的技能代替不良行为(如用手势表示需求、代替尖叫)等。儿童智力水平的落后、社会服务的限制和公众歧视的持续存在,使智力障碍儿童及其家庭面临巨大困境,其父母的身心健康、养育态度、亲子互动、婚姻功能和社会关系均受到威胁。通过视频指导、角色扮演、正念干预等家长教育手段,可以改变消极和强迫性的亲子互动,并有助于预防或减少ID儿童行为问题的产生。在学龄前阶段进行行为干预,将对ID患儿的父母养育压力及儿童行为问题产生最大益处。

五、总　结

　　智力障碍是起始于发育期的智力水平落后、社会适应能力障碍的发育障碍性疾病,其病因包括多种遗传性因素及非遗传性因素。疾病的诊断流程应包括病史询问、体格检查、病因探寻、共患病的鉴别、智力水平及适应能力的测定,同时应依据适应能力进行程度分级。患儿的康复治疗侧重于改善适应行为,提升患儿的生活能力,其预后与智力障碍程度密切相关。

（李海峰）

第三节　老年痴呆症康复

一、概　述

(一)定义和分型

1.定　义

痴呆是一种以认知功能缺损为主要症状的获得性智能损害综合征,其认知功能损害包括记忆、学习、定向、理解、判断、计算、语言、视空间等,导致患者日常生活能力或社会职业功能严重受限,并可伴有精神、行为、人格异常。痴呆可分为阿尔茨海默病(Alzheimer's disease,AD)、血管性痴呆(vascular dementia,VD)和混合性痴呆等类型。

老年痴呆症(senile dementia)通常指AD,是一种以认知功能损害、行为异常和日常生活活动能力下降为主要临床表现的、慢性进行性发展的神经系统退行性疾病,是痴呆的主要亚型,占所有痴呆分型的50%~70%。患者往往表现为不同程度的记忆、语言、视空间功能、认知功能(理解、计算、时间空间定向力、思维、判断、执行能力等)减退以及精神行为异常。随着病情进展最终可导致老年患者持续性、全面性的智能减退及日常生活能力丧失。

2.分　型

AD分为散发型(sporadic Alzheimer's disease,SAD)和家族型(familial Alzheimer's disease,FAD),其中约95%为环境、基因及代谢等多种因素导致的散发型。可根据AD病理生理进程将其分为3个阶段,即AD临床前阶段、AD源性轻度认知障碍和AD痴呆阶段。AD痴呆前阶段(pre-dementia stage)指已出现AD病理生理改变,但仅有轻微或无痴呆症状表现的时期。包括临床前AD(preclinical stages of AD)和AD源性轻度认知功能障碍(mild cognitive impairment due to AD,MCI due to AD)阶段。在此阶段,神经元还没有大量凋亡,疾病进程在一定程度上是可逆的;此外,在此阶段对心脑血管病、糖尿病等其他慢性危险因素进行早期筛查,对患者进行早期识别,可能大大延缓疾病的进展。目前认为,在出现临床症状前15~20年AD的病理生理进程就已经开始,AD痴呆前阶段的提出对AD的早期预警具有重要意义。

(二)流行病学

流行病学研究显示全球2015年痴呆患病人数为4680万,预计每20年将翻一倍,2030年达到7470万,2050年达到1.315亿。2015年,58%的痴呆发生在中低等收入国家。我国痴呆患者数量占全球总数的近1/5,随着我国逐步进入老龄化社会,痴呆已成为我国面临的重大公共卫生问题,AD的防治形势尤为严峻。

二、相关风险因素与预后

目前认为,淀粉样前体蛋白以及早老素是家族性老年痴呆主要的致病基因。AD的发生的可能机制包括①细胞内过度磷酸化的 Tau 蛋白聚集而成的神经纤维缠结,影响神经元骨架微管蛋白稳定性;②细胞外 β-淀粉样蛋白沉积构成的老年斑及海马和皮质的神经纤维退行性病变;③神经元及突触功能障碍、氧化应激及血管因素等。近年来,大量研究也证实慢性脑缺血(chronic cerebral hypoperfusion,CCH)可导致或促进阿尔茨海默样病理生理改变。在对 AD 的风险预测评估中发现,年龄是最强的危险因素,其次是教育水平和血管性危险因素。对 AD 发病的危险因素进行早期识别和干预,对降低 AD 发病率、减轻家庭和社会负担具有重要意义。按 AD 发生的风险因素可否干预可分为不可干预和可干预两类。

1.不可干预的危险因素

不可干预的危险因素包括年龄、性别、遗传因素和家族史。年龄是 AD 最大的危险因素,大多数散发性 AD 在 65 岁后起病,60 岁后 AD 的发病率每 10 年会增高一倍。遗传因素是除了年龄外最为明确的危险因素,包括 AD 的致病基因和风险基因。目前已知的 AD 致病基因包括位于 21 号染色体的 β-淀粉样前体蛋白基因(amyloid precursor protein,APP),位于 14 号染色体的早老素 -1 基因(presenilin 1,PSEN1)和位于 1 号染色体的早老素 -2 基因(presenilin 2,PSEN2)。携带有 APP 或 PSEN1 基因突变的人群发展为 AD 的概率为 100%,携带有 PSEN2 基因突变的人群发展为 AD 的概率为 95%。目前研究较为深入的 AD 风险基因包括载脂蛋白 E 基因(apolipoprotein E,APOE)和分拣蛋白相关受体 1 基因(sortilin-related receptor 1,SORL1),携带风险基因的人群患病风险、发病年龄及转化速度均高于未携带者。此外,研究结果显示男性比女性痴呆患病率约低 19%~29%。

2.可干预的危险因素

可干预的危险因素包括心脑血管疾病、高血压、2 型糖尿病、高血脂、体质量、吸烟、饮酒、饮食、教育水平、体力活动和脑力活动、颅脑损伤等。

AD 通常起病隐匿,病程为 5~10 年或更长时间,预后不良。患者多死于肺部感染、泌尿系感染或压疮等并发症。经过健康教育、饮食调养、体育锻炼、药物干预等综合性治疗,配合全面、系统、规范的康复综合训练,可减轻痴呆的症状,延缓老年性痴呆的病程进展。

三、康复评定

AD 的病史采集应包括可能的诱因、认知状况、日常生活能力、基础疾病及伴随疾病等信息。体格检查包括一般体格检查和神经系统专科检查。辅助检查主要包括体液检查、影像学检查、电生理检查和基因检测等。对首次就诊的痴呆患者进行血尿、脑脊液等体液检查有助于发现伴随疾病,辅助明确病因。头颅磁共振可作为 AD 诊断和鉴别诊断的常规检查。有明确家族史的痴呆患者应进行基因检测以辅助诊断,利于实施早期干预。

(一)认知功能筛查评定

1.筛查量表

(1)简易智能状态检查(MMSE):是国内外应用最广泛的认知筛查量表,具有良好的信度和效度。包括时间、地点、定向力、即刻和延迟记忆力、短程记忆、注意力和计算能力、物体命名、语言复述、阅读理解、语言理解、言语表达和图形描画视空间能力等内容,对识别正常老年人和 AD 患者有较高的价值。

(2)蒙特利尔认知评定(MoCA):评定包括注意力、执行功能、记忆、语言、视空间结构技能等内容,对识别 MCI 和早期 AD 的敏感度和特异性优于 MMSE。

(3)阿尔兹海默病评定量表-认知分量表(Alzheimer's disease assessment scale-cognition,ADAS-Cog):该量表包括记忆力、定向力、语言、运用、注意力等项目,可评定 AD 认知症状的严重程度和治疗效果。

2.单项功能评定

(1)记忆功能评定:记忆功能障碍是 AD 患者最早和最常出现的症状,患者常从早期的近记忆减退逐步发展为远记忆受损,同时表现出学习能力下降。评定量表可选用韦氏记忆量表(Wechsler memory scale,WMS)、波士顿命名测验(Boston naming test,BNT)和临床记忆量表(clinical memory scale,CMS)。

(2)注意力及执行功能评定:AD 患者常表现为进行持续和重复性活动时不能集中注意力,短时间内只能专注于一项任务。不能独立安排和完成日常生活活动,并难以做出决定。可使用视跟踪和辨认测试、Stroop 色词测验评定、划消测验和声辨认测试、数字和(或)字母连线测验和颜色-形状分类测验等评定方法。

(3)知觉功能评定:包括视知觉、视觉构象、知觉性运动协调、运用和知觉整合功能等。AD 患者不能通过知觉认识自己熟悉的东西,在无理解困难、无运动障碍的情况下,常不能准确执行目的性动作,可对其是否存在视空间结构功能障碍、体像失认、视觉和触觉失认等方面进行评定,还应评定其是否存在结构性失用、运动性失用、穿衣失用、意念性失用和意念运动性失用等问题。

(4)语言功能评定:AD 患者早期可出现找词困难、流畅性下降,逐步发展为语言空洞、理解能力受损、缄默。可选用波士顿诊断性失语症测验(Boston diagnostic aphasia examination,BDAE)、西方失语成套量表(Western aphasia battery,WAB)(汉化版)、汉语失语症检查表(aphasia battery of Chinese,ABC)等量表进行评定,确定语言障碍类型和严重程度。

(二)运动功能评定

大多数 AD 患者到中期以后才表现出严重运动功能障碍,但研究发现部分 AD 早期患者已出现平衡和步行功能的下降,这些患者存在较大的跌倒风险。对合并锥体系受损的患者可采用 Brunnstrom 评定运动功能,采用改良 Ashworth 量表(MAS)评定肌张力。采用功能性步行分级(functional ambulation classification,FAC)进行整体步行能力评估,"起立-行走"计时测试(TUGT)和 10 米步行测试(10MWT)评定步速、步行能力及安全性。

(三)日常生活能力评定

常用改良 Barthel 指数(MBI),评定患者穿衣、进食、洗漱、坐、站、行等身体活动有关的基础 ADL 能力(BADL);应用 Frenchay 活动指数和功能活动性问卷等,评定患者做家务、做饭、购物、驾车等工具性 ADL 能力(IADL);对重度痴呆患者可选用阿尔兹海默病协作研究日常能力量表(Alzheimer's disease cooperative study-ADL,ADCS-ADL)进行评定。

(四)社会功能评定

常用社会能力评定量表(rating scale of social ability,RSSA)和社会功能调查量表(functional activity questionnaire,FAQ)进行患者社会参与能力评定。

(五)精神行为异常评定

随着AD患者病情进展,可出现焦虑、抑郁、多疑、淡漠,甚至幻觉、谵妄、被害被窃和嫉妒妄想等精神行为症状,表现为明显的性格改变、攻击性行为或言语、多动、脱抑制、游荡、囤积物品、捡拾垃圾和睡眠障碍等。可采用AD行为病理量表(behavioral pathology in Alzheimer's disease scale,BEHAVE-AD)和神经精神问卷(neuropsychiatric inventory-questionnaire,NPI-Q)评估精神行为障碍。轻度痴呆患者也可采用汉密尔顿焦虑量表(HAMA)和汉密尔顿抑郁量表(HAMD)评定情感症状。

(六)营养状态评定

随着患者痴呆程度的加重,营养不良的发生率增高,可应用简易营养评估表(mini-nutritional assessment,MNA)、皇家医学院营养筛查系统(imperial nutritional screening system,INSYST)进行评价。

(七)整体评价量表

常用临床痴呆评定量表(clinical dementia rating,CDR)、总体衰退量表(global deteriorate scale,GDS)和临床总体印象量表(clinical global impression,CGI)等对老年性痴呆患者的认知功能、精神行为和日常生活能力进行整体评定,以较为全面地评估患者的严重程度。其中,CDR具有良好的信度和效度,是国内外最常用的痴呆严重程度分级量表。

四、康复治疗

AD通常起病隐匿,多为持续进行性发展。一旦发现患者出现认知功能损害、行为异常、情感障碍、社会生活功能减退等征兆,应立即给予相应检查,确定为痴呆后,依据评定结果,明确目前存在的功能障碍的类型、严重程度及可能原因,制定相应康复目标和治疗计划,尽早实施早期、正规、系统、全面的康复介入。康复遵循早期、个体化和循序渐进的原则,机构或社区由康复治疗师实施,居家患者可由照料者在医护人员指导下或借助远程康复系统进行干预,并为照料者提供相关康复训练知识指导,在精神上予以关心支持。在整个疾病发展过程中,持续的综合性康复治疗可改变行为水平和脑结构与功能水平的可塑性,减轻功能障碍,延缓病情进展,最大限度地提高生活自理能力,增强社会参与能力,改善生活质量。

(一)早期识别和预防

针对尚未出现AD病理改变和临床症状的中老年人群,应采取一级预防识别和管理可控危险因素;对处于临床前阶段或已经发生MCI的人群采取二级预防早期诊断、早期干预;确诊AD后,应积极采取三级预防控制痴呆进展,改善患者认知功能、日常生活能力及其他受限的功能障碍,减轻其参与受限的程度。

（二）药物治疗

1.单抗类药物

治疗阿尔茨海默病（AD）的单克隆抗体药物是一种抗β淀粉样蛋白（Aβ）的IgG1单克隆抗体，可有效清除脑内沉积的β淀粉样蛋白，发挥疾病治疗的作用，延缓疾病发展过程。已应用临床的有阿杜那单抗（aducanumab）和仑卡奈单抗（lecanemab）等。阿杜那单抗是第一个获得美国FDA批准用于治疗阿尔茨海默病的单克隆抗体，其作用是通过结合并中和β淀粉样蛋白，进而减少脑中的淀粉样斑块，从而减缓疾病的进展。仑卡奈单抗同样是一种抗β淀粉样蛋白（Aβ）的IgG1单克隆抗体，能有效清除脑内沉积的β淀粉样蛋白，对疾病起到治疗作用，延缓病程发展。该药于2023年获得FDA批准，并在2024年1月9日获得中国国家食品药品监督管理总局（CFDA）批准，用于治疗早期阿尔茨海默病，包括轻度认知功能障碍和轻度痴呆。

2.胆碱酯酶抑制剂

胆碱酯酶抑制剂（cholinesterase inhibitors, ChEIs）是目前治疗轻中度AD的一线药物，主要包括多奈哌齐、卡巴拉汀、加兰他敏和石杉碱甲。ChEIs可改善AD患者认知功能、整体功能、日常功能及精神症状。大多数患者对ChEIs具有较好耐受性，部分患者可出现腹泻、恶心、呕吐、食欲下降和眩晕等不良反应。

3.兴奋性氨基酸受体拮抗剂

盐酸美金刚也作为AD的一线药物，可有效改善中重度AD患者的认知功能、日常生活能力和减轻异常神经精神行为，提升患者的综合性能力。少数患者可能出现恶心、眩晕、腹泻等副作用。

4.中药及其他治疗药物

有较多临床试验显示银杏叶提取物（EGb 761）对AD治疗有效，可改善患者认知功能、日常生活能力及痴呆相关症状。脑蛋白水解物、吡拉西坦、奥拉西坦均具有神经保护和神经修复功能，研究显示上述三种药物可改善轻中度AD患者认知功能和总体临床印象，可作为协同辅助治疗药物。

（三）认知功能的康复训练

通过采取改善认知功能、减轻非认知性精神神经症状以及提高日常生活能力和社会功能的综合性康复训练，减轻患者各种症状，延缓病程进展。治疗有许多，目前除了治疗师提供的治疗外，还可以通过计算机软件等辅助认知康复训练（computer aided technology）为患者提供不同的治疗干预方式。通过视觉、听觉等更具有吸引力的刺激方式和及时准确的反馈信息，可以有效提高患者参与积极性和疗效。

1.记忆和学习能力训练

记忆功能受损是AD患者的首发和常见表现。训练主要针对改善患者的即刻记忆、短时记忆和长时记忆来进行，包括图像法、联想法、故事法、关键词法、数字分段记忆法、无错误学习法、取消提示法和空间性再现法等。同时，可使用外在记忆辅助工具，如记事本、计算机、时间安排表、定时器、闹钟等,方便患者随身携带,定时查阅。音乐能够唤醒AD患者更多的具体事件信息,帮助低认知能力的人群提高自我记忆能力。而且音乐对于AD患者保持良好心情,增加社会交往和阅读困难等方面有利。

2.定向力训练

AD患者常有脱离环境接触的倾向,可通过反复讲述,设置醒目标识,利用定向训练板每天记录相关信息,进行环境、人物、事件的实际定向疗法(reality orientation,RO)训练。

3.注意力训练

包括Stroop色词测验、猜测游戏、数字或字母划消、时间感训练、数目顺序等方法。

4.执行功能训练

包括图片归类、物品分类、排列数字、问题状况处理、从一般问题到特殊问题的推理等训练方法。

5.知觉功能训练

针对患者触觉、视觉、听觉、空间结构、身体器官失认或失用等问题进行训练。可通过选择一些日常生活中的分解动作组成完整动作来进行训练,也可进行拼图、辨认形状、声-图辨认等方式进行。

6.语言功能训练

对语言表达能力、理解能力、阅读和书写障碍分别进行相应训练或代偿治疗。

(四)躯体运动功能康复训练

针对AD患者的运动康复训练应从发病早期开始。根据运动功能评估的结果进行针对性的运动训练,尤其是协调性训练、平衡功能训练、转移训练、心肺功能训练和步行功能训练。以任务为导向的作业治疗可以促进日常生活活动的程序化记忆的输入,促进记忆功能的改善,提高执行能力和生活质量,减轻照料者负担。躯体运动功能康复训练包括功能性任务活动(functional task activity)、环境改造(environmental reform)和辅助技术(assistive technology,AT)等。严重功能障碍的老年性痴呆患者,可应用计算机及辅助装置、矫形器、辅助用具、轮椅、电子耳蜗、助听器等康复设备和器材,改善认知功能,提高日常生活能力,延缓社会功能的减退。

(五)虚拟现实技术

虚拟现实技术(virtual reality,VR)指利用计算机生成逼真的三维场景,患者通过佩戴各种设备装置,对虚拟世界进行体验和交互作用。AD患者可通过感知场景中物体的移动,并使用操纵杆进行控制训练,与认知训练相结合达到改善患者感知、反应和表现能力的作用。

(六)神经调控治疗

主要包括重复性经颅磁刺激(repetitive transcranial magnetic stimulation,rTMS)、经颅直流电刺激(transcranial direct current stimulation,tDCS)、深部脑电刺激(DBS)和神经反馈(neuro-feedback,NF)。近年来在临床和科研上应用较多,目前研究认为上述治疗可改善痴呆患者的认知功能,但其远期效应还需进一步观察。

（七）中医治疗

目前认为针灸、艾灸、银杏和鼠尾草提取物等中医药治疗方法对AD防治有一定效果，对缓解患者淡漠、焦虑、易激惹、抑郁等精神症状有益。

（八）精神行为症状康复

部分伴随非认知性精神行为症状的AD患者，可通过非药物治疗、改善认知功能的药物及抗精神药物进行治疗。

（九）康复护理

对AD患者的生活照料和家庭护理极为重要，尤其是对ADL明显减退的中-重度痴呆患者。全面的护理评估可为制定完善的护理计划提供依据。评估内容需覆盖患者的整体病情如意识状态、认知状况、行为症状、精神状况和生活功能等，同时还应对患者生活的支持系统和决策能力、主要照料者心理和身体健康、患者家庭的文化、信仰、语言、教育、家庭决策过程等方面。有效的护理能够延长患者的生命及改善患者的生活质量，并且能够防止跌倒、摔伤和外出不归等意外事件的发生，甚至可能优于治疗的效果。

五、总　结

正确预防、识别和处理引发痴呆的危险因素是治疗AD的基础，尽管目前已经有部分药物能够延缓痴呆的进程，但尚未找到能够根治AD的方法。早发现、早预防、早治疗仍是防治AD的关键。当家中的老人逐渐出现记忆减退、性格改变、固执多疑、急躁易怒、行为幼稚等症状和体征时，应该及时就诊，判断是否存在痴呆，确定痴呆的程度，明确痴呆的病因。对AD前阶段、MCI阶段老年人实施AD的一级预防，指导患者调整饮食结构、改变生活方式、加强适度有规律的体育锻炼、进行良好的人际交流等一系列健康宣教，以控制痴呆的进展。AD照料者和家属常耗费大量的体力和精神压力照顾患者，甚至严重影响到个人生活。社会以及医疗机构对痴呆照料者应尽可能提供咨询和支持。

（吴　霜）

第七章　继发症和并发症的康复

第一节　制动和不活动

一、概　述

(一)定义和术语

制动(immobilization)是一个十分广泛的概念。物理学定义为制动是指人为施加外力使运动的物体减速或阻止其加速,以及保持静止的物体静止不变。医学上的制动是指由于神经瘫痪、局部固定或卧床休息,使躯体处于固定或者不动的状态。局部固定常用于外伤和(或)深静脉血栓形成等疾病中,是为促使组织愈合,维持生理功能稳定,防止疾病进一步进展而采取的对局部软组织、肢体、躯干整体及部分的固定措施,常常对疾病的发展及转归具有良好的改善作用。对于严重疾病和损伤患者,卧床休息是保证渡过伤病危重期的必要措施。瘫痪则主要见于神经损伤后肢体运动功能丧失而不能离床者。

不活动(inactivity)是指与运动相反的不活跃状态,可理解为四肢及躯体活动受限,即身体的活动能力或任何一部位的活动由于某些原因而受到限制。常见的活动受限的原因有疼痛,神经系统受损,肌肉、骨骼和关节的损伤,肢体的先天畸形或残障,心肺疾病引起的运动耐量减少,严重营养不良或极度肥胖,医护措施的限制及心理因素。

制动综合征是指疾病或外伤导致的肢体运动功能障碍或丧失,或者长期卧床和因骨折后长期制动而引起的一系列病理或生理反应并在临床上表现出一系列症状。制动综合征是由于身体活动与休息之间不平衡造成的,实质上是废用综合征,是身体和智能上废用,引起全身各系统的功能紊乱,加重残疾或威胁生命。

(二)运动的生理效应

运动可以产生多种生理效应。运动可以提高人体功能,增加肌肉体积和肌肉力量,有训练的运动员肌肉力量及容积明显高于一般人。经常运动锻炼的人,其心脏每搏输出量、射血分数、心率储备能力、最大摄氧能力均有提升,专业体育运动员甚至可以观察到其心脏体积增大及心动徐缓等一系列生理性适应变化。运动可改善与增进呼吸系统的功能,提高运动时的最大肺通气量以及肺换气和组织换气的效率,有训练的运动员的肺容量、最大通气量高于常人,由于心功能得到增强,心排血量大,参与气体交换的肺泡与肺泡毛细管的面积增加,呼吸阻力下降。

合理的体育锻炼,如中小强度的有氧运动,可以使胃肠的血液循环得到改善,消化腺分泌消化液增多,消化管道的蠕动加强,促使消化系统的功能完善、增强,降低胃肠道癌症、胆石病,减少胃肠出血、肠炎、便秘等疾病的发病率。但剧烈运动可引起肌肉和内脏血流的重新分配,使胃肠道血流量明显减少,甚至可能因食物滞留,出现腹痛、恶心、呕吐、腹泻、胃肠道出血等症状。

运动作为一种应激,能够引起体内绝大多数激素发生程度不等的变化。如运动时,交感神经兴奋,儿茶酚胺水平升高。儿茶酚胺的释放与运动强度及运动持续时间有关系,即运动强度越大,儿茶酚胺升高的幅度越大。进行中等运动强度时(除外情绪影响),血浆儿茶酚胺浓度无明显变化,但当运动强度上升到50%~60%最大摄氧量时,血浆儿茶酚胺浓度将随运动强度的增大和运动持续时间的延长而明显增加。

运动可以增加血液中高密度脂蛋白含量,降低低密度脂蛋白含量,从而降低血黏度,预防心血管疾病的发生。运动是控制体重最有效的方法之一,体力活动通过增加热能消耗对能量代谢产生的积极影响。限制能量摄入与有氧运动结合,如持续的长时间(连续30分钟以上)的耐力运动可以减少多余脂肪的累积;抗阻力练习结合有氧运动有助于减轻体重和提高静息代谢率。运动对预防骨质疏松、提高机体免疫力、抗衰老等方面也具有非常重要的作用。

二、制动或不活动对身体各系统的影响

(一)临床制动策略选择目的

制动作为一种临床治疗手段,具有应用广泛、安全、经济等特点。由于制动对于临床治疗中作用的不同点,制动策略的选择亦有所不同,应有区别的加以灵活应用。

(1)促进外伤、组织损伤的愈合:这是制动应用最常见,最广泛的疾病类型。所有骨折的患者早期均要求运用正确的固定方式限制骨折部位的异常活动,其原理包括限制异常或避免骨折部位神经、血管的进一步损伤,帮助复位后的骨组织正确愈合。颈椎、腰椎术后的患者局部制动,是为局部愈合创造稳定的环境。皮肤软组织遭受外伤导致裂开或手术切开软组织后,如具备闭合条件均应采取缝合及局部固定方式帮助组织愈合。其他如各种关节损伤、脱位及韧带损伤的早期,均可采取局部制动避免关节活动以减轻疼痛及促进组织修复愈合。

(2)帮助维持生理功能、脏器功能稳定:连枷胸急救时固定胸壁并不是为促进肋骨骨折的复位及愈合,而是为消除反常呼吸,维持呼吸功能稳定,为进一步的治疗争取有利条件。心梗时要求患者绝对卧床制动,是为避免运动加重心脏负荷,维持心功能稳定,如遇烦躁不安的患者还应使用镇痛、镇静措施。

(3)避免疾病或症状的进一步进展、加重:若下肢深静脉血栓形成,则应抬高患肢防止血栓脱落导致肺栓塞。脑出血急性期时,要求患者卧床制动减少活动,避免血压波动、情绪紧

张等导致脑出血加重。痛风性关节炎急性期,因关节周围单钠尿酸盐结晶过度沉积从关节液中析出,呈针尖样,可引起关节周围刺痛,疼痛较剧烈,此时制动休息可使关节处于稳定状态,结晶回到关节液中。肩周炎急性期时也应制动减轻疼痛症状。

(4)改变体位,减轻局部压力以改善症状:传统医学与现代医学治疗腰椎间盘突出症时,皆要求患者绝对卧硬板床休息进行治疗,其目的是减轻腰椎间盘压力,避免增加突出椎间盘对神经根产生机械性压迫或不利于临床症状的缓解。颈椎疾病的患者佩戴颈托制动,可限制颈部做过度活动,减少椎间关节的创伤性反应,缓解和改善椎间隙的压力状态,增加对颈部的支撑作用,减少继发的损伤。

(5)降低整体代谢率减轻消耗:临床中面对一些重症患者,尤其是伴有脏器衰竭的情况,选择制动以减轻机体应激反应,降低新陈代谢率和保护损伤的脏器。

(二)制动和不活动的有害效应

制动和身体不活动的有害效应非常常见(见表7-1-1),并可能影响身体多重系统。过多的制动或限制活动会引起更多的并发症,包括心血管系统、运动系统、内分泌系统、免疫系统、体温调节及血液学、心理学等方面,长远看不利于患者的康复。当前,临床经验已经转向进行较早期的活动和功能训练,通过适当运动、锻炼,改变体位,选择针对性的治疗措施,通常短时间制动患者的预后良好,其直接受益就是住院时间缩短,与长期不活动有关的病理改变减少,长期卧床患者并发症较多,预后则相对较差。

表 7-1-1 制动和不活动的有害效应

系统	有害效应
肌肉骨骼	骨骼肌萎缩、肌肉蛋白合成减少、肌肉力量和耐力下降(下肢>上肢,伸肌>屈肌);关节挛缩(髋/膝关节屈曲);骨质疏松;平衡受损/跌倒风险
心血管	体液重新分布,静脉回流和每博量减少导致心输出量减少,有氧心肺功能下降;直立性低血压(继发于血容量减少和下肢静脉顺应性增加);静脉血栓栓塞
肺	肺不张;坠积性肺炎
胃肠道	食欲下降;便秘
泌尿生殖	尿潴留、结石与尿路感染
代谢与内分泌	糖耐量下降,电解质改变,激素改变
皮肤	压疮
认知和行为	感觉剥夺;定向障碍,意识错乱;抑郁,焦虑

三、康复评定

制动或不活动的有害效应较多,但很少仅局限于身体的某一个系统,其结局复杂而多变。临床评估应根据具体情况分析。首先,应了解患者制动的原因、制动部位、制动时间长短,根据严密的体格检查评估患者的中枢及周围神经系统,评估肌力、肌张力、关节活动度、平衡功能等情况;然后根据患者的病史,对比既往和目前状况以确定患者有无因长期制动导致的肌无力、关节挛缩等,必要时可行表面肌电图评估患者重要肌肉的肌电改变;对于疑似深静脉血栓形成的患者,应选择髂静脉及下肢深静脉超声检查以明确。患者因制动或不活动导致心肺耐力下降的,可行平地步行试验、心脏超声、肺功能检查等评估运动及心肺功能。代谢及电解质紊乱可予生化功能检查明确。排尿无力或困难的患者应行尿常规检查及尿流动力学检查,泌尿系统结石的患者可选择泌尿系统超声、X线及CT等检查。对于长期卧床的患者,还应评估患者的意识、精神状态、智力、焦虑及抑郁状态、日常生活能力等。

四、康复治疗

(一)康复原则及治疗选择

活动为制动的最适治疗。原则上应首先识别肌肉力量、耐力和身体功能及亚临床变化情况;确定患者是否存在可能加重由不活动导致的肌肉萎缩及无力的其他情况,如急性外伤或慢性疾病;确定患者继续卧床休息或限制活动的必要性。

康复治疗选择主要包括物理治疗、作业治疗及中医治疗等,根据患者的需求综合考虑。

(1)物理治疗:通过声、光、电、热、磁及肢体被动活动等改善局部血液循环,预防或改善相关症状。如运动疗法、物理因子治疗、手法治疗等。

(2)作业治疗:作业疗法主要通过双上肢活动度训练、肌力的增强、耐力训练、双手精细动作与协调性的训练、感觉、认知及知觉的训练,日常生活活动能力及娱乐游戏训练。增加卧床患者的运动能力,改善肢体活动。如步行训练、床边坐位训练、直立位训练。

(3)中医治疗:针灸、拔罐等。

(二)具体目标管理及康复预防

1.加强主动运动

主动运动是预防和消除制动综合征的最简单、最有效、作用最广泛的方法。主动运动可以增加全身各系统的功能容量,包括肌肉的功能容量。主动运动对正常人或长期卧床的患者均可增加肌力。随着肌力的增加,肌肉的体积也增加。这主要是由于肌纤维增粗,单个肌纤维的横截面积增加,肌肉的毛细血管密度也增加,增加的血管密度和血流使血液通过的距离延长,氧和营养物质的吸收也提高。运动使肌纤维线粒体体积及氧化酶的活性增加,减少乳酸的堆积,增加肌肉的耐久力。主动运动可以对骨骼施加压力,减缓骨质疏松的过程。运动也是保持血中胰岛素水平的必要条件,因其提高胰岛素的效率,降低空腹的血糖水平。坚持运动,可以使长期卧床者体内促肾上腺皮质激素水平、血清脂蛋白水平降至正常,而通常情况下长期卧床者这两项指标均偏高。

不同的制动方式选择运动的方式不同。等长收缩适合于牵引或石膏固定等关节制动的患者,因关节制动而限制了运动的形式。上肢等长收缩的最简单方法是用力握拳,使整个上肢的肌肉同时收缩。下肢伸直状态下固定的等长收缩可以使患者下肢伸直状态下用力压床或脚踏垂直于床面的木板,这样可以使整个下肢,包括在背部的肌肉均得到锻炼。等长收缩运动基本的方法是肌肉最大收缩,每次收缩3~10秒,每组收缩1~5次,总共10~50次。

没有关节制动限制的卧床患者,可行等张收缩。基本方法是少负荷的状态下,在适当范围内多次数的活动。以最大负荷的50%或75%行等张收缩运动,一组10次,每天2组,每周练习3～5天。主动收缩的一种替代方法是肌肉电刺激治疗,它适合于中枢或周围神经麻痹而丧失运动能力的患者,同时也适用于石膏固定的患者。

保持心血管适应能力最有效的办法是主动而渐进的抗阻力训练,特别是大肌群的运动。运动量的控制如下:开始取最大心率的65%以下,运动量逐渐增加至最大心率的70%～80%,监测运动后心率,运动后心率增加20次/min即可。

一些患者由于体弱,或者由于中枢与周围神经损害,不能进行主动运动,长久的运动减少或不活动将引发关节挛缩,应给予关节被动运动。关节被动活动可以预防关节挛缩,维持肌肉的弹性,延缓其萎缩。被动运动必须活动到每个关节的各个轴向的全范围运动,每个关节活动3～5次,每次在极限位置停留1～2秒,每日1～2次。防止关节挛缩的另一种办法是保持关节于功能位置。经常翻身与保持体位,这对于防止压疮和坠积性肺炎也很重要。

2.防止直立性低血压

直立性低血压即体位性低血压,是长期卧床者常见并发症。长期卧床或预计长期卧床患者,初期病情许可下尽早使患者处于半卧位,逐渐转为坐于床沿而垂足位最后取直立位。已有直立性低血压或脊髓损伤导致直立性低血压的患者可以在下床前将患者双下肢用弹力绷带包扎或穿弹力袜和使用束腹带,同时收缩腹肌和下肢肌肉,促进回心血量的增加。行站立床训练时,倾斜角度自30°开始,维持1分钟,反复多次练习开始,患者耐受后逐步增加倾斜角度,每次增加的角度在5°～10°,并延长训练时间至每次20～30分钟,最后可达到每次75°以上并维持20分钟。直立训练还有利于防止骨质疏松。

3.处理关节及肌肉挛缩

治疗挛缩的基础是仔细分辨发病诱因,掌握真正被涉及的关节结构或组织。体格检查使细致的神经肌肉检查(注重主动和被动关节活动度及关节稳定性)是非常必要的。应特别注意跨越两个关节的肌肉,并使用特定手法查明短缩情况。一旦发生挛缩,必要的治疗是每天进行基本的主动和被动关节活动度训练,并结合持续的终末端的牵伸训练。轻度挛缩时,每天5～10分钟持续或间歇的牵伸就可能有效。而对于较严重的挛缩应给予20～30分钟或更久时间的牵伸,并结合随后适当的关节体位,才是必要的治疗措施。在肌腱连接处或关节囊处,结合深层热疗一般都较为有效。组织加热到40～43℃时可增加结缔组织黏性,提高牵张的效果。

挛缩的预防非常重要。对束缚在床上的患者应预防其挛缩的发生,开始时要选择合适的床和垫子、适当的床上体位及活动的训练方案。一旦情况允许,患者即应离床活动。如果是瘫痪或肢体功能障碍所致不能活动,有多种辅助装置可用以保持关节于功能位。除此之外,主动或被动关节活动度训练应作为每日的基本项目。为预防高危和静坐生活方式人群中的挛缩,每日关节活动度和灵活性训练是必需的,鼓励恢复期患者尽早地、渐进性地进行行走与ADL训练会有助于维持受累关节的功能。

4.提高呼吸功能

长期卧床后,肺活量和功能性储备能力会下降25%～50%,其机制可能是仰卧位时横隔的活动减弱,呼气减少,椎肋关节和肋软骨关节关节活动度进行性减小,以及呼吸变浅,呼吸频率相应增加。深呼吸所需的肋间肌与腋部呼吸机逐渐失去力量和整体耐力。治疗与预防方法包括早期活动、经常呼吸道清除和经常改变体位。应劝说卧位患者定时进行呼吸道清除、深呼吸和咳嗽训练,并且维持适当的水化。应用激励型肺活量测量仪、胸部叩打、经口咽吸引进行体位引流,可以预防分泌物吸入和肺不张。既往存在的肺部疾患可能需要应用支气管扩张剂。长期卧床患者应当进行呼吸体操。呼吸体操是每小时进行3~5次慢而深的呼吸,应当同时使用胸式呼吸和腹式呼吸。

5.改善神经系统症状

长期卧床制动患者需要增加感觉刺激。最基本且简单有效的感觉刺激是主被动肢体活动。运动本身可以保持患者的自我意志,也保持空间定向力。被动运动也增加感觉输入,增加感觉与运动的联系,周围神经与中枢神经的联系,其作用和主动运动类似。防止社会隔离的方法首先是鼓励家属的访问,经常和患者交换家庭与社会新闻。进行群体治疗,如作业治疗和文娱治疗,增加患者间的接触,增加患者的社交能力和自信心。在晚间和周末,则鼓励患者看电视和参加文娱活动。对于智力水平良好者可予以智力上的挑战,如提出恰当的数学、设计和评论课题,让患者解答,成功时不仅能使患者体会到自我的价值,而且也可分散对残疾的焦虑、抑郁和愤怒情绪。

6.其 他

对症处理长期卧床的各种并发症也十分必要。首先应当有充分的营养,尤其是蛋白质的补充。还应充分补充钙,以减轻骨质疏松。经常清洁与按摩皮肤,有利于防止感染、皮肤萎缩和压疮形成。进食富含粗纤维的蔬菜和水果,以及一些软便的药物,建立定时排便习惯,有利于防止便秘。

(三)药物治疗管理相关并发症

药物主要为应对相关并发症,如肌肉痉挛时可选用一些改善痉挛的药物应用,如巴氯芬等,还可通过神经肌肉阻滞及肉毒毒素注射治疗来改善痉挛程度较高的肌肉;直立性低血压可选用米多君改善血压;临床上疑有DVT时可应用小剂量肝素皮下注射;维生素D与钙、二膦酸盐类药物、人重组甲状旁腺激素可用于骨质疏松治疗等。

五、总 结

制动作为一种常见而易得的临床处理措施,应用非常广泛,但临床医师对过度制动的后果却存在认识不足。只关注于临床病症的改善,常常忽视制动患者的功能丧失是目前临床治疗中的短板。过度的肢体制动或长期卧床,会对患者的预后及功能恢复造成伤害。认识制动的两面性,合理运用各种措施,动静结合,真正意义上改善患者的预后,才能帮助患者恢复原有的生活质量。

(吴 涛)

第二节　慢性疼痛

一、概　述

(一)定义与分类

1.定　义

2020年7月16日,国际疼痛学会(The International Association for the Study of Pain, IASP)在线发布了IASP特别专家组对"pain(疼痛)"定义的修改。中文定义译为"疼痛是一种与实际或潜在的组织损伤相关的不愉快的感觉和情绪情感体验,或与此相似的经历"。

重新定义疼痛的同时,IASP特别专家组还给出了6条附加说明:①疼痛始终是一种主观体验,同时又不同程度的受到生物学、心理学以及社会环境等多方面因素的影响;②疼痛与伤害性感受不同,纯粹生物学意义上的感觉神经元和神经通路的活动并不代表疼痛;③人们可以通过生活经验和体验学习、感知疼痛并认识疼痛的实际意义;④个体对自身疼痛的主诉应该予以接受并尊重;⑤疼痛通常是一种适应性和保护性感受,但疼痛同时也可对身体功能、心理健康和社会功能产生不利影响;⑥语言描述仅仅是表达疼痛的方式之一,语言交流障碍并不代表一个人或动物不存在疼痛感受。

2.分　类

急性疼痛是明显的伤害性刺激的生物学症状。例如由于疾病或外伤引起的组织损伤,只要组织病理学本身持续存在就会持续存在。疼痛可以是高度局限性的,也可以呈放射痛状。急性躯体痛的尖锐痛可以精确定位,而急性内脏痛则可能是灼痛、绞痛和放射痛。急性疼痛通常与交感神经兴奋性增高、心动过速、高血压、呼吸急促、代谢率加快和高凝状态有关。一般情况下,急性疼痛通常是自限性的,随着伤害性刺激的减弱,疼痛减轻。通常,急性疼痛持续几天至几周,但如果得不到及时有效的治疗,有可能会发展成慢性疼痛。

慢性疼痛是一种疾病过程,是神经学、心理学和生理学失调的持续性症状。与急性疼痛显著不同,慢性疼痛的持续时间比急性疾病或损伤的病程要长得多(>3个月)。慢性疼痛可能与持续的病理性损伤有关,如仍然存在活动性病理时。例如炎症性关节炎或神经瘤,或者疼痛可能持续超过疾病或损伤恢复后通常的愈合时间,或有外周或中枢敏化或出现心理情绪或疼痛障碍时。由于慢性疼痛的复杂性,人们提出了许多其他定义。其中一些要素包括非急性状态下疼痛的持续或没有明显生物学指标的前提下疼痛的持续。现行的定义包括疼痛感觉、疼痛行为、功能状态、情绪和躯体注意力等方面。与急性疼痛一样,器质性疾病引起的慢性疼痛可通过有效地治疗潜在的障碍而治愈,但很多时候,明确可识别的器质性疾病可能并不多见。慢性疼痛可以模拟急性疼痛的性质,但无法模拟自主神经系统的反应和患者的衰竭状态等相关体征,如疲惫、无精打采、抑郁和回避行为。

（二）慢性疼痛的病理生理机制

慢性疼痛的病理生理机制较为复杂，目前主要涉及外周水平、脊髓水平和脑水平，疼痛传递路径见图7-2-1。疼痛按发生机制通常可分为伤害感受性疼痛和神经病理性疼痛。伤害感受性疼痛与机体损伤和炎症反应有关；神经病理性疼痛与机体神经损伤、痛觉系统的外周敏化和中枢敏化有关。慢性疼痛多是两种疼痛并存，可能的发生机制包括炎性反应、纤维化、外周敏化和中枢敏化。

（1）炎性反应：机体受到伤害刺激后，局部和全身促炎症因子水平升高导致外周疼痛感受器敏化，激活初级传入神经纤维合并异常放电增加导致疼痛。

（2）纤维化：局部损伤引起炎性反应导致纤维化瘢痕形成，瘢痕挛缩牵拉、神经组织和痛觉感受器形成进一步损伤造成疼痛恶性循环。

（3）外周敏化和中枢敏化：炎症或损伤导致组织内炎症介质释放伴有伤害性感受器阈值的降低称为外周敏化。外周敏化反映了信号传导通道的阈值、动力学及膜兴奋性的改变。这些改变提示外周伤害性感受器传导通道的直接激活，自体敏化的产生，以及对刺激物如炎性介质的敏感化。

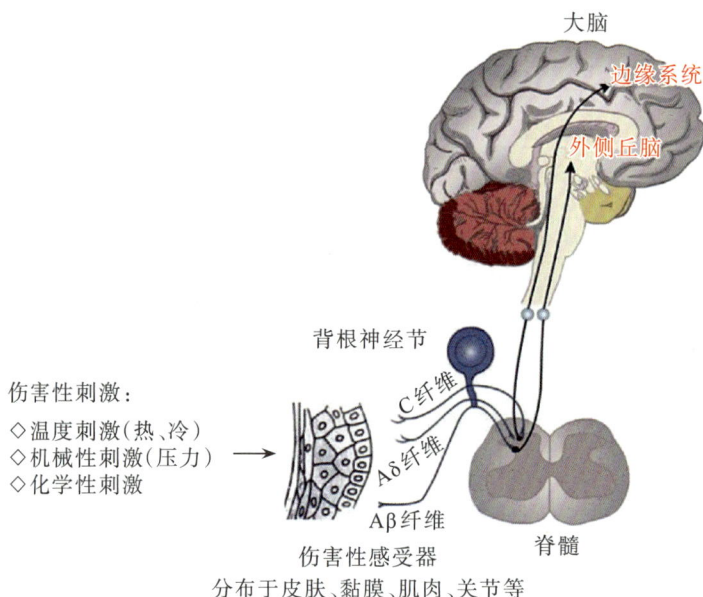

图7-2-1 疼痛的主要传递路径

（三）慢性疼痛的流行病学

流行病学调查结果显示，慢性疼痛的整体患病率为24.9%，中国城市为8.91%（以北京为例）。不同身体部位的慢性疼痛患病率也不尽相同。慢性疼痛也与社会经济相关，发达地区慢性疼痛患病率较高。城市规模扩大、人口增长以及劳动市场的变化常伴随20～29岁青年人群腰痛等慢性疼痛患病率的增长。慢性疼痛多发于40岁以上人群，60岁以上人群所占比例相对较高，30岁以下人群中慢性疼痛发病率也有增长趋势，女性群体中慢性疼痛的发病率高于男性群体。

多种原因可造成肌肉骨骼系统慢性疼痛。疾病相关性疼痛包括截肢后的患肢痛、残端神经痛、外伤后损伤性神经病理性疼痛、截瘫后神经痛、卒中后神经痛、中枢性神经痛、椎间盘源性疼痛等，这些疼痛性疾病均可造成慢性疼痛。外科手术后也可继发肌肉骨骼系统慢性疼痛，例如髋、膝关节置换术后慢性疼痛发生率分别达7%～23%和10%～34%。

二、风险因素及预后

慢性疼痛的风险因素与慢性疾病史相关。研究表明，农民、工人、与电脑操作相关的职业人群易患慢性疼痛。女性人群、吸烟者、已婚常预示更高的腰痛患病率，吸烟、饮酒则能增加患纤维肌痛的可能，肥胖患者有更高的慢性膝痛患病率，糖尿病、高血压病等慢性病则与非神经性慢性疼痛相关。

此外，慢性疼痛也与精神疾病相关。现已知肌肉骨骼系统慢性疼痛和抑郁、焦虑、失眠等精神心理系统有明确的相关性。一项在北京城区的调查显示，肌肉骨骼系统慢性疼痛在抑郁症患者中的患病率为41.01%，在重度抑郁症患者中的患病率高达64.20%，而非抑郁人群中则为34.19%。德国的一项研究表明，与非合并抑郁症患者比较，抑郁症患者中神经性慢性疼痛的患病率更高（6倍）。

慢性疼痛是一种生物因素、心理因素与社会因素综合交织导致的一种病理性损害结果，可由器质性病理进展、生理应激或情绪低落、社会功能减退和精神障碍而加重。当这些问题得到解决，患者的总体健康状况可能会有所改善，疼痛也会改善。慢性疼痛也可能一直持续多年且丝毫没有缓解。

三、康复评定

(一)病　史

由患者完成的疼痛体图是目前国际上采用的能确定疼痛部位的最佳方法。病史重点了解疼痛部位（局限性或广泛性）、突发因素、缓解因素等。

在询问病史的同时需要特别关注可促使发展成慢性疼痛的急性疼痛史的特征：①背痛伴腰部前屈受限；②神经系统检查异常；③非局限性疼痛；④隐匿性起病；⑤放射至下肢的背痛。

同时，还需要仔细查询患者病史中可导致慢性疼痛形成的因素：①女性；②外伤或慢性疼痛个人史、家族史；③共患情感障碍或心理困扰；④缺乏社会支持；⑤对工作不满意；⑥使用尼古丁；⑦遗传因素，会增加偏头痛和纤维肌痛的易感性；⑧高危职业，如医护专业人员、重体力劳动者、汽车修理工等。

(二)体格检查

可明确慢性疼痛性残障的具体影响，有助于制定康复计划。局部疼痛采用肌肉和软组织（肌筋膜性疼痛）、关节（肌肉骨骼痛）和神经（神经病理性疼痛）体格检查进行评估，以确定是否需要进一步检查来确定诊断、分类。广泛性疼痛可能与各种系统性疾病同时存在。对无伴随系统性疾病的疼痛,要仔细检查区分广泛性肌筋膜性疼痛与纤维肌痛。

(三)影像学及电生理检查

肌肉骨骼性或机械性疼痛相关关节活动受限患者应进行X线检查,帮助鉴别骨关节炎(骨赘和软骨磨损)与类风湿性关节炎(软骨侵蚀和炎性改变)、骨折、肿瘤、强直性脊柱炎及骨质疏松性骨折等。怀疑神经根病变或神经丛病变、或出现新发头痛则需要做MRI检查。怀疑神经病理性损害的患者需行肌电图和神经传导速度等检测。

(四)疼痛程度及功能障碍评定

1.疼痛程度评定

疼痛程度评定较常采用的有视觉模拟评分法(VAS)和数字疼痛评分法(NPRS)。VAS是临床上广泛应用的一种简单、快速、易操作的疼痛评定方法。评定时,可先画一条100mm长的水平直线,在线的两端分别用文字注明不痛和剧痛。让患者根据自身痛觉,在线上标记出疼痛的程度。测量线左端至标记之间的距离,即为该患者的疼痛强度。NPRS用数字计量评定疼痛强度。将一直线平均分成10份,在每个点上用数字0~10依次表示疼痛程度,0表示"无痛",10表示"无法忍受的疼痛"。让患者为自己打分。

2.疼痛功能障碍评估量表

功能障碍量表已成为疼痛的评估和康复治疗体系中的重要工具。对于慢性腰痛患者,国际上临床最常用的腰痛功能障碍评估量表为Oswestry功能障碍指数(ODI)。目前ODI用于评估腰痛患者的功能障碍,在康复医学、脊柱外科等领域最为常用。ODI共分10项内容:疼痛程度(腰背痛或腿痛)、日常生活自理能力(洗漱、穿脱衣服等)、提重物能力、行走、坐、站立、睡眠品质、性生活、社会活动和旅行(郊游)。每项有6个备选答案,评分0~5分,0分为完全不痛,5分为极痛及最严重程度失能。

记分方法:实际得分/50(最高可能得分)×100%。

假如有一个问题没有回答,则记分方法为:实际得分/45(最高可能得分)×100%,得分越高表明功能障碍越严重。

3.心理评定

慢性疼痛患者较普遍存在心理问题,如焦虑、抑郁、恐惧甚至是绝望等情绪反应。可根据患者的表现采用相应量表进行评定,如焦虑自评量表(SAS)和抑郁自评量表(SDS)等。

四、康复治疗

治疗原则:①明确诊断,积极治疗原发疾病;②病理治疗和心理调节同步进行;③多种方法综合治疗。但目前尚无针对不同分类的个体化治疗方案。治疗方式主要有非药物治疗、药物治疗、介入和手术治疗。

（一）非药物治疗

1.运动疗法

运动疗法是预防和治疗慢性疼痛的常用治疗方式之一，对于各类慢性疼痛，运动疗法常被推荐为首选治疗方式。干预方法主要为各种类型的运动疗法，如运动控制、肌力训练、有氧运动、牵伸训练、核心稳定训练等；还有传统运动疗法，如太极拳、八段锦、瑜伽、普拉提等。以慢性颈痛和慢性腰痛为例，国内王雪强等来自中国康复科学、骨科以及运动科学等领域的专家组制定了"运动疗法治疗颈痛的中国专家共识"和"运动疗法治疗腰痛的专家共识"，具体推荐方式见表7-2-1和表7-2-2。

表7-2-1 运动疗法治疗慢性颈痛的建议汇总

运动方式	证据水平	推荐等级	建议
颈部深层肌肉训练	Ⅰ级	A	强推荐使用
肩-颈部肌力训练	Ⅱ级	B	推荐使用
有氧运动	Ⅰ级	B	推荐使用
牵伸训练/关节活动度训练	Ⅱ级	B	推荐使用
肌肉能量技术	Ⅱ级	C	弱推荐使用
稳定性训练/运动控制	Ⅰ级	A	强推荐使用
颈椎稳定性训练	Ⅱ级	B	推荐使用
肩关节稳定性训练	Ⅱ级	B	推荐使用
呼吸训练	Ⅱ级	C	弱推荐使用
压力生物反馈训练	Ⅱ级	B	推荐使用
虚拟现实训练	Ⅱ级	C	弱推荐使用
综合运动训练	Ⅰ级	A	强推荐使用
太极拳	Ⅱ级	C	弱推荐使用
瑜伽	Ⅰ级	A	强推荐使用
气功	Ⅰ级	B	推荐使用
普拉提运动	Ⅱ级	C	弱推荐使用
八段锦	Ⅱ级	C	弱推荐使用

表7-2-2 运动疗法治疗慢性腰痛的建议汇总

运动方式	证据水平	推荐等级	建议
躯干肌力训练	Ⅰ级	A	强推荐使用
髋部肌力训练	Ⅱ级	C	强推荐使用
有氧运动	Ⅱ级	C	弱推荐使用
步行运动	Ⅱ级	C	弱推荐使用
深水跑步训练	Ⅱ级	C	弱推荐使用

续表

运动方式	证据水平	推荐等级	建议
核心稳定训练/运动控制	Ⅰ级	A	强推荐使用
悬吊训练	Ⅰ级	D	弱强推荐使用
压力生物反馈训练	Ⅲ级	C	强推荐使用
健身球训练	Ⅱ级	C	弱推荐使用
牵伸训练/柔韧性训练	Ⅱ级	B	推荐使用
本体感觉神经肌肉促进技术	Ⅱ级	B	推荐使用
麦肯基力学诊断治疗技术	Ⅰ级	A	强推荐使用
肌肉能量技术	Ⅰ级	B	推荐使用
全身振动训练	Ⅱ级	B	推荐使用
水中运动	Ⅰ级	A	强推荐使用
高强度间歇训练	Ⅲ级	C	强推荐使用
呼吸训练	Ⅱ级	B	推荐使用
虚拟现实训练	Ⅱ级	B	推荐使用
太极拳	Ⅱ级	B	推荐使用
瑜伽	Ⅰ级	A	强推荐使用
普拉提运动	Ⅰ级	A	强推荐使用
八段锦	Ⅱ级	C	弱推荐使用
综合运动训练	Ⅱ级	B	推荐使用

2.多学科疼痛康复计划

慢性疼痛是生理、心理以及社会等多因素综合作用的结果,因此产生了"生物-心理-社会"的治疗模式。针对疼痛患者生理、心理等各方面变化制定的多学科疼痛康复计划是慢性疼痛治疗的重要手段。多学科疼痛康复计划没有固定模式,它在医师、心理治疗师、物理治疗师和其他医疗服务提供者之间提供整体协调的护理,是在其他手段无效情况下的最后治疗。

3.行为治疗

持续慢性疼痛常伴随睡眠紊乱、情绪障碍,甚至行为障碍等,因此心理干预成为一种必要的治疗手段。认知行为疗法(cognitive-behavioral therapy,CBT)是慢性疼痛的一线心理治疗手段。CBT强调通过患者的自我管理来改善其生存状态,教给患者如何实现自我放松、认识和消除负面评价、消除恐惧等方法技巧。CBT已被证实有助于改善疼痛、抑郁、焦虑、失眠等症状。与单独锻炼相比,CBT与锻炼相结合能更有效地改善慢性下腰痛患者的恐惧情绪以及痛觉感受。单纯使用CBT或其他心理治疗手段对于疼痛、情绪以及行为的调节作用有限,应当配合药物治疗。

（二）药物治疗

1.对乙酰氨基酚

对乙酰氨基酚的抗炎镇痛稍弱于非甾体抗炎药（nonsteroidal anti-inflammatory drugs，NSAIDs），主要用于轻中度疼痛，是国外指南推荐用于治疗骨关节炎、腰背痛的一线药物。但要注意其肝脏毒性，长期应用可能导致肝损害，总量不宜超过4g/d。

2.NSAIDs和选择性COX-2抑制剂

NSAIDs和选择性COX-2抑制剂是目前临床证据最充分、处方量最大的镇痛药物。常用的NSAIDs有吲哚美辛、萘普生、布洛芬、双氯芬酸钠、氟比洛芬酯、酮咯酸、洛索洛芬钠或以上药物的复合制剂。选择性COX-2抑制剂包括塞来昔布、艾瑞昔布等。外用NSAIDs和静脉注射制剂使用方便，是目前临床应用较多的镇痛药物之一，其吸收剂量相当于口服吸收量的3%～5%。亦可选择抑制白细胞活化、减少或降低炎症介质释放、缓解炎性疼痛及肿胀的抗炎镇痛药物如地奥司明等。

3.阿片类镇痛药物

主要通过作用于中枢或外周的阿片类受体发挥镇痛作用，具有不引起器质性病变等优点。常见药物包括强阿片类药物吗啡、羟考酮、曲马多、芬太尼、丁丙诺啡等，弱阿片类药物可待因、曲马多等。阿片类药物给药途径多样，可以口服、针剂和贴剂（如丁丙诺啡透皮贴、芬太尼透皮贴等）。

4.抗惊厥与抗抑郁药物

抗惊厥药物的作用机制是抑制神经元的异常放电，主要应用于治疗慢性神经病理性疼痛和纤维肌痛，如烧灼样、撕裂样和麻木样疼痛的神经病理性疼痛。包括钙离子通道阻滞剂和非钙离子通道阻滞剂，临床常用药物有普瑞巴林、卡马西平、加巴喷丁、托吡酯、唑尼沙胺、拉莫三嗪、奥卡西平、左乙拉西坦等。

（三）介入和手术治疗

神经根性慢性疼痛往往会促使患者求助于外科医师或者疼痛专科医师进行干预。常用措施包括硬膜外类固醇注射或其他药物注射，或手术干预。硬膜外类固醇注射是最常见的治疗方式，然而目前对于其长期有效性还存在争议。同样，多个随机对照试验研究表明，神经外科干预措施对于慢性病理性神经痛的长期治疗效果也很有限。因此，根据患者实际情况制定个体化治疗方案能有效改善治疗效果。例如对于有严重神经系统症状的患者手术治疗可能会取得较好的疗效，而硬膜外类固醇注射对于慢性炎性病变的患者疗效较好，对于中枢敏化或者慢性神经损伤的患者药物治疗效果较好。介入治疗是指诸多常见的介入手术，包括骶髂关节内注射、内侧支阻滞术和射频消融术等。

（四）健康教育

健康教育是针对患者疼痛的诱发因素及注意事项等，利用口头宣教、宣传册、视频音像等，将专业知识编成简单易懂、图文并茂、生活化的语言进行宣传教育。健康教育不仅可以让慢性疼痛患者对疾病有正确的认识,而且可贯穿于疼痛的预防、治疗、康复整个过程,是维护患者健康、改善功能障碍的重要手段。

五、总　结

慢性疼痛患者的临床康复治疗是最具有挑战性的,且涉及多方面的问题,其发病机制乃至治疗包涵了生理、心理、社会等各个层面。非药物治疗和药物治疗目前是治疗慢性疼痛的首选,具有方便、针对性强、见效快、剂型多等优点,目前传统镇痛药物联合抗惊厥药物、抗抑郁药物对于慢性疼痛的治疗有不错的效果,但不能忽视的是,慢性疼痛的发病机制决定了只有采取联合治疗的方法才能将其有效控制。发展精细的临床治疗策略和制定个体化的治疗方案是未来发展的重要方向。慢性疼痛具体治疗方案的选择应根据患者的全身情况和患病情况由医师和患者沟通后决定。

(王雪强)

第三节 痉 挛

一、概 述

肌肉痉挛(spasticity)是脊髓、脑干或大脑病损后的常见后遗症之一,通常表现为僵硬、沉重或疼痛。痉挛会降低患肢的功能,影响患者的生活质量,增加护理人员的负担。痉挛的管理需要了解与运动系统相关的几个不同方面,包括正常的运动功能、痉挛的病理生理学,可能会出现的并发症以及评估方法和制定治疗方案,从而为患者提供有效的咨询和治疗。

(一)定义与分类

痉挛对应的英文有两个词,spasm 和 spasticity,然而二者的含义是有区别的。spasm 是指一组肌肉或空心器官(例如心脏)突然非自愿的收缩;spasticity 则是骨骼肌功能改变的一个特征,同时伴有瘫痪、肌腱活动增加和张力过大。它也被称为肌肉不寻常的"紧绷"、"僵硬"或"拉扯"。因而,现在国内康复医学领域将 spasticity 趋向于称为"痉挛状态"。

spasticity 容易识别但准确定义不容易。Lance 的定义是:痉挛是速度依赖的牵张反射增强。这一定义虽然被广泛应用,但也受到质疑。随着研究的深入,定义的内容也在不断深化。临床上,spasticity 是由于失去了对运动神经元的抑制,导致过度的速度依赖性肌肉收缩。最终导致反射亢进,需要指出的是它只是上运动神经元综合征的一个特征。

(二)流行病学

痉挛常见于中枢神经系统疾病,如脑性瘫痪、脑卒中、脑外伤、脊髓损伤、多发性硬化等。根据发病部位可分为脑源性、脊髓源性和混合性的。根据其表现又可分为全身性(脑外伤、多发性硬化)、区域性(脊髓损伤)、局灶性(脑卒中)。痉挛发生率和患病率目前尚无准确的统计数据,在不同的研究和不同的病因诊断之间有所不同。对卒中后不同的时间段的研究表明,19%~42%的人在神经损伤后 3~12 个月之间出现痉挛;脊髓损伤(SCI)后,40%~78%的人会出现痉挛;多发性硬化症患者则高达 85%;脑外伤后的痉挛发生率更高;在脑瘫儿童中也很常见。

(三)病理生理机制

痉挛是一种复杂的病理生理现象,确切病理原因尚不清楚。

正常骨骼肌肌梭的梭内肌接受脊髓前角 γ 运动神经元支配,梭内肌的感受器对肌肉牵张极为敏感,当肌肉受到被动牵拉或兴奋 γ 运动神经元引起梭内肌收缩时,通过感受器的传入神经,经后根将冲动传入脊髓灰质,与前角及 γ 运动神经元构成兴奋性突触,再经 α 纤维传出,引起骨骼肌收缩。快速传导的 Ⅰa 纤维从肌肉的核囊和核链的初级末梢向中枢传导动作电位,它对张力刺激也有反应,它们通过 Ⅱ 类纤维向心传导其动作电位。由此这些神经元可以激活屈肌或伸肌,同时抑制各自的拮抗肌。

大部分学者认为,肌痉挛可能是脑干下行运动通路受损后导致的,并且在沿着该通路任何水平的病变均能观察到痉挛的出现。肌痉挛是对肢体被动屈伸的一种抵抗,是肌肉的牵张反射引起的,可源于下降的节段上抑制影响的减弱,或肌肉收缩的神经控制异常引起。脊髓上对中间神经元抑制影响的丧失夸大了正常反射。肌肉的共同收缩和不同步的肌肉放电可能导致正常的收缩和收缩模式的丧失,并可能在痉挛中起关键作用。在脊髓中间神经元的水平,许多途径被认为在痉挛发展中起着独立或联合的作用。第一,在正常的相互抑制中可能存在损害。因此,当激动肌群被激活时,拮抗肌不被抑制而发生共同收缩。第二,突触前Ⅰa抑制的降低导致α-运动神经元的放电增加,结果α-运动神经元的兴奋性增加。第三,高尔基体腱器官的Ⅰb非交互抑制作用减少,导致保护性负反馈回路的丢失。第四,伦肖细胞抑制的增加可能通过减少交互抑制作用而在痉挛的发展中起作用。

二、痉挛状态所致功能障碍的恢复

痉挛状态的存在给患者的影响是相当大的。从局部损害的层面,肌肉痉挛改变了局部姿势,后继出现挛缩、压疮、疼痛、畸形、肌肉纤维化、肌肉萎缩。在个体的活动层面,主动活动功能丧失,异常模式,不能用肢体完成功能。选择性运动控制丧失,出现姿势异常、行走困难、平衡障碍、生活自理、个人卫生、吃饭穿衣等都受影响,加重了护理人员负担。在社会参与的层面上因为上述所有问题导致自尊心差、社会交往减少、影响家庭生活。

尽管痉挛状态存在的后果通常是负面的。但中风后的痉挛在某些方面也存在着有益的影响,如肌张力的增加有益于姿势维持、使其实现站立和帮助行走、维持肌肉的质量防止失用,帮助静脉回流、防止低血压发生等。因此,痉挛的处理要根据实际情况进行。

三、康复评定

目前临床上还没有一种比较理想的评估痉挛状态的方法,主要是因为痉挛的评定不仅包括受累肢体还要考虑对功能结局、发病时间、精神因素等影响。评定方法有主观评定和客观评定。主观评定依靠检查者徒手操作及观察来判断患者的痉挛状态。客观评定是依靠测量仪器从肌肉的电生理、机械特性、反射特性等方面,客观定量测试痉挛情况,如针肌电图、表面肌电图、等速肌力测试等。主观评定方法中利用量表和评估工具检查活动范围(ROM)和反射的是临床评估的基础。临床评估的另一个重要组成部分在于患者或护理者对治疗反应的自我报告以及痉挛对日常生活的影响。

1.肌张力量表

(1)Ashworth量表:根据关节被动活动时阻力大小来进行肌张力分级,是最为广泛使用的量表之一,但其内部可靠性并不高。改良Ashworth量表(MAS),将Ashworth量表中的"1"级进一步区分,在原量表的基础上增加了"1+"级,并对各级别重新描述,临床实践中更为常用(见表7-3-1)。

表 7-3-1　改良 Ashworth 量表（0～4级）

等级	肌张力变化	标准
0	肌张力不增加	被动活动患侧肢体在整个范围内均无阻力
1	肌张力稍增加	被动活动患侧肢体到终末端时有轻微的阻力
1+	肌张力稍增加	被动活动患侧肢体时在前50%关节活动度中有轻微的"卡住"感觉,后50%关节活动度中有轻微阻力
2	肌张力轻度增加	被动活动患侧肢体在大部分关节活动度内均有阻力,但仍可以活动
3	肌张力中度增加	被动活动患侧肢体在整个关节活动度内均有阻力,活动比较困难
4	肌张力重度增加	患侧肢体僵硬,阻力很大,被动活动十分困难

（2）Penn量表:通过记录痉挛发作的频率来判断痉挛程度(见表7-3-2)。对于痉挛的检查评估,患者的主观报告也非常重要,尤其是在评估对治疗的反应时。Penn量表通过患者对1小时内的痉挛频率描述进行分级,以进一步帮助量化痉挛。

（3）Clonus分级量表:用于评估阵挛的方法(见表7-3-2)。阵挛是上运动神经元综合征的另一个表现,会干扰患者所有的日常生活活动。与痉挛相反,阵挛通常是在可用的运动范围结束时进行的测试。痉挛和阵挛有共同的过度活跃的牵伸反射,因此治疗涉及的药物类似。通过物理治疗和药物的干预阵挛可以消除,减少过度活跃的牵伸反射的反应。通过阵挛管理可以在改善上运动神经元综合征的功能和生活质量中发挥重要作用。

表 7-3-2　几种痉挛评估的徒手检查

分级	神经科分级	Ashworth 分级	Penn 分级	Clonus 分级
0	肌张力降低	无肌张力增高	无肌张力增高	无踝阵挛
1	肌张力正常	轻度增高,被动活动时有一过性停顿	肢体受刺激时出现轻度肌张力增高	踝阵挛持续1～4秒
2	稍高,肢体活动未受限	增高较明显,活动未受限	偶有肌痉挛,<1次/小时	踝阵挛持续5～9秒
3	肌张力高,活动受限	增高明显,被动活动困难	经常痉挛,>1次/小时	踝阵挛持续10～14秒
4	肌肉僵硬,被动活动困难或不能	肢体僵硬,被动活动不能	频繁痉挛,>10次/小时	踝阵挛持续15秒

2.综合能力评定

包括日常生活活动评定（Barthel指数、改良Barthel指数）、功能独立性评定（FIM）、平衡协调评定和步态及步行能力评定。

3.电生理评定

（1）H反射:刺激混合神经干而强度尚不足以刺激运动神经引起M反应时,即刺激了感觉神经,兴奋经后根传至脊髓前角细胞,引起其兴奋,产生肌肉反应,即为H反射。

（2）分析指标:①H反射潜伏期指从刺激开始到H反射出现的时间;②H波最大振幅与M波最大振幅比值,正常值应大于1。测定H反射的潜伏期可推测周围神经的传导情况。

四、康复治疗

痉挛的表现在不同患者之间差异很大,带来的问题可能是多方面的,包括步态障碍、手部或精细运动障碍、自发性肌肉收缩、卫生困难或疼痛。但并非所有的痉挛都需要治疗,某些情况下患者可以利用痉挛帮助其日常活动、转移、站立或步行。因此,痉挛的处理应在综合评估的基础上,平衡其可能产生的副作用和潜在的益处来做决定。

痉挛治疗的目的主要针对改善功能、减轻疼痛和便于护理。治疗方式要根据痉挛类型、位置和整体状况。物理治疗是副作用最小、最基本的治疗方式,通常需要结合多种干预措施,贯穿应用于整个治疗过程中。局部痉挛可采用化学去神经治疗;全身性痉挛,则需要更全面的用药治疗;脑外伤后的低功能患者不应该使用镇静类的抗痉挛药;苯酚制剂在康复早期很少用;永久性的外科干预之前需要稳定神经肌肉结构;巴氯芬泵鞘内注射传统上是在痉挛稳定后进行治疗的,但在严重痉挛时,早期放置也较为常见(见表7-3-3)。

表7-3-3　痉挛不同治疗方式的比较

治疗方式	适应证	优点	缺点
物理治疗	治疗师操作,用于早期治疗,增强化学性去神经支配的疗效	副作用小	效果短暂
口服药物	全身痉挛状态	全身用药,可治疗大范围的痉挛状态	全身用药可引起嗜睡、代谢负荷增加
肉毒毒素注射	局灶性痉挛状态	无全身不良反应	较昂贵,需要重复注射以保持疗效
苯酚注射	局灶性痉挛状态	无全身不良反应,较肉毒毒素便宜,作用时间长	注射技术需要高,可引起感觉迟钝,注射过程中疼痛感明显
矫形外科手术	提高主动或被动的ADL能力,保持神经系统的稳定	可达到长期的修复	手术有风险,或丧失肌力
巴氯芬鞘内注射	适用于其他治疗无效的严重痉挛状态	全身副作用最小	手术有风险,电池需更换

(一)预防和教育

对于大多数患者来说,中枢损伤后出现痉挛可能难以避免。有害刺激和不良的姿势都会使活动度降低、疼痛,从而导致痉挛恶化。因此避免有害刺激和维持正确的姿势十分重要。有害刺激包括感染、疼痛、深静脉血栓、异位骨化、压疮、尿潴留或尿结石、嵌甲等,要尽量及时消除。不良姿势如双侧髋关节伸展、内收和内旋等。正确的姿势和体位是痉挛管理的重要组成部分,包括床上卧位、轮椅上的坐位等。应强调合适的体位、每日检查皮肤、充分地排尿或排便等,坚持日常牵伸及关节活动度活动方案,并对所有参与者进行宣教。

(二)物理治疗及其他

1.运动治疗

瘫痪的肌肉不活动容易导致挛缩,而牵伸是一种可以防止肌肉缩短的治疗方法。相对短暂的牵伸运动能使肌张力降低。但这种张力降低是短暂的,在一次肌肉收缩之后,肌张力又恢复如前。因此,需要较长时间的牵伸才能产生潜在的功能益处。

2.物理因子治疗

物理因子治疗包括热疗(超声波、蜡疗、红外线、温水浴)、电刺激治疗、全身振动(whole body vibration,WBV)、体外冲击波疗法、经颅磁刺激治疗等。热疗对痉挛的主要影响是增加组织的弹性,常与拉伸运动结合进行;冷疗可以用冰水敷,也可使用喷雾剂,如氯乙烷能够抑制单突触的伸展反射,降低受体的敏感性,脑卒中、脊髓损伤和多发性硬化患者的痉挛可在功能性电刺激后得到改善;经皮神经电刺激(TENS)可通过减少屈肌反射的传入而降低痉挛。

3.夹板、矫形支具应用

通过石膏或夹板进行的持续牵伸会改变反射活动并降低牵伸反射。夹板和矫形器常用来长时间牵伸,且可与其他方法结合使用。

4.中医治疗

针灸、推拿等作为干预措施来减少痉挛发生。尽管研究的结果各不相同,研究表明针灸治疗中风和脑损伤后痉挛有效。

(三)药物治疗

1.全身用药

口服给药国内目前用的最多的是巴氯芬,为 γ-氨基丁酸 β-受体激动剂,抑制单突触和多突触反射。用于脑瘫、脊髓损伤和多发性侧索硬化的痉挛治疗。巴氯芬通过肾脏排出,其半衰期平均为 $3\sim4$ 小时。开始治疗时,建议每天 5mg,一日 3 次,每周可增加 $5\sim10mg/d$,每天的最大剂量为 80mg。巴氯芬可能的副作用包括低血压、疲劳、无力、恶心、头晕、感觉异常和幻觉等。突然停用药物,风险最大,可产生幻觉和抽搐发作。其他如苯二氮䓬类药物也是痉挛治疗的一线药物。其中,安定最为常用,作用源于中枢,作用于脑干网状结构和脊髓多突触通路,使单突触和多突触反射减少,突触前抑制增加。可乐定是一种咪唑啉衍生物,主要用作抗高血压药物,对痉挛治疗有一定疗效,主要是用在脊髓损伤。临床上还常用替扎尼定、丹曲林钠等药物。

2.局部干预

化学去神经支配是通过注射减少神经信号通过神经肌肉接头或周围神经传递过程,最适合于局部痉挛的患者。通过特定的目标注射,减少局部肌群的张力。乙醇和苯酚是最早使用的注射剂,但都是非选择性药物。苯酚注射在神经周围,通过脱髓鞘和轴突变性实现周围神经阻滞减少痉挛。对于某支周围神经范围内多块肌肉痉挛的苯酚注射,可降低张力但不会造成明显的肌力损失。苯酚可能适用于某些顽固性的病例,但苯酚会损害运动和感觉纤维,所以感觉障碍也是常见的副作用。国内没有苯酚注射剂,大多使用乙醇,但也无专用于注射的乙醇。乙醇比苯酚的作用更彻底、更持久。常用于治疗髋内收肌痉挛的闭孔神经、腘绳肌痉挛的坐骨神经、足底屈曲痉挛的胫神经及肘屈肌痉挛的肌皮神经。注射乙醇的副作用是短暂疼痛、肌肉无力和组织坏死。目前,肉毒毒素注射已成为许多痉挛患者的治疗标准。鉴于肉毒毒素注射的副作用最小,近年来苯酚和乙醇已经逐步退出。

肉毒素治疗主要作用于突触前神经末梢,阻止乙酰胆碱的释放,引起肌肉松弛性麻痹,从而减少目标肌肉的痉挛。肉毒素抑制神经递质的作用是暂时的,组织学研究证实神经递质释放被抑制一段时间后,神经末梢开始发芽,神经修复开始,突触逐步恢复。实验模型显示,这一过程要经历91天,也就是肉毒毒素需要3个月后重复注射的理论依据。然而,临床上许多患者的痉挛并没有回到原来状态,考虑与中枢系统的重塑有关。

通过病史问诊、体格检查和系统评定后确定目标肌群及目标肌群的注射用量。每一种品牌都有不同的剂量范围,不同单位之间没有等效换算。基于安全考虑,肉毒毒素剂量不应超过600单位,尽管也有用更大剂量的报道。目标肌的准确定位是决定注射效果的关键,定位方法有解剖定位、电刺激定位、肌电图定位、超声定位及超声引导的电刺激或肌电图定位。单独使用解剖定位方法不如使用其他引导技术,超声引导的电刺激或肌电图定位最为可靠。超声使目标肌肉可视化并直接观察注射过程,不仅可以避开目标肌肉附近的神经和血管,而且可以避开有高回声的纤维化的肌肉区域。

注射后的管理直接关系到痉挛改善的效果。注射后立即进行目标肌肉的活动,有助于肉毒毒素与神经末梢的结合,而且对目标肌肉进行牵伸和训练也有助于肌肉长度的恢复。

肉毒毒素注射治疗痉挛临床上出现副作用的很少见。选择可靠的上市品牌的产品,同时注意运输和储存条件。注射前询问患者是否有过敏史,必要时可给予皮试。最常见的副作用通常是头痛、流感症状、疲劳和恶心,多是良性的,没有长期后遗症。注射部位可能出现暂时性红斑、疼痛、无力。有报道称,在更大剂量下可出现四肢水肿和较长时间的无力。可导致吞咽困难或类似上呼吸道感染的症状。有个别医源性肉毒毒素中毒的病例报告。

(四)鞘内治疗

巴氯芬鞘内注射最先用于治疗脑源性严重痉挛。原理是将导管置于蛛网膜下腔的持续供应巴氯芬,使用剂量大大低于口服给药所需的剂量。巴氯芬鞘内给药对中枢神经系统副作用会大大降低。因此,对于那些不能耐受口服给药改善痉挛副作用的患者,巴氯芬鞘内注射是一个安全有效的选择。巴氯芬鞘内注射不良反应很少见,但一旦出现,可能很严重,包括感染、脑脊液漏、泵功能障碍、导管扭结或断开、巴氯芬过量。治疗选择一般是在多种保守治疗失败后和(或)仅在上运动神经元损伤后的特定时间段内,患者痉挛严重,依从性差等。

除巴氯芬外,有些药物也可用于鞘内注射治疗,可单独使用,也可与巴氯芬联合使用。这些药物包括吗啡、可乐定、咪达唑仑、利多卡因和芬太尼。

(五)手术治疗

严重痉挛的患者常常会接受多种方式的治疗,如矫形手术与鞘内注射巴氯芬或与脊神经后根切断术联合应用或取代后两者。矫形手术往往不可逆,通常只有当其他治疗失败时才会考虑介入,主要适用于痉挛状态累及的局部区域。截骨术、关节囊切开术、肌切开术和肌腱延长术等均可用于恢复关节的活动范围,常用来改善踝过度内翻、膝关节屈曲挛缩、跟腱延长和髋关节屈肌挛缩。对于脑瘫儿童、多发性硬化和脊髓损伤患者,也有选择性脊神经后根切断术的报道。这些干预措施有相当大的争议和并发症,要慎重选择。

五、总　结

痉挛的表现在不同患者之间差异很大,带来的问题可能是多方面的,包括步态障碍、手部或精细运动障碍、自发性肌肉收缩、卫生困难或疼痛。但并非所有的痉挛都需要治疗,某些情况下患者可以利用痉挛帮助其日常活动、转移、站立或步行。因此,痉挛的处理应在综合评估的基础上,平衡其可能产生的副作用和潜在的益处来作决定。

(杨卫新)